全国高等医学教育课程创新
"十三五"规划教材

供临床、预防、基础、口腔、麻醉、影像、药学、检验、护理、法医、生物工程等专业使用

流行病学

U0362992

主　编　吴建军　孔　浩
副主编　胡东生　刘爱忠　肖焕波　王丽敏
编　者　（以姓氏笔画排序）
王　娜　桂林医学院
王丽敏　中国疾病预防控制中心
王颖芳　河南科技大学
孔　浩　齐鲁医药学院
叶运莉　西南医科大学
刘　佳　首都医科大学燕京医学院
刘　娅　西南医科大学
刘爱忠　中南大学
李剑虹　中国疾病预防控制中心
肖焕波　首都医科大学燕京医学院
吴建军　甘肃中医药大学
张　明　深圳大学
胡东生　深圳大学
侯瑞丽　内蒙古科技大学包头医学院
贾平平　首都医科大学附属北京世纪坛医院
徐　琳　中山大学
靳利梅　甘肃中医药大学
樊景春　甘肃中医药大学

华中科技大学出版社
http://www.hustp.com
中国·武汉

内 容 简 介

本书是全国高等医学教育课程创新"十三五"规划教材。

本书共十六章,包括:绪论、疾病的分布和测量、病因及因果推断、流行病学研究中的误差与质量控制、描述性研究、队列研究、病例对照研究、流行病学实验研究、筛检试验设计与评价、传染病流行病学、慢性非传染性疾病流行病学、医院感染、疾病的预防控制策略和公共卫生监测、疾病疗效和预后研究、药物不良反应、循证医学。

本书可供临床、预防、基础、口腔、麻醉、影像、药学、检验、护理、法医、生物工程等专业使用。

图书在版编目(CIP)数据

流行病学/吴建军,孔浩主编.—武汉:华中科技大学出版社,2019.5(2024.12重印)
全国高等医学教育课程创新"十三五"规划教材
ISBN 978-7-5680-5010-4

Ⅰ.①流…　Ⅱ.①吴…　②孔…　Ⅲ.①流行病学-高等学校-教材　Ⅳ.①R18

中国版本图书馆 CIP 数据核字(2019)第 030991 号

流行病学
Liuxingbingxue

吴建军　孔　浩　主编

策划编辑:蔡秀芳
责任编辑:余　琼　张　琴
封面设计:原色设计
责任校对:曾　婷
责任监印:周治超
出版发行:华中科技大学出版社(中国·武汉)　　电话:(027)81321913
　　　　　武汉市东湖新技术开发区华工科技园　　邮编:430223
录　　排:华中科技大学惠友文印中心
印　　刷:武汉邮科印务有限公司
开　　本:880mm×1230mm　1/16
印　　张:13.75
字　　数:383 千字
版　　次:2024 年 12 月第 1 版第 5 次印刷
定　　价:49.80 元

全国高等医学教育课程创新"十三五"规划教材
编委会

网络增值服务使用说明

欢迎使用华中科技大学出版社医学资源服务网yixue.hustp.com

1.教师使用流程

（1）登录网址：http://yixue.hustp.com（注册时请选择教师用户）

注册　登录　完善个人信息　等待审核

（2）审核通过后，您可以在网站使用以下功能：

管理学生

建立课程　　　　　布置作业

下载教学　　　　　　　　查询学生学习
资源　　　教师　　　　记录等

2.学员使用流程

建议学员在PC端完成注册、登录、完善个人信息的操作。

（1）PC端学员操作步骤

①登录网址：http://yixue.hustp.com（注册时请选择普通用户）

注册　登录　完善个人信息

②查看课程资源

如有学习码，请在个人中心-学习码验证中先验证，再进行操作。

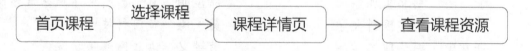

首页课程　──选择课程──▶　课程详情页　───▶　查看课程资源

（2）手机端扫码操作步骤

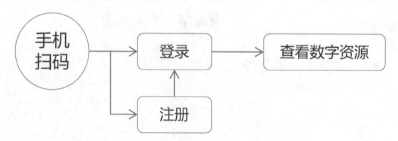

手机扫码　──▶　登录　──▶　查看数字资源
　　　　　　　　　↑
　　　　　──▶　注册

总 序

Zongxu

《国务院办公厅关于深化医教协同进一步推进医学教育改革与发展的意见》指出："医教协同推进医学教育改革与发展,加强医学人才培养,是提高医疗卫生服务水平的基础工程,是深化医药卫生体制改革的重要任务,是推进健康中国建设的重要保障""始终坚持把医学教育和人才培养摆在卫生与健康事业优先发展的战略地位。"我国把质量提升作为本科教育改革发展的核心任务,发布落实了一系列政策,有效促进了本科教育质量的持续提升。而随着健康中国战略的不断推进,加大了对卫生人才培养支持力度。尤其在遵循医学人才成长规律的基础上,要求不断提高医学青年人才的创新能力和实践能力。

为了更好地适应新形势下人才培养的需求,按照《国务院办公厅关于深化医教协同进一步推进医学教育改革与发展的意见》《国家中长期教育改革和发展规划纲要(2010—2020年)》《国家中长期人才发展规划纲要(2010—2020年)》等文件精神要求,进一步出版高质量教材,加强教材建设,充分发挥教材在提高人才培养质量中的基础性作用,培养医学人才。在认真、细致调研的基础上,在教育部相关医学专业专家和部分示范院校领导的指导下,我们组织了全国50多所高等医药院校的近200位老师编写了这套全国高等医学教育课程创新"十三五"规划教材,并得到了参编院校的大力支持。

本套教材充分反映了各院校的教学改革成果和研究成果,教材编写体系和内容均有所创新,在编写过程中重点突出以下特点:

(1)教材定位准确,突出实用、适用、够用和创新的"三用一新"的特点。

(2)教材内容反映最新教学和临床要求,紧密联系最新的教学大纲、临床执业医师资格考试的要求,整合和优化课程体系和内容,贴近岗位的实际需要。

(3)以强化医学生职业道德、医学人文素养教育和临床实践能力培养为核心,推进医学基础课程与临床课程相结合,转变重理论而轻临床实践,重医学而轻职业道德、人文素养的传统观念,注重培养学生临床思维能力和临床实践操作能力。

(4)问题式学习(PBL)与临床案例进行结合,通过案例与提问激发学生学习的热情,以学生为中心,利于学生主动学习。

本套教材得到了专家和领导的大力支持与高度关注,我们衷心希望这套教材能在相关课程的教学中发挥积极作用,并得到读者的青睐。我们也相信这套教材在使用过程中,通过教学实践的检验和实际问题的解决,能不断得到改进、完善和提高。

全国高等医学教育课程创新"十三五"规划教材
编写委员会

前言

Qianyan

我们在享受社会和经济进步成果的同时,必将面临诸多新的健康问题。流行病学作为医学中研究健康问题的方法学学科,自始至终都在疾病预防与控制、促进人群健康方面发挥着重要作用。新的时期,日趋复杂的健康问题使得流行病学学科在医学本科生教育中的重要性日益凸显。华中科技大学出版社组织流行病学教学与研究同行们编写全国高等医学教育课程创新"十三五"规划教材《流行病学》,该教材可供本、专科医学学生,临床医师、科研工作者参考使用。

作为该系列教材的第一版,我们深感压力重大和责任重大,在此要衷心感谢各位编委对我们的信任和支持。本教材秉承传承和创新的编写原则,编写中我们立足于基本理论和基本知识的传承不变。为了增加学生对新知识的学习兴趣,在每章开始增加了案例导入的内容;为了加深学生对理论知识的理解,在每一章后附加小结和能力检测的习题。

本教材共16章,包括疾病描述方法、病因及因果推断、流行病学实验研究、筛检试验公共卫生评价、传染病和慢性非传染性疾病流行病学、医院感染、疾病的预防控制策略和公共卫生监测等流行病学基本内容。

在编写过程中,各位编委辛勤劳动、通力合作,为本书顺利编写完成提供了可能。感谢胡东生、刘爱忠、肖焕波和王丽敏副主编在定稿过程中倾力付出,编委们丰富的专业知识和严谨的科学态度也使我们受益匪浅。尤其感谢华中科技大学出版社的老师们为本书的出版做了大量工作,感谢研究生赵贵雪、范宁同学的辛勤付出。

由于编者水平有限,教材中难免存在不足,欢迎广大读者批评指正。

吴建军　孔浩

目录

Mulu

第一章　绪论　/ 1
　第一节　概述　/ 1
　第二节　流行病学研究方法　/ 3
　第三节　流行病学的学科性质及相关学科　/ 5
　第四节　流行病学的用途及展望　/ 6

第二章　疾病的分布和测量　/ 10
　第一节　疾病频率测量常用指标　/ 10
　第二节　疾病的流行强度　/ 14
　第三节　疾病分布的描述　/ 15
　第四节　疾病分布的描述形式及社区诊断　/ 20

第三章　病因及因果推断　/ 26
　第一节　概述　/ 26
　第二节　病因研究的基本步骤和方法　/ 29
　第三节　从统计学关联到因果关联　/ 30
　第四节　因果推断的标准　/ 32

第四章　流行病学研究中的误差与质量控制　/ 35
　第一节　概述　/ 35
　第二节　测量的信度和效度　/ 36
　第三节　流行病学研究中常见的偏倚及控制　/ 37

第五章　描述性研究　/ 42
　第一节　概述　/ 42
　第二节　现况调查　/ 43
　第三节　生态学研究　/ 58

第六章　队列研究　/ 62
　第一节　队列研究的基本原理　/ 62
　第二节　队列研究的类型　/ 64
　第三节　队列研究的设计与实施　/ 64
　第四节　队列研究资料的整理分析　/ 69
　第五节　队列研究的偏倚及其控制　/ 72
　第六节　队列研究的优点与局限性　/ 74

第七章　病例对照研究　　　　　　　　　　　　/ 76
第一节　概述　　　　　　　　　　　　　　　/ 76
第二节　病例对照研究的设计与实施　　　　　　/ 78
第三节　病例对照研究中的偏倚及其控制　　　　/ 85
第四节　病例对照研究方法的优点与局限性　　　/ 86

第八章　流行病学实验研究　　　　　　　　　　/ 88
第一节　概述　　　　　　　　　　　　　　　/ 88
第二节　研究设计的基本要素与原则　　　　　　/ 90
第三节　研究设计与实施　　　　　　　　　　　/ 94
第四节　偏倚及其控制　　　　　　　　　　　　/ 99
第五节　伦理学问题　　　　　　　　　　　　　/ 101

第九章　筛检试验设计与评价　　　　　　　　　/ 103
第一节　筛检概述　　　　　　　　　　　　　　/ 103
第二节　筛检试验的设计与实施　　　　　　　　/ 104
第三节　筛检试验的评价　　　　　　　　　　　/ 107
第四节　筛检效果的评价　　　　　　　　　　　/ 113
第五节　筛检过程中存在的偏倚　　　　　　　　/ 115

第十章　传染病流行病学　　　　　　　　　　　/ 118
第一节　概述　　　　　　　　　　　　　　　/ 118
第二节　传染病的流行过程　　　　　　　　　　/ 119
第三节　传染病的预防与控制措施　　　　　　　/ 124

第十一章　慢性非传染性疾病流行病学　　　　　/ 130
第一节　概述　　　　　　　　　　　　　　　/ 130
第二节　慢性非传染性疾病的流行特征　　　　　/ 133
第三节　慢性非传染性疾病的预防与控制　　　　/ 135
第四节　慢性非传染性疾病社区综合防治　　　　/ 140

第十二章　医院感染　　　　　　　　　　　　　/ 144
第一节　概述　　　　　　　　　　　　　　　/ 144
第二节　医院感染流行病学　　　　　　　　　　/ 147
第三节　医院感染的预防与控制　　　　　　　　/ 150

第十三章　疾病的预防控制策略和公共卫生监测　/ 156
第一节　疾病的预防控制策略和措施　　　　　　/ 156
第二节　公共卫生监测　　　　　　　　　　　　/ 160

第十四章　疾病疗效和预后研究　　　　　　　　/ 173
第一节　疾病疗效研究　　　　　　　　　　　　/ 173
第二节　疾病预后研究　　　　　　　　　　　　/ 178

第十五章　药物不良反应　　　　　　　　　　　/ 183
第一节　概述　　　　　　　　　　　　　　　/ 183
第二节　影响药物不良反应发生发展的因素　　　/ 184
第三节　药物不良反应的判断及测量指标　　　　/ 186
第四节　药物不良反应的监测　　　　　　　　　/ 188

第十六章　循证医学　　　　　　　　　/ 192

　第一节　概述　　　　　　　　　　　/ 192

　第二节　循证医学的步骤　　　　　　/ 193

　第三节　循证医学证据的评价　　　　/ 195

　第四节　循证医学在临床实践中的应用　/ 201

参考文献　　　　　　　　　　　　　/ 203

推荐阅读文献　　　　　　　　　　　/ 204

中英文对照　　　　　　　　　　　　/ 206

第一章 绪 论

教学 PPT

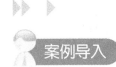 案例导入

　　1848—1854 年,英国医生 Snow 针对伦敦宽街霍乱流行进行流行病学调查,创造性地采用霍乱死亡病例死亡地点的标点地图法描述霍乱的空间分布,首次提出霍乱是"介水传播"科学论断,否定了当时"瘴气传播"理论。后来通过禁用被霍乱弧菌污染的饮用水水源后,成功控制了霍乱的进一步流行。此次事件成为流行病现场调查与传染病控制的经典实例,Snow 也被公认为流行病学先驱和现场流行病学之父。

　　流行病学(epidemiology)不仅是公共卫生与预防医学学科的主干学科,还是基础医学、临床医学等整个医学不可或缺的基础学科。就现代医学的方法学而言,基于微观的分子生物学和基于宏观的流行病学在医学研究中极其重要,二者相辅相成并且相互渗透,产生了分子流行病学和移民流行病学等新的分支学科。随着人类基因组计划的顺利完成和基因组时代的到来,流行病学正在公共卫生、临床医学、基础医学、社会医学等各领域展现其巨大的作用和重要性。

第一节 概 述

一、流行病学的定义

　　流行病学是人类在与疾病斗争过程中逐渐发展起来的古老而又年轻的学科,所以其定义也一直随着社会和医学的发展而不断完善。目前较为一致的流行病学定义:流行病学是研究特定人群中疾病、健康状况和卫生事件的发生、分布及其影响因素,并研究防制疾病及促进健康的策略和措施的科学。

　　流行病学定义中"特定人群"既可以是病人,也可以是健康人,是研究者根据自身研究目标而确定的。在临床医学中研究对象主要是病人(个体),基础医学中研究对象如细胞、分子水平的研究更倾向于微观研究,为了更好地探索和认识医学问题,需要将这些微观研究放在宏观特定的人群特征上进行验证和证实,同样宏观特定人群的特征研究可为微观研究和个体研究提供线索。

　　流行病学的研究范围最早主要集中在对传染病发病规律、病因、预防控制的认识上,目前其研究范围已扩大到特定人群疾病、健康状况和卫生事件三个方面。疾病包括传染病、非传染病和伤害,健康状况包括健康和亚健康,卫生事件主要指自然灾害、疾病暴发等突发公共卫生事件。

　　流行病学研究内容经历三个过程,即揭示疾病与卫生事件的发生与分布(是什么?);从疾病、健康与卫生事件发生与分布现象探索其影响因素(为什么?);针对影响因素探求对策和措施(怎么办?)。

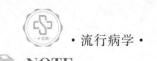
无论怎样,流行病学的研究目的是促进健康,预防和控制疾病,最终提高人群的健康水平。

二、流行病学的特征

流行病学作为医学科学中的一门重要的基础和方法学学科,具有该学科所特有的一些特征。

(一)群体性

流行病学属于预防医学范畴,其研究对象是人群,包括健康人群、亚健康人群和患病人群。流行病学作为方法学学科,虽然与临床医学交叉形成临床流行病学,和基础医学交叉形成分子流行病学等学科分支,但流行病学一定是着眼于人群中的医学问题,其研究也一定是以人群中疾病的发生、分布作为起点。

(二)对比性

流行病学的研究方法中始终体现着对比思想,对比是流行病学研究方法的核心。将人群中某种疾病的分布差异进行对比,寻找该差异产生的可能原因;将糖尿病人群和非糖尿病人群的暴露进行对比,寻找造成糖尿病的病因线索;将肥胖人群和非肥胖人群两组人群寿命进行比较,检验肥胖与寿命的关系等。

(三)社会性

随着对疾病认识的深入,新的医学模式指出疾病不仅与人体的内环境有关,而且与外在自然环境、社会环境密切相关。在研究疾病的分布与流行因素时,我们需要全面考察研究对象的社会、生理、心理等方面,对人群健康和疾病进行探索。

(四)发展性

流行病学是人类在与疾病斗争过程中发展起来的。不同历史时期人类面对的卫生问题不同,流行病学担任的历史使命和任务不同,所以其研究对象、研究内容也在不断演变。尤其现在流行病学与其他学科交叉发展,促使其研究方法也在不断更新和完善。

三、流行病学的发展简史

(一)学科形成前期

有文字记载至18世纪之前为学科形成前期。该时期流行病学学科尚未形成,但有流行病学相关的文字、观察现象等。代表事件如下。

(1)2600多年前荷马时代文字记载中出现的"epidemios"一词,古希腊著名哲学家希波克拉底(Hippocrates)在公元前430年的著作《Epidemic Ⅰ》《Epidemic Ⅲ》及《论空气、水与环境》中首次将其作为医学术语提出,即"流行"(epidemic)用于描述"与环境相关疾病集聚现象以及疾病在某国家内传播"。几乎在同时代,我国出现"疫""时疫""疫疠"的文字描述,《素问·刺法论》中提到:五疫之至,皆相染易,无问大小,症状相似;《说文解字》中有"疫者,民皆病也"的描述。

(2)15世纪中叶,意大利威尼斯开始出现海港检疫法规,是世界最早的检疫;在我国隋朝,"疠人坊"用以隔离麻风病人。这些都是传染病检疫及隔离的早期实践。

(3)1662年英国医生Graunt首次进行疾病死亡的分布及规律性研究,创制了世界上第一张寿命表,并首次提出比较组思想。

(二)学科形成期

18世纪末到20世纪初为学科形成期。该时期西方的工业革命使得资本主义经济快速发展,城市化进程加快。人群的流动和集聚为传染病的流行提供了机会和可能,传染病的大规模暴发又促成流行病学学科的初步形成。代表事件如下。

（1）1747年，英国海军外科医生 James Lind 通过描述研究建立了坏血病病因假说，并进行对比治疗实验，开创了流行病学实验的先河。

（2）1796年，英国医生 Jenner 发明了牛痘预防天花，是最早控制传染病的主动免疫。

（3）18世纪法国医生 PCA Louis 通过对比观察，探索放血疗法对炎症性疾病的疗效，通过寿命表对结核病的遗传作用进行研究，同时和他的学生英国统计学家 William Farr 开创了人口和死亡常规资料的收集，提出标化死亡率、人年、剂量-反应关系等许多重要概念，这些概念的提出为流行病学的定量研究和对比研究奠定了理论基础，所以 PCA Louis 被喻为现代流行病学先驱。

（4）1850年，全世界第一个流行病学学会"英国伦敦流行病学学会"成立标志着流行病学学科的形成。同年伦敦流行病学中心成立，负责霍乱流行的信息发布，标志着以传染病控制为主的流行病学诞生。

（5）1848—1854年，英国医生 Snow 针对伦敦宽街霍乱流行进行流行病学调查，提出霍乱是"介水传播"的科学论断，后来通过禁用被污染的饮用水水源，成功控制了霍乱的流行。Snow 也被公认为流行病学先驱和现场流行病学之父。

（二）学科发展期

20世纪中期至今为学科发展期，也称为现代流行病学时期。该时期流行病学无论从研究范围、研究内容和方法均得到快速发展，流行病学分支学科、交叉学科不断涌现。代表事件如下。

（1）1931年第一部流行病学专著《流行病学原理与感染过程》在英国出版，作者 Stallybrass。

（2）1951年 Cornfield 提出相对危险度、比值比等概念，1959年 Mentel 和 Haenszel 提出了著名的分层分析法，英国医生 Doll 和 Hill 关于吸烟与肺癌关系的研究开创了生活方式与疾病关系的研究。

（3）20世纪50年代人们开始关注流行病学偏倚问题，1979年 Sackett 总结了分析研究中的35种潜在偏倚，随后 Miettinen 将流行病学偏倚归为选择偏倚、信息偏倚和混杂偏倚三大类。

（4）20世纪80年代初期多因素统计方法如 Logistic 回归模型分析、Cox 风险回归模型成为流行病学研究常用的分析方法。同时期 Sackett、Feinstein 和 Fletcher 等人创建了临床流行病学；1982年 Fletcher 等出版了第一部临床流行病学专著《临床流行病学基础》，20世纪90年代流行病学发展催生了循证医学（evidence-based medicine）。

（5）20世纪90年代以后统计软件及流行病学软件的普及进一步促进了流行病学的快速发展，同时与流行病学相关的交叉学科和分支学科如分子流行病学、药物流行病学、应急流行病学等不断出现，进一步扩大了流行病学的研究领域。

第二节 流行病学研究方法

流行病学是一门应用学科，也是逻辑性很强的方法学学科。它以多学科知识（以医学为主）为依据，利用观察、测量等手段研究特定人群的疾病和健康状况。通过疾病描述中的归纳和总结提出假说，进而通过分析性研究检验和验证假说，最终通过实验研究证实假说，对疾病的发生规律了解以后，可进一步用数学模型预测疾病。目前流行病学的主要研究方法分为观

NOTE

察法、实验法和理论法(图 1-1)。

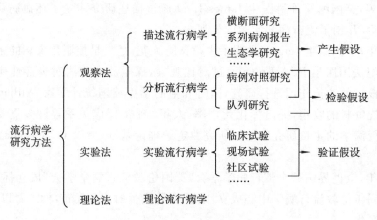

图 1-1　流行病学主要研究方法

一、观察法

观察法又称流行病学调查和分析,是指客观地观察、记录和描述事物或现象的认识活动。观察法具有三个显著特征,即①对处于自然状态下的事物或现象进行观察;②观察者对被观察事物或现象不进行任何干预的情况下所做的观察;③通过观察性研究通常只能得到有关事物或现象及其相关因素关系的线索。观察法又分为描述性研究和分析性研究。

(一)描述性研究(descriptive study)

描述性研究是对疾病或卫生事件在时间、空间和人群的分布和强度进行描述。描述性研究主要是描述疾病、健康和卫生事件的状态和特征,如描述某地居民高血压病的患病率现状等。描述性研究通常回答研究事物或现象"是什么"的问题。描述性研究是最基本的流行病学研究方法,包括个案调查、病例报告、病例组分析、横断面研究(cross-sectional study)、疾病监测、生态学研究(ecological study)等。

(二)分析性研究(analytical study)

分析性研究是根据研究目的设立比较组,再进行调查分析。分析性研究侧重探讨和分析疾病或卫生事件的相关因素及其影响大小,它通常回答研究事物与现象"为什么"的问题,分析性研究主要有病例对照研究(case-control study)和队列研究(cohort study)两种。

二、实验法

实验法是在人群中进行实验研究,主要用于考核治疗和预防措施的效果。按照研究对象和现场不同分为临床试验、现场试验、社区试验和整群随机试验等。

(一)临床试验(clinical trial)

临床试验指任何在人体(病人或健康志愿者)进行药物的系统性研究,以证实或揭示试验药物的作用、不良反应或试验药物的吸收、分布、代谢和排泄,目的是确定试验药物的疗效与安全性。临床试验中以随机对照试验(randomized controlled trial,RCT)最为经典,随机对照试验需严格按照随机化方法将研究对象分成试验组和对照组,采用盲法,前瞻性地观察两组的结果。

(二)现场试验(field trial)

现场试验是指在研究者控制下,对某特定人群采取某干预措施(施加某种因素或消除某种因素),以观察其对人群疾病发生或健康状态的影响,它有两个重要特点:①是实验法而非观察法;②要求设立严格的对照观察,即研究对象随机分配到不同的组,而非自然形成的暴露组与非暴露组。

(三)社区试验(community trail)

社区试验是指以社区人群为研究对象,接受某种处理或干预措施(控制某些危险因素或施加某些保护措施),以观察其对人群产生的干预效果。

三、理论法

理论法又称为数学流行病学研究或流行病学数学模型。即人群中疾病与健康状况的发生、发展及分布变化,受到环境、社会和机体多种因素的影响,它们之间具有一定的函数关系。可以用数学公式揭示各因素与疾病发生或发展的数量关系,从而描述疾病或健康状况分布的变化规律。在一定的条件下,可以预测它们未来的变化趋势。

第三节 流行病学的学科性质及相关学科

一、流行病学的学科性质

(一)医学重要的基础学科

流行病学研究的目的可以概括为 4 个方面,即①描述疾病、健康状况及卫生事件的发生、分布规律;②揭示疾病、健康状况及卫生事件的因果关联;③预测其未来的变化趋势;④预防控制疾病并促进健康。前面两个属于对疾病发病机制、疾病转归等方面的研究,依据对细胞、分子等微观研究的结果,有时要借助流行病学知识从宏观上对疾病、健康状况及卫生事件进行再认识;后面两个目的属于应用科学研究。因此流行病学兼有基础和应用两种学科属性,为医学中重要的基础学科。

(二)医学重要的方法学学科

流行病学研究的终极目的是改善人群的健康状况(而不仅是个体的健康状况)。由于医学的不确定性和随机性,就方法学而言做因果推断及预测未来的变化趋势需要群体水平的研究,仅仅从个体水平不能做出因果推断。在健康问题的群体水平研究上,流行病学始终处于前沿和核心地位,也是其他群体学科如预防医学的其他二级学科的方法学基础。

(三)医学重要的应用学科

对疾病、健康状况及卫生事件的预测、防制及其效果评价始终是流行病学重要的应用领域。基于当前最佳研究成果,评价预防控制策略和临床诊疗措施,显示了流行病学与循证医学迫在眉睫的发展挑战和重要作用。

二、流行病学与其他学科的关系

(一)流行病学与预防医学

预防医学是现代医学的一级学科,它以个体和确定的群体为对象,目的是保护、促进和维护健康,预防疾病、失能和夭折。一方面流行病学是预防医学学科门类下的一门核心学科,流行病学研究需要预防医学的理论和知识,流行病学的研究常常涉及环境因素、职业因素、营养因素、社会行为因素等,所以预防医学中环境医学、职业卫生与职业医学、营养与食品卫生学、

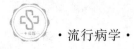
社会医学的知识和方法可为流行病学研究所用;另一方面预防医学各二级学科中凡涉及专业问题的调查设计、资料获取和资料分析及解释均离不开流行病学的基本原理与方法,而公共卫生实践也需要流行病学知识和技能的支持。

(二)流行病学与临床医学

流行病学是研究医学问题的学科,临床医学中临床知识的掌握是开展流行病学研究的基础;反之流行病学又对临床医学的发展起重要的推动作用,它是临床医生进行临床科学研究的方法学学科,在临床问题的研究如病因探讨、疾病诊断和治疗方面流行病学知识不可缺少。它们之间的区别与联系还体现在:

(1)临床医学关注个体诊断与治疗,而流行病学着眼于群体诊断和治疗。

(2)临床医学与流行病学研究相互结合,已经产生了一门新的分支学科——临床流行病学,临床流行病学就是将流行病学的群体观察及方法与临床个体决策相结合的分支学科。

(3)临床流行病学将流行病学的原则、方法及发现用于个体的卫生保健和初级卫生保健,特别应用于疾病诊断、治疗、预后以及保健的决策和评价。

(三)流行病学与基础医学

基础医学的研究同流行病学研究互相补充,互相提供线索。流行病学借助基础医学研究的方法和成果,进行疾病的病因研究。流行病学与基础医学相结合使疾病的病因研究实现微观与宏观相结合;同时由于流行病学的研究设计、研究方法是以概率论为基础,使得病因研究更具科学性和说服力。

(四)流行病学与卫生统计学

流行病学与卫生统计学同属一个二级学科。统计学是现代流行病学研究的重要工具。流行病学的主要任务之一是探索病因,概率论的病因观要求流行病学研究从设计、资料收集、抽样方法到资料分析均需要将统计学方法作为工具。统计学的假设检验结论是建立在概率论的基础上,即在现有的研究人群中,接受假设的概率是大于还是小于一个规定的水平(检验水准)。统计学结论只能为流行病学研究提供数理结果的参考,分析资料时还应结合基础理论才能下结论。统计学和流行病学互相促进、互相发展。卫生统计学的研究目的是研究如何将统计学的方法运用到医学或卫生研究的领域;而流行病学研究的目的是发现和验证病因,提供防制疾病、促进健康的科学依据。

(五)流行病学与其他学科

随着对疾病和健康观念认识的进步以及医学模式的改变,流行病学的研究范围日益扩大。另一方面,学科的发展导致不同学科间的交叉渗透,其他学科的方法被引入以解决流行病学问题,而流行病学的方法也被其他学科用于解决特定的医学或医学以外的问题。如:关注专题健康的问题有传染病流行病学、心血管流行病学、精神流行病学等;考虑某些重点人群则有老年流行病学、军队流行病学等;考虑影响健康的因素则有营养流行病学、环境流行病学、遗传流行病学等。

第四节　流行病学的用途及展望

一、流行病学的用途

流行病学既是公共卫生与预防医学的二级学科,同样也是医学中重要的基础学科和方法

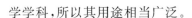

学学科,所以其用途相当广泛。

（一）描述疾病、健康状况及卫生事件的发生、分布规律

流行病学对疾病的研究首先是描述其在"三间"（人群、时间、空间）的分布状况,通过描述疾病、健康状况及卫生事件的发生、分布规律,可以为进一步采取针对性措施和研究提供线索。如通过有目的地对特定人群进行筛查和普查,可获得该人群患病率和人群健康状况资料,从而进一步发现高危人群、病原携带者、亚健康人群等。又如通过对疾病和健康状况的描述也可以对社区人群进行"社区诊断"等。

（二）病因研究

流行病学的一系列研究方法为疾病的病因探索及研究提供了良好的支撑。通过描述性研究提出病因假设,通过分析性研究检验或验证病因假设,通过流行病学实验进一步确定病因假设等。1848—1854 年英国医生 Snow 对伦敦宽街霍乱流行采用死亡病例标点地图法描述霍乱的空间分布从而提出"介水传播"的病因假设。1981 年美国疾病预防控制中心通过病例对照研究发现艾滋病是一种性传播疾病。1988 年上海甲肝暴发后人们首先通过时间分布上的比较,短时间发现许多甲肝病人而基本锁定是食物或水源传播,而从空间上分布不一致排除水源传播,最终确定是由食用毛蚶引起。

（三）公共卫生监测及评价

公共卫生监测是评价疾病和公共卫生事件,提出预防控制策略与措施的重要信息来源。疾病和公共卫生监测点的合理设置、检测过程及资料分析都需要流行病学方法。

（四）临床科学研究及临床决策

流行病学是临床医生进行临床科学研究及临床决策的基本方法学学科,临床医生在病因探讨、疾病的诊断、临床治疗各方面都离不开流行病学研究方法。

（五）对健康教育与健康促进的促进作用

2011 年 8 月 7 日,第 19 届国际流行病学大会在苏格兰的爱丁堡召开,会议提出对重点疾病的健康教育与健康促进,流行病学应该发挥主要作用。现在主要的流行病学热点问题都集中在不良生活方式或行为等方面,可为制定健康教育政策提供合理的导向。

（六）突发公共卫生事件的应急

通过流行病学方法可以对突发公共卫生事件的发展规律、发生的原因、影响因素、危害特点等进行研究,为突发公共卫生事件的预防和应对提供科学依据。

二、流行病学的展望

从 18 世纪末到 20 世纪初流行病学学科逐步形成,尤其是 20 世纪以后社会、经济的快速发展为流行病学学科的发展提供了支撑条件,流行病学得到了前所未有的发展机遇。新的历史时期,流行病学面临着很多挑战与机遇。

（一）与其他学科的交叉渗透将使其应用范围不断扩大

现代流行病学中早已渗透了卫生统计学,流行病学与卫生统计学的进一步融合将使其研究方法日益发展和完善,为流行病学应用领域进一步扩展提供可能。

另外,流行病学的研究范围已经从单纯的疾病扩展到健康状况及卫生事件,研究领域进一步扩大。许多交叉学科和分支学科的形成充分说明未来流行病学的发展趋势。如分子流行病学、药物流行病学、环境流行病学、肿瘤流行病学、临床流行病学等。

流行病学与其他非医学领域如社会学、管理学、经济学、信息学、生态学等学科进行群体水平研究时可以交叉和渗透。

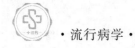

（二）宏观研究与微观研究的结合

人类基因组计划的完成和基因时代的来临，肠道微生物以及分子生物学、基因组学、蛋白质组学技术的发展为流行病学的发展提供了机遇。流行病学将对特定人群这一宏观研究与上述微观研究有机结合，并从细胞、分子机制上揭示疾病的分布及其影响因素。

当然，流行病学对特定人群的宏观研究需要与如地理环境、经济环境和社会环境、文化环境等有机结合，一起研究。

（三）发展应急流行病学

突发公共卫生事件是严重威胁人类健康、社会安全和造成重大社会经济损失的重要公共卫生问题。如何有效预防、控制和消除其危害，指导和规范各类突发公共卫生事件的应急处理工作，最大限度地减少突发公共卫生事件造成的各种损失显得极其重要，因此发展应急流行病学势在必行。

（四）流行病学研究中的伦理

只要流行病学研究的对象是人，就涉及伦理学问题。随着交叉学科和分支学科的进一步发展，流行病学研究中伦理问题至关重要。如人群中遗传学信息、行为学信息、生物学信息、社会学信息等可能会对观察者产生不良后果和风险，所以越来越需要流行病学工作者重视伦理学问题。

（五）流行病学与循证医学

20 世纪初循证医学的兴起给流行病学的发展带来了机遇。对疾病、健康及卫生事件的描述与评价始终是流行病学研究的重要领域之一。循证医学是在临床流行病学基础上发展起来的，临床流行病学是循证实践的基础。所以流行病学在循证预防、循证康复和保健、循证卫生管理等方面将发挥重要作用。

（六）国际合作交流与资源共享

流行病学研究及其研究结果的验证和拓展需要在更广泛的地理环境、经济环境和社会环境、文化环境下进行；移民流行病学、空间流行病学研究，更广泛人群的队列研究等都需要国际合作与资源共享。

小结

1. 流行病学是人类在与疾病斗争过程中逐渐发展起来的古老而又年轻的学科。本章介绍了流行病学的定义及其主要特征；同时介绍了流行病学的三个发展时期。

2. 流行病学主要的研究方法分为观察法、实验法和理论法。

3. 流行病学的学科性质主要体现在它是：医学重要的基础学科、重要的方法学学科和应用学科。流行病学与预防医学、临床医学、基础医学、卫生统计学等其他学科关系密切且相互交叉渗透。

4. 本章介绍了流行病学目前在医学中的 6 个主要用途，同时从 6 个方面对流行病学的未来发展进行展望。

能力检测

一、单项选择题

1. 下面不是流行病学主要的研究方法的是（　　）。

NOTE

能力检测答案

A. 临床随机对照试验 　　　　B. 病例对照研究 　　　　C. 队列研究

D. 细胞实验 　　　　E. 病例报告

2. 下面不是流行病学主要特征的是(　　　)。

A. 群体性 　　　　B. 对比性 　　　　C. 个体性

D. 发展性 　　　　E. 社会性

二、简答题

1. 简述流行病学的定义及其学科性质。

2. 简述流行病学研究的主要方法。

（吴建军）

第二章 疾病的分布和测量

教学 PPT

案例导入

2014年甘肃省某宾馆发生了一起疑似食物中毒事件,表现为人员聚餐后陆续出现恶心、呕吐、腹痛和腹泻等症状。

基本情况:通过对参加聚餐的人员进行面对面的流行病学调查,并对厨房现场和相关人员进行卫生学调查,采集呕吐物2份、腹泻物1份和厨师肛拭子样品2份,送甘肃省疾病预防控制中心检测。共约300人参加聚餐,之后93名聚餐者陆续出现腹泻、腹痛、呕吐和恶心等症状,罹患率31.0%。

病例分布特征:中毒病人餐后发病最短时间为1.1 h,最长为12.0 h,大多数病人发病时间在餐后2.5 h。93例中毒病人中,40岁组有26例(28.0%);50岁组有19例(20.4%)。

临床表现:93例病人中出现恶心症状80例(86.0%);其次是腹泻68例(73.1%),呕吐64例(68.8%),腹痛有64例(68.8%);头痛有35例(37.6%);19例(20.4%)出现发热。

诊断及结果:临床经抗生素治疗后,症状改善,确定与细菌性感染有关。实验室检测2份肛拭子样品结果为志贺氏菌阳性,但对2份呕吐物和1份腹泻物未检测出致病菌,不能确定本次事件的致病菌。对可能引起中毒的食物进行统计学单因素和多因素分析发现,蒜泥豆角差异有统计学意义,推断可疑食物是蒜泥豆角。由此判断本次食物中毒是由蒜泥豆角引起的细菌性食物中毒事件。

疾病分布(distribution of disease)是指疾病在不同人群、时间和地区间的存在状态、发生和发展规律,是疾病发生、患病和死亡的人群现象,又称为疾病的"三间"(人间、时间、空间)分布。了解疾病的分布情况是人类认识疾病的起点和基础,是描述性流行病学的主要内容,也是分析性流行病学的基础。了解疾病的分布特点,有助于确定高危人群,探讨危险因素,为形成病因假设提供基础依据,为临床医疗卫生工作和公共卫生服务需求提供重要信息,为制订和评价疾病预防控制措施提供科学依据。

第一节 疾病频率测量常用指标

了解人群中疾病和健康状况的分布特征,常常需要用各种适宜的指标来描述疾病和健康状况出现的频率。如何正确选用各种类型的指标,掌握它们的应用条件、实际意义和相应的分析方法,是学习流行病学的基础。常用的疾病和健康状况测量指标包括疾病频率测量指标、死亡频率测量指标和残疾失能测量指标。

一、疾病频率测量指标

(一)发病率

1.定义 发病率(incidence rate)指一定时期内,一定人群中某病新发病例出现的频率。

计算公式为

$$发病率=\frac{一定时期内某人群中某病新发病例数}{同时期该人群的暴露人口数}\times k \qquad (2\text{-}1)$$

$k=100\%,1000\text{‰}$等。

2. 计算发病率需考虑的因素

（1）新发病例数，观察期内出现的新发病例数为分子。若观察期内某人多次发病，则作为多个新发病例。

（2）暴露人口数，一般指同地区人口中可能发生该病的人数，而已患病的不再作为新发病例计入暴露人口数。实际工作中，一般常以该地区观察期的平均人口数作为分母，通常采用年初人口数与年末人口数之和除以2计算，或者是用年中（7月1日零时）人口数表示。

（3）观察期一般为1年，也可以选择较短或更长的时间。

在比较不同地区人群的发病率时，需考虑年龄、性别的构成对发病率的影响，必要时应对发病率进行标准化处理后再进行比较。常使用全国或某省的人口作为标准人口进行率的标化，称为标化发病率（standardized incidence rate）或年龄调整发病率（age adjusted incidence rate）。率的标化见医学统计学课程有关章节。另外，还可以按不同的年龄、性别、职业、时间和地区等特征计算发病专率（specific incidence rate）。

3. 应用 发病率常用来描述疾病的分布，是反映疾病流行强度的指标，发病率可以反映疾病对人群健康的影响程度，通过发病率的比较，可以了解疾病的流行特征，探讨病因因素，提出病因假设，评价防制措施的效果。

（二）罹患率

罹患率（attack rate）也是测量人群中某病新发频率的指标，指短时间内，某一局限范围内疾病发生的频率。它的观察时间较发病率短，一般以日、周、旬、月为单位。能够精确地测量发病频率，一般运用在食物中毒、职业中毒或传染病的暴发中。计算公式为

$$罹患率=\frac{观察期内某病新发病例数}{同期暴露人口数}\times k \qquad (2\text{-}2)$$

$k=100\%、1000\text{‰}$。

（三）续发率

续发率（secondary attack rate，SAR）又称二代发病率，在某种疾病的最长潜伏期和最短潜伏期内，易感接触者中发病人数占所有易感接触者总人数的百分比。

$$续发率=\frac{潜伏期内易感接触者中发病人数}{易感接触者总人数}\times100\% \qquad (2\text{-}3)$$

续发病例，指第一个病例发生后，出现在最长潜伏期和最短潜伏期内的病例。注意计算时，须将原发病例从分子及分母中去除。续发率一般用于幼儿园、家庭、集体宿舍中发生传染病时的调查，能够分析传染病的流行因素，评价卫生防疫措施的效果。

（四）患病率

1. 定义 患病率（prevalence rate）也称现患率或流行率，指特定时间内，某人群中某病的新旧病例所占的比例。根据观察时间的长短可分为时点患病率和期间患病率。时点患病率的观察期一般不超过1个月，期间患病率的观察期则为特定的一段时间。计算公式分别为

$$时点患病率=\frac{某一时点一定人口中现患某病的新旧病例数}{该时点人口数（被观察人口数）}\times k \qquad (2\text{-}4)$$

$$期间患病率=\frac{某观察时间一定人口中现患某病的新旧病例数}{同期的平均人口数（被观察人口数）}\times k \qquad (2\text{-}5)$$

$k=100\%,1000\text{‰}$等。

患病率的分子为现患病例数,应包含以下几种情况:①观察期之前已经发病,在观察期内治愈或死亡;②观察期之前已经发病,观察期结束时仍继续患病;③观察期内开始发病,观察期内治愈或死亡;④观察期内发病,观察期结束时仍继续处于患病状态。

2. 影响患病率的因素

(1) 使患病率升高的主要因素:新病例的增加(发病率升高);病例迁入;易感者迁入;健康者迁出;医疗水平发展,病程延长;未治愈者寿命延长;诊断水平提高;报告率提高。

(2) 使患病率降低的因素主要包括:新病例减少(发病率降低);病例迁出;病死率增高;健康者迁入;病程缩短;治愈率提高。

3. 患病率与发病率、病程的关系 当发病率增高或病程延长,患病率随之增高,反之亦然。当发病率和病程保持相对稳定时,三者有以下关系:患病率=发病率×病程。三者之间的关系如图 2-1 所示,患病率如同一个蓄水池(如水库),当流出量一定,水源(发病率)流入量增大时,则蓄水池水量增高,即患病率增高;若流入量(发病率)减少时,则患病率降低。当流入量一定,而流出量增大(如死亡增加或痊愈及康复增快)时,则蓄水量(患病率)亦减低,反之亦然。可见患病率水平(所有病例)是随着发病率(新病例)增高而增高,并随着疾病恢复的加速或死亡的加速而下降的。

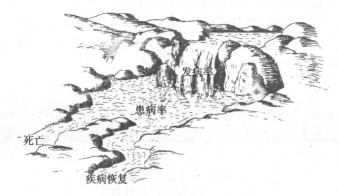

图 2-1 患病率与发病率关系(Baker,1998)

4. 应用 患病率通常用于病程较长的慢性病的发生或流行情况的调查,反映疾病对居民健康危害的严重程度,为疾病的防制措施、卫生政策的制定和资源的配置提供依据。

(五)感染率

感染率(infection rate)指在特定时间内被检查的整个人群中,某病现有感染者人数所占的比例。

$$感染率 = \frac{受检者中阳性人数}{受检人数} \times 100\% \tag{2-6}$$

感染人数可通过血清学、微生物学检验方法检测。感染率的性质与患病率相似。感染率主要用于传染病、寄生虫病的调查研究,常用于对隐性感染、病原携带者及轻型和不典型病例的调查。

二、死亡频率测量指标

(一)死亡率

1. 定义 死亡率(mortality rate)指一定时间内,某地区的一定人群中死亡人数的比例,是测量死亡危险最常用的指标。计算公式为

$$死亡率 = \frac{某人群某年总死亡人数}{该人群同年平均人口数} \times k \tag{2-7}$$

$k = 100\%,1000‰$ 等。

上述公式计算得出的死亡率为粗死亡率(crude death rate)。按疾病的种类、不同的人口学特征(年龄、性别、民族、职业等)或不同的行为特征分类计算的死亡率称为死亡专率。计算时注意分母必须是和分子相对应的人口数。

$$某病死亡专率 = \frac{某年某病死亡人数}{同年平均人口数} \times k \qquad (2\text{-}8)$$

$k = 100\%,1000‰$ 等。

2. 应用 对不同地区死亡率进行比较时需将死亡率标准化,标准化后的死亡率称为标化死亡率或调整死亡率。死亡率可用于衡量一个地区不同时期人群的健康状况和卫生保健工作的水平,为该地区卫生保健的需要和规划提供科学依据,也可探讨病因和评价防制措施。在以下两种情况下死亡率可作为疾病发生风险的指标:一是病死率高的疾病,如未治疗的狂犬病;另一个是病程或存活时间短的疾病,如胰腺癌。

(二) 病死率

1. 定义 病死率(fatality rate)是指在一定时期内,患某种疾病的死亡者占该病全部病人人数(病例数)的比例,表示某病病人因该病死亡的危险性。计算公式为

$$病死率 = \frac{一定时期内因某病死亡人数}{同期确诊的某病病例数} \times 100\% \qquad (2\text{-}9)$$

2. 应用 病死率在临床上使用较多,它可反映疾病的严重程度、医疗水平和诊治能力,常用于急性传染病。病死率受疾病严重程度、疾病诊断及治疗水平和病原体毒力的影响,随着病因、宿主、环境和医疗水平而变化,因此在用病死率评价不同医院的医疗水平时要注意可比性。

(三) 生存率

1. 定义 生存率(survival rate)是指接受某种治疗的病人或患某种疾病的人中,经过 n 年随访仍存活的病人所占的比例。计算公式为

$$n \text{年生存率} = \frac{随访满 n 年尚存活的病例数}{开始随访的病例数} \times 100\% \qquad (2\text{-}10)$$

2. 应用 生存率是用来研究疾病的严重程度及评价远期疗效的指标,用于反映疾病对生命的危害程度。常用于慢性病的远期疗效评价。

三、残疾失能测量指标

(一) 病残率

病残率(prevalence of disability)是在一定时期内,某人群中实际存在的病残人数,即通过健康检查,确诊的病残人数与调查人数之比。其是人群健康状况的评价指标之一。计算公式为

$$病残率 = \frac{某人群病残人数}{调查人数} \times k \qquad (2\text{-}11)$$

$k = 100\%,1000‰$ 等。

(二) 潜在减寿年数

1. 定义 潜在减寿年数(potential years of life lost,PYLL)是某病某年龄组人群死亡者的期望寿命与实际死亡年龄之差的总和,即死亡所造成的寿命损失。计算公式为

$$PYLL = \sum_{i=1}^{e} a_i d_i \qquad (2\text{-}12)$$

式中:e 为预期寿命(岁);i 为年龄组(通常计算其年龄组中值);a_i 为剩余年龄,$a_i = e - (i +$

0.5),其意义为当死亡发生于某年龄(组)i 时,至活到 e 岁还剩余的年龄,由于死亡年龄通常以上一个生日计算,所以应加上一个平均值 0.5 岁;d_i 为某年龄组的死亡人数。

2. 应用 潜在减寿年数强调了早死对人群健康的损害。它是人群中疾病负担测量和评价的重要指标:①可反映某种死因对各年龄组人群的危害大小;②用于比较不同地区、不同时间的潜在减寿年数的特点和趋势;③用于综合估计某人群早死原因,为不同人群的疾病防制提供依据;④适用于防制措施的评价和卫生政策的分析;⑤对不同疾病连续多年计算潜在减寿年数可了解疾病的发展趋势。

(三)伤残调整寿命年

伤残调整寿命年(disability-adjusted life years,DALY)是一个定量指标,指从发病到死亡损失的所有健康寿命年,包括因早死所致的寿命损失年(years of life lost,YLL)和疾病所致伤残引起的健康寿命损失年(years lived with disability,YLD)两部分。DALY 是反映疾病对人群寿命损失影响的综合指标。

$$DALY = YLL + YLD \tag{2-13}$$

DALY 主要用于:①对不同社区、不同国家和不同病种进行分析,确定危害严重的病种和重点人群;②进行成本效果分析。

第二节　疾病的流行强度

疾病的流行强度是指一定时期内,某病在某地区人群中发病率的变化及病例间的联系程度,常用术语包括散发、暴发、流行和大流行。

一、散发

散发(sporadic)是指在较大范围的地区内,人群中某病的发病率呈历年的一般水平,病例间在发病时间和地点上没有明显联系,只是散在发生。一般将当年该病的发病率与当地近三年的发病率进行比较,若未显著超过既往平均水平,则认为散发。

当疾病预防和控制措施有效时,会出现以下几种散发情况:病后免疫力持久或因预防接种使人群维持一定免疫水平的疾病,如麻疹;有些以隐性感染为主的疾病,如脊髓灰质炎;一些传播机制不易实现的疾病,如炭疽;潜伏期长的疾病,如麻风。

二、暴发

暴发(outbreak)是指在局部地区或集体单位中,短时间内突然出现很多症状相似的病人。这些人多有相同的传染源或传播途径,大多数病人出现在最长潜伏期和最短潜伏期内。如食物中毒、职业中毒、幼儿园的手足口病等疾病的暴发。若某地出现已经消灭的疾病或过去从未有过的疾病时,也可称为暴发。

三、流行

流行(epidemic)是指在某地区人群中某病的发病率显著超过该病历年的发病率水平。相比于散发,流行时各病例表现出明显的时间和地区关联。如 2017 年 8 月起,鼠疫在非洲岛国马达加斯加的流行。其中安塔那那利佛(Antananarivo)、图阿马西纳(Toamasina)和法拉齐胡(Faratshio)三省市疫情较为严重。据 WHO 公布的信息,从 2017 年 8 月 1 日至 10 月 24 日,马达加斯加已累计报告 1309 例疑似鼠疫病例,死亡 93 例。

四、大流行

大流行(pandemic)指某疾病的发病率显著超过当地往年的平均水平,且病情迅速蔓延,短时间内波及全国,甚至跨过国界、洲界形成世界大流行。如 1918 年的西班牙大流感、2003 年的 SARS、2009 年甲型 H1N1 流感形成的世界大流行。

第三节 疾病分布的描述

一、人群分布

疾病的分布受到人群的不同特征如年龄、性别、职业、种族、宗教信仰等影响,研究这些人群特征,有助于探讨健康或疾病的影响因素,制定疾病的防控策略。

(一)年龄

在研究疾病的人群分布中,几乎所有疾病的发生及发展都与年龄存在联系。随着年龄的变化,大部分疾病的发病率或死亡率都随之变化。一般来说,急性传染性疾病感染率有随着年龄增长而下降的变化趋势,慢性病的患病率有随着年龄增长而增长的变化趋势,但近年来慢性病有年轻化的趋势。出生 6 个月以内的婴儿体内具有母亲的抗体,一般不易患传染性疾病。但随着年龄的增长,从母亲获得的抗体减少,在接种疫苗前,某些呼吸道传染病如麻疹、百日咳、腮腺炎等主要发生在婴幼儿中。

恶性肿瘤的发生多随着年龄的增长而增加。我国 2013 年恶性肿瘤发病率在 0~39 岁组处于较低水平,40 岁以后开始快速升高,80 岁年龄组达到高峰(如图 2-2 所示)。结直肠癌发病率在 0~39 岁处于较低水平,40 岁后快速升高,80~84 岁年龄组达到高峰,85 岁后有所下降(如图 2-3 所示)。

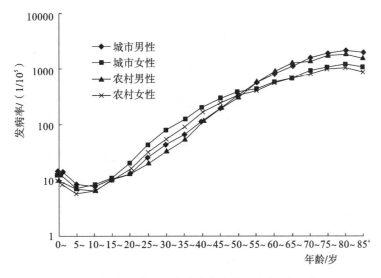

图 2-2　2013 年城乡地区恶性肿瘤发病年龄分布(陈万青,2017)

研究疾病的年龄分布差异的目的主要有:①为病因研究提供线索;②有助于提供重点保护对象,发现高危人群,为开展疾病的防制工作提供科学依据;③观察人群免疫水平,确定预防接种对象,保障预防接种效果。

研究疾病年龄分布的方法有两种:横断面研究(cross-sectional study)和出生队列研究

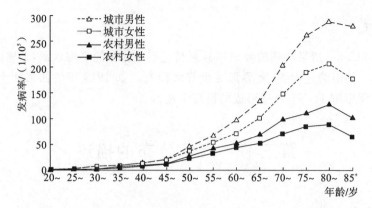

图 2-3　2009 年城乡地区结直肠癌发病年龄分布(王宁,2013)

(birth cohort study)。

1. 横断面研究　这种方法主要用于分析某个时间断面各年龄组或不同年代各年龄组的发病率、患病率或死亡率的变化,多适用于急性传染病或潜伏期较短的疾病。如果疾病从接触暴露到发病的间隔时期较长,如恶性肿瘤、高血压及冠心病等慢性病,或者致病因子在不同时间的强度发生变化,用横断面分析疾病的年龄分布则不能正确显示致病因素与年龄的关系。

2. 出生队列研究　将同一时期出生的人群称为出生队列(birth cohort),对其随访多年,观察发病、死亡情况。这种利用出生队列资料结合疾病年龄分布和时间分布的描述方法称为出生队列研究。该方法在评价疾病的年龄分布长期变化趋势及提供病因线索等方面具有重要意义,它能够正确揭示疾病与年龄的关系。

(二)性别

某些疾病的发病率和死亡率存在明显的性别差异,性别差异与男女的遗传特征、生理特点、内分泌、代谢等内在因素不同有关,还与男女的生活方式、暴露或接触致病因素的机会等外在因素不同相关。如女性尿路感染的发病率高于男性,这与女性的尿道较男性短且松弛,细菌易进入有关。男性、女性的肺癌发病率不同可能是由男性吸烟比例较女性高所致。2013 年我国恶性肿瘤死亡率除了乳腺癌、宫颈癌外,均呈现男性死亡率高于女性的特点(如表 2-1 所示)。

表 2-1　2013 年中国前十位恶性肿瘤死亡率(1/10⁵)

顺位	合计			男性			女性		
	肿瘤名称	粗死亡率	ASR	肿瘤名称	粗死亡率	ASR	肿瘤名称	粗死亡率	ASR
1	肺癌	43.41	28.41	肺癌	57.64	40.30	肺癌	28.45	17.21
2	肝癌	23.22	15.65	肝癌	33.54	23.64	胃癌	14.03	8.47
3	胃癌	22.13	14.54	胃癌	29.85	20.96	肝癌	12.37	7.71
4	食管癌	15.17	9.98	食管癌	20.86	14.71	结直肠癌	10.67	6.32
5	结直肠癌	12.11	7.76	结直肠癌	13.49	9.34	乳腺癌	9.74	6.34
6	胰腺癌	5.85	3.83	胰腺癌	6.48	4.55	食管癌	9.20	5.44
7	乳腺癌	9.74	6.34	脑瘤,CNS	4.41	3.42	胰腺癌	5.18	3.12
8	脑瘤,CNS	4.05	3.02	白血病	4.35	3.59	宫颈癌	3.98	2.62

续表

顺位	合计			男性			女性		
	肿瘤名称	粗死亡率	ASR	肿瘤名称	粗死亡率	ASR	肿瘤名称	粗死亡率	ASR
9	白血病	3.86	3.11	淋巴瘤	3.76	2.72	脑瘤,CNS	3.67	2.61
10	淋巴瘤	3.18	2.19	前列腺癌	3.62	2.42	白血病	3.34	2.65

* ASR:年龄标准化死亡率;CNS:中枢神经系统疾病。

（三）职业

某些疾病的发生与职业存在密切联系,由于机体暴露于职业环境中的致病因素,如不良的物理环境(冷、热、高气压、低气压)、有毒有害的化学物质、致病微生物或寄生虫、生产性粉尘等因素,可能导致疾病分布的职业差异。如1934年首次报道石棉导致肺癌,其后大量研究证明肺癌是威胁石棉工人健康的主要疾病,此外石棉还可致胸、腹膜间皮瘤,生产联苯胺染料工人极易患膀胱癌,从事凿岩、砂轮磨光等工种的工人震动病患病率较高。

（四）种族和民族

不同种族和民族之间,疾病的发生也存在差异,主要原因在于不同民族和种族遗传因素不同,也有可能与风俗习惯、宗教信仰、社会经济状况、医疗水平、居住地的自然环境等不同有关。如白种人发生皮肤癌、白血病、动脉硬化、心脏病的概率较其他人种高;黑种人中镰状细胞贫血发病率高于其他人种;中国人的鼻咽癌发病率高于其他地区人群。

（五）婚姻状况与家庭关系

婚姻状况与家庭关系对人群的健康有明显影响。有大量的研究证实,很多疾病已婚者患病率最低,单身和丧偶者次之,离婚者最高,可见丧偶和离婚对精神生活、心理影响明显。由于家庭人员共同生活而密切接触,一些传染性疾病如乙型病毒性肝炎、流感等易在家庭成员中传播;饮食习惯相近并受遗传的影响,还会导致肥胖、高血压、糖尿病、血友病等疾病呈现家庭聚集性分布。

二、地区分布

疾病的发生受到一个地区的自然环境和社会生活条件的影响,如会受到特殊的地理位置、地形及环境条件、气象条件、风俗习惯、遗传特征及社会文化背景等影响。这些特征在不同地区不同,致病因子的分布和致病条件不同,导致其结果存在差异,在做分析时应全面考虑。疾病频率在不同的国家、国家内不同地区和城乡间的分布存在差异,存在地区聚集性。

（一）国家间的分布

有些疾病呈全球范围流行,但不同国家间流行强度差异较大。传染性疾病和慢性非传染性疾病均可呈国家间分布的差异。如黄热病流行于非洲和南美洲,登革热主要分布于热带或亚热带地区,霍乱多见于印度,病毒性肝炎在我国和其他亚裔人群中高发。国际癌症研究机构(IARC)发布的2012年全球癌症报告数据显示,女性乳腺癌全球均有发病,但是不同地区的发病率不同,在欧洲、北美洲、澳大利亚多见;发达国家的乳腺癌发病率较相对欠发达国家更高。

（二）国家内不同地区的分布

在一个国家内,不同的地区之间疾病的发病率也有明显的差异,如血吸虫病的发病集中于长江流域以南地区;甘肃省河西地区、河南省林州市等地区胃癌、食管癌高发;艾滋病感染者多见于云南省。我国在1873年首次报道厦门发生登革热疫情,1978年广东佛山发生登革热暴发后,该病一直在我国间断流行,病例分布范围也不断扩大。2005—2013 年中国大陆报告的登革热总病例数为 8107 例,年均发病率为 0.0682/10 万,广东省和云南省的年均发病率明显高于其他省,广东省具有最高年均发病率,为 0.5690/10 万。

（三）城乡分布

农村与城市在生活条件、卫生状况、人口密度、人口构成、交通条件、工业水平等方面不同,城乡间疾病的发生率和死亡率也表现出明显的差异。城市人口密集,呼吸道传染病容易传播,如水痘、流感、流行性脑脊髓膜炎等经常在大中城市流行。城市青壮年人口多,能够保持一定的出生率,加之农村人口流入城市,使城市始终保持一定数量的易感人群。城市空气污染严重、生活压力大,一些慢性疾病的患病率也明显升高。城市的卫生设施比较完善、传染病管理健全,因此肠道传染病的发病率较低。农村地区人口密度小,交通不便,一些呼吸道传染病不易流行,若一旦传入,则可能在全村蔓延,引起暴发和流行。农村卫生设施较差,肠道传染病如痢疾容易流行,一些虫媒传染病、血吸虫病、钩虫病等较城市多发。

随着经济的增长,农村发展迅速,使得城乡差异在减小,一些传染性疾病的发病率也在发生改变。近年来由于农村居民生活水平不断提高,一些在城市发病率较高的疾病如高血压、糖尿病和肿瘤呈现出上升趋势。

（四）疾病的地方性

当某病常在某一地区或某一特定人群中发生,不需要外地输入时,这种情况称为地方性(endemicity)。疾病的地方性一般有 4 种类型。

1. 统计地方性 由于生活条件、卫生统计和宗教信仰等社会因素使某些地区的一些疾病的发生率显著高于其他地区,如痢疾、霍乱等肠道传染病。

2. 自然地方性 受自然环境的影响,某些疾病只在某特定地区存在。包含两种情况:一类是该地区有适合某种病原体生长发育和传播媒介生存的自然环境,如血吸虫病;另一类是与自然环境中的微量元素分布相关,如地方性氟中毒、地方性克汀病等。

3. 自然疫源性 某些疾病的病原体在繁衍过程中不依赖人,而在野生动物或家畜中传播,并在一定条件下传染给人,如鼠疫、森林脑炎等。

4. 地方性疾病 局限于某些特定地区内相对稳定并经常发生的疾病,也称地方病(endemic disease),从广义上看,由各种原因所致的具有地区性发病特点的疾病均属地方病。这种疾病经常在某一地区或某一特定人群中发生,有相对稳定的发病率。在我国一般意义上的地方病指由于自然地理环境中人体正常代谢所需要的某些微量元素过高或过低所致的疾病。其病因存在于发病地区的水、土壤、粮食中,通过食物和饮用水作用于人体而致病。如地方性甲状腺肿、地方性氟中毒、地方性砷中毒和大骨节病等。

判断一种疾病是否属于地方病的依据主要是:①该病在当地居住人群中发病率高;②其他地区居住的人群,发病率低,甚至不发病;③迁入当地一段时间后发病,其发病率与当地居民相似;④迁出该地区的居民,发病率下降,病人症状减轻或呈自愈趋势;⑤当地的易感动物也可发生类似的疾病。

三、时间分布

疾病的分布随着时间的变化而有动态的改变,从而呈现一定的规律或趋势,这种变化反映了致病因素的动态变化。通过疾病的时间分布可以了解疾病的流行规律,为疾病的研究提供病因线索,验证可疑的致病因素与疾病发生的关系,评价疾病防制措施的实施效果。

（一）短期波动

短期波动(rapid fluctuation)是指在一个较大数量的人群中,短时期内(一般是指几天、几周或几个月)某种疾病流行或疫情暴发的现象。短期波动一般具有较明确的原因,如集体食堂食物中毒、职业中毒等。传染病与非传染性疾病均可暴发或有短期波动。如 1998 年上海发生的甲型肝炎,是由居民食用被甲型肝炎病毒污染的毛蚶所致。

(二)季节性

疾病在每年一定季节内呈现发病频率增高的现象称为季节性(seasonality),这种现象反映了某季节内一些自然因素(如温度、湿度等)对致病因素的作用。疾病的季节性有两种表现:一种是严格的季节性,即发病集中在几个月内,其余月份没有病人。这种现象多见于虫媒传播疾病如乙脑、疟疾等。另一类是季节性升高,即一年四季都发病,但在一定月份发病率升高。肠道传染病和呼吸道传染病四季均有病人出现,但肠道传染病多出现在夏季,呼吸道传染病在冬春季发病升高。非传染性疾病也可以表现出发病的季节性,由植物花粉引起的变态反应性疾病多出现在春秋季。呼伦贝尔市在秋冬季节(10月至次年1月)出血热出现发病高峰,该病在全年不同时期均可有散发病例出现。经调查研究发现,高发季节正值采摘山野菜高峰,人员与野外鼠类接触机会增多,发病率增加,如表 2-2 所示。

疾病季节性升高的原因较复杂,不仅受气候条件、媒介节肢动物的活动、野生动物或家畜的生长繁殖和生活习性等自然因素的影响,还受人群生活、风俗习惯、文化水平、医疗水平和人群易感性等社会活动的影响。

表 2-2 呼伦贝尔市 1984—2001 年出血热按季节分布构成

月份	1	2	3	4	5	6	7	8	9	10	11	12
发病数	379	163	106	82	99	175	134	150	245	795	1646	1235
构成/(%)	7.28	3.13	2.03	1.57	1.90	3.36	2.57	2.88	4.70	15.26	31.60	23.71

(孙丽萍,2005)

(三)周期性

疾病的周期性(periodicity)指疾病的发生按照一定的时间间隔,呈现有规律的变动。疾病的周期性多见于呼吸道传染病,如流行性感冒每隔 10～15 年出现一次世界大流行,在有记载的大流行中,西班牙流感(1918 年流感)令人闻之色变。有些传染病因为有预防措施的存在,周期性流行规律也发生改变。如在我国普及应用麻疹疫苗前,麻疹在大中城市人群中每隔一年发生一次流行,但 1965 年进行疫苗接种后,周期性流行的规律也不复存在。

影响疾病周期性的原因:①人口密集、交通拥挤和卫生条件差等因素利于疾病的传播;②易感者过多,传播机制容易实现;③形成人群免疫后,流行后发病率迅速下降;④周期性的发生还取决于病原体变异及其变异速度。

(四)长期趋势

长期趋势(secular trend)也称长期变异或长期变动,是指在较长的时期(通常是几年或几十年)内,疾病的分布、流行强度、临床特征等方面所发生的变化。有些疾病可以表现出经过几年或几十年发病率持续上升或下降的趋势。慢性疾病如高血压、糖尿病、肥胖、冠心病等则呈现上升的趋势。长期趋势出现的原因主要有病因或致病因素的变化,病原体的变异,机体免疫状况的改变,医疗水平的提高,疾病防制措施的实施,报告登记制度的完善等。我国 1989—2008 年女性宫颈癌的发病率呈上升趋势。2001 年前上升速度缓慢,2002 年后上升速度快。宫颈癌是威胁妇女生命健康的一类恶性癌症,随着发病率的上升,2017 年全国多地推出宫颈癌疫苗,能够预防 HPV 病毒感染,进而有效预防宫颈癌的发病(如图 2-4 所示)。

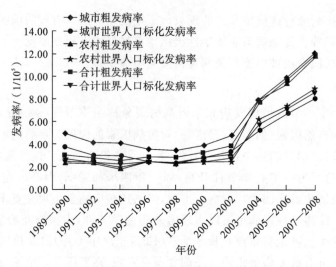

图 2-4　1989—2008 年中国女性宫颈癌的发病率变化曲线（胡尚英，2014）

第四节　疾病分布的描述形式及社区诊断

一、疾病的人群、地区、时间分布的综合描述

在流行病学研究和疾病预防控制的实践工作中，如果仅对某一方面进行描述，虽然对问题的分析研究更具体，但难以得出疾病流行的整体特征，影响防制措施的制订。只有对疾病的人群、地区和时间分布资料进行综合分析，才能全面反映疾病的流行情况，获得相关病因线索、确定流行因素，为制订防制措施提供依据。因此，在对疾病流行情况的调查研究中，为了解疾病流行的全貌，常常要将时间、人群和地区结合分析，为掌握疾病的感染时间、流行因素、传播途径、播散范围等提供有力的证据。如 2007 年百色市通过对 1997—2006 年全市 12 个县（区）的麻疹流行情况进行调查，对"三间"分布的综合描述如下：1997—2006 年百色市共报告麻疹病例 6550 例，年平均发病率为 19.05/10 万，病例主要集中在 8 月龄～7 岁组，其次为 8～14 岁组，各占总病例数 49.79%、30.70%（表 2-3）；春末夏初为高发季节，4 月达到高峰（表 2-4），提示该地区麻疹疫苗免疫接种工作存在薄弱环节，为提高当地麻疹疫苗接种的效果，进一步加强传染病监测和管理提供了依据。

表 2-3　百色市 1997—2006 年麻疹发病年龄分布

年份	病例数	年龄构成/（%）				
		<8 月龄	8 月龄～7 岁	8～14 岁	15～19 岁	>20 岁
1997	527	7.22	36.62	39.09	11.57	5.50
1998	743	9.96	48.99	29.34	6.19	5.52
1999	913	6.79	55.31	29.35	3.94	4.61
2000	1134	5.39	51.16	34.45	4.86	4.14
2001	1070	6.92	49.44	34.21	6.07	3.36
2002	1107	8.67	51.40	28.73	5.69	5.51
2003	358	8.94	52.23	26.54	6.70	5.59
2004	227	4.41	62.56	22.03	5.72	5.28

续表

年份	病例数	年龄构成/(%)				
		<8 月龄	8 月龄~7 岁	8~14 岁	15~19 岁	>20 岁
2005	396	18.43	40.15	22.73	4.29	14.40
2006	75	18.67	44.00	12.00	2.67	22.66
合计	6550	8.15	49.79	30.70	5.83	5.53

(韦小琼,2007)

表 2-4　百色市 1997—2006 年麻疹发病季节分布

月份	1	2	3	4	5	6	7	8	9	10	11	12	合计
病例数	523	619	905	919	729	600	428	239	197	381	337	673	6550
构成比/(%)	7.99	9.45	13.82	14.03	11.13	9.16	6.53	3.65	3.01	5.82	5.15	10.26	100.00

(韦小琼,2007)

移民流行病学(immigrant epidemiology)是进行这种综合描述的一个典型。移民是指由原来的居住地迁移到其他地区,包括国外或国内不同的省、市或区的人群。由于居住地变迁,气候、地理环境的改变,生活方式、风俗习惯等差异,移民人群疾病的发生情况会出现变化。对此,移民流行病学通过观察疾病在移民、移居当地居民及原居住地人群的发病率或死亡率的差异,从而探讨疾病的发生与遗传因素或环境因素的关系,常用于肿瘤、慢性病及某些遗传病的病因和流行因素的探讨。移民流行病学中对病因的判断需要遵守以下原则:

(1)若移民中某病的发病率或死亡率与原住地人群有差异,而与移居地人群的发病率或死亡率接近,那么差异主要是由环境因素引起。

(2)若移民中某病的发病率或死亡率与原住地人群接近,而与移居地人群的发病率或死亡率有差异,那么差异主要是由遗传因素引起。

在进行移民流行病学分析以及结果解释的时候,需要考虑移民的饮食结构、生活条件和环境的改变程度,原居住地和移居地的经济文化水平、医疗卫生水平等社会环境差异,同时还需考虑移民的人口构成、年龄、种族、民族、文化程度、职业等人口学特征。若某疾病的发生与环境因素相关,那么迁移到新地区之后,更容易受到移居地的环境影响。例如,对加拿大的亚洲移民的健康状况进行横断面研究,利用加拿大全国健康调查数据对亚洲移民的健康状况进行系统评估,并与非移民及其他移民的健康状况进行比较。分析发现加拿大的亚洲新移民部分疾病(高血压、COPD、糖尿病、肠道疾病和甲状腺疾病等)患病率比当地加拿大人低,低于老移民,提示这些健康优势随着在加拿大的居住年限的推移逐渐消失。可能是随着移居加拿大时间延长,移民逐渐接受了当地的饮食习惯和生活方式,从而健康优势逐渐消失至接近当地居民平均水平,提示这些疾病可能与社会环境因素关系更大,如表 2-5 所示。

表 2-5　加拿大不同移民人群年龄标准化慢性病患病率比较

慢性病	非移民 (n=114613)	其他移民 (n=12837)	亚洲移民 (n=4450)	新移民 (n=1819)	老移民 (n=2600)
患慢性病种类					
1~2	42.38	43.14	40.15	40.04	36.03[a]
3~5	20.70	21.32	23.96	23.26	24.92[a]
>5	5.31	4.45[a]	3.56[a]	2.95[a]	3.94[a]
过敏性疾病	30.82	30.52	28.66	29.94	24.15[a,b]

续表

慢性病	非移民 (n=114613)	其他移民 (n=12837)	亚洲移民 (n=4450)	新移民 (n=1819)	老移民 (n=2600)
哮喘	8.53	9.13	6.56[a]	6.01[a]	6.38[a]
纤维肌痛症	1.49	1.95	1.28	1.82	1.22
关节炎/风湿病	17.61	18.46	18.77	16.76	20.61[a,b]
腰背痛	19.79	20.59	18.70	20.44	17.13
高血压	14.11	13.13	17.38[a]	10.80[a]	21.50[a,b]
头痛症	10.76	10.92	14.28[a]	12.60	16.47[a,b]
COPD	3.56	3.55	2.80[a]	1.70[a]	3.47[b]
糖尿病	4.78	5.05	3.95	2.20[a]	4.38[b]
心脏病	4.97	4.86	5.79	6.94	6.01
胃部疾病	2.91	2.98	3.47[a]	5.21[a]	2.21[b]
尿失禁	3.17	3.08	2.58	2.69	2.19
肠道疾病	2.64	2.38	1.35[a]	0.67[a]	1.46
青光眼或白内障	4.72	4.60	4.53	3.07	5.44
甲状腺疾病	5.81	4.77	3.98[a]	2.75[a]	5.41[b]
慢性疲劳症	1.30	1.05	1.13	1.61	1.13
情绪障碍及焦虑症	8.64	7.17	8.01	10.26[a]	6.17[b]
其他	12.46	10.98[a]	11.28	13.93	9.42[a]

注:[a] 表示与非移民组比较差异有统计学意义($P<0.05$);[b] 表示老移民与新移民组比较差异有统计学意义($P<0.05$)。粗患病率经年龄调整后转化为标准化率,以非移民患病率为标准。表中患病率为百分数值。　　　　(孙琢玉,2009)

二、社区诊断

(一) 概念及目的

社区诊断(community diagnosis)是运用社会学、流行病学和卫生统计学等研究方法对一定时期内,社区人群的主要健康问题及其影响因素、社区卫生服务的供给与利用以及社区的综合资源环境进行客观、科学的确定和评价。其目的主要有发现和分析问题,提出优先干预项目,并有针对性地制订社区卫生服务工作规划。充分利用现有卫生资源,动员社区参与,实施社区干预,逐步解决社区主要卫生问题。社区诊断是社会-心理-生物医学模式下的产物,分为全面社区诊断与专题社区诊断,都要对居民的疾病和健康状况进行综合描述。

(二) 社区诊断流程

1. 设计准备　需要通过查阅文献、专家论证等方法确定社区诊断的内容以及资料收集、资料统计和质量控制方法,做好时间进度安排表,组建队伍,进行人员分工,开展人员培训和物资准备。

2. 资料收集　通过定量和定性调查方法,收集社区人群卫生需求、社区卫生资源状况、社区卫生服务政策及社区文化、宗教、体育设施等环境相关资料。

3. 资料分析　主要是对收集的数据进行整理、分析和评价,计算分析反映社区人群健康问题、社区卫生资源和社区环境特征的指标。

4. 诊断报告撰写　根据分析结果,撰写社区诊断报告,分析主要健康问题和危险因素,确

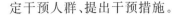

定干预人群、提出干预措施。

(三) 社区诊断内容

1. 社会人口学诊断　主要来源于政府部门公布的统计年鉴、公安和街道办事处等部门的统计资料。主要包括:①社区特点,社区类型(居民社区或职工社区、城市社区或农村社区)和自然资源状况(包括地理位置、地形、气候等)。②人口学特征,静态人口(包括人口数量、人口构成)和动态人口(包括人口自然增长率、社会增长率、构成变化率)。③经济状况,地区总体经济情况、家庭经济情况和医疗费用对人群经济状况的影响。

2. 流行病学诊断　来源于医疗部门和疾病预防控制中心的常规监测数据和卫生专项检查资料。主要包括:①人群死亡状况,人群人均期望寿命、总死亡率、主要死因顺位等。②人群患病状况,人群常见慢性病患病率及其顺位、居民两周患病率等。③疾病负担状况,不同病因的寿命损失年、残疾现患率等。④卫生服务需求及利用,居民健康需求(包括两周患病率、慢性病患病率等),卫生服务利用(包括门诊服务利用、住院服务利用及预防保健服务利用)及群众对卫生服务的满意度。

3. 行为与环境诊断　主要来源于专项调查和环境监测资料。包括以下内容:①常见行为危险因素流行状况,吸烟、饮酒、超重/肥胖、不参加体育锻炼、不合理的膳食结构等危险因素在人群中的流行水平与变化趋势。②自然环境,从地理、植被、气象、生物等多层次分析环境对人群健康的影响。③工作、生活环境,分析人群居住条件、卫生设施、饮用水、工作环境污染等对人群健康的影响。

4. 教育与组织诊断　资料来源于专项调查、核心人物小组访谈、机构调查等。包括:①倾向因素,知识、态度、信仰、价值观等,可通过社区居民的卫生知识水平、宗教信仰、自我保健行为等分析。②促成因素,即实现某项行为所必需的组织、技术和资源。③强化因素,多指父母子女、上司同事、朋友等对健康所持态度和行为对个人健康观念的影响。

5. 管理与政策诊断　资料主要来源于政府部门统计资料和政策文件,分析评价现行政策与干预目的的关系,政策收益面和受损面,政策实际覆盖面及执行效果等。

小结

1. 常用的疾病和健康状况测量指标包括疾病频率测量指标、死亡频率测量指标和残疾失能测量指标。疾病频率测量指标包括发病频率指标(发病率、罹患率和续发率)和患病频率指标(患病率、感染率)。死亡频率测量指标包括死亡率、病死率和生存率。残疾失能测量指标包括病残率、潜在减寿年数和伤残调整命年。使患病率升高的主要因素:新病例的增加(发病率升高);病例迁入;易感者迁入;健康者迁出;医疗水平发展,病程延长;未治愈者寿命延长;诊断水平提高;报告率提高。使患病率降低的因素主要包括:新病例减少(发病率降低);病例迁出;病死率增高;健康者迁入;病程缩短;治愈率提高。当发病率和病程保持相对稳定时,患病率=发病率×病程。

2. 疾病的流行强度常用散发、暴发、流行和大流行来描述。

3. 疾病的流行特征主要通过疾病在人群、地区、时间的分布得以表现。不同人群在年龄、性别、职业、种族和民族、婚姻状况与家庭关系、行为生活方式和宗教信仰等方面存在差异。地区间的差异主要表现为国家间、国家内不同地区、城乡之间和地方性疾病的差异。疾病的时间分布特征可以从短期波动、季节性、周期性和长期趋势等方面进行描述分析。移民流行病学是对"三间"分布的综合描述,主要用于探究疾病的发生与遗传或环境因素的关系。

4. 社区诊断是运用社会学、流行病学和卫生统计学等研究方法,科学、客观地确定一定时期内,社区人群的主要健康问题及其影响因素,评价卫生资源的供给与利用以及社区的综合环境状况,为制订社区卫生服务工作规划,评价社区卫生服务效果提供科学依据。社区诊断包括设计准备、资料收集、资料分析和诊断报告撰写4个部分。社区诊断内容包括社会人口学诊断、流行病学诊断、行为与环境诊断、教育与组织诊断和管理与政策诊断5个方面。

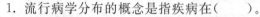
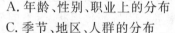
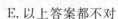

能力检测

能力检测答案

一、单项选择题

1. 流行病学分布的概念是指疾病在(　　)。

A. 年龄、性别、职业上的分布 　　　　　　　B. 时间、地区、人群的分布

C. 季节、地区、人群的分布 　　　　　　　　D. 年龄、性别、季节上的分布

E. 以上答案都不对

2. 疾病流行是指(　　)。

A. 某病发病率虽然低,但在该地区或人群中常年不断

B. 某种疾病的发病率明显超过往年同期发病率

C. 罹患率大于 10/1000

D. 呼吸系统疾病的季节性升高

E. 某病发病率与前几年相似

3. 当一种新疗法只能延长寿命而不能治愈该病时,这样(　　)。

A. 该病的发病率会降低 　　　　　　　　　　B. 该病的发病率会升高

C. 该病的患病率会升高 　　　　　　　　　　D. 该病的患病率会降低

E. 该病的发病率和患病率均降低

(4~8题共用题干)

某社区有 100000 人,1997 年全死因死亡 1000 人。共发现结核病病例 300 人,其中男性 200 人,女性 100 人,全年死于结核病 60 人,其中 50 人为男性。

4. 该社区粗死亡率为(　　)。

A. 300/100000 　　　　　　B. 60/1000 　　　　　　C. 10/1000

D. 100/1000 　　　　　　　E. 60/100000

5. 男性结核病的死亡专率为(　　)。

A. 0.5/1000 　　　　　　　B. 25% 　　　　　　　　C. 50/3×100

D. 50/1000 　　　　　　　E. 以上资料不能计算

6. 结核病所致的死亡率为(　　)。

A. 20% 　　　　　　　　　B. 32% 　　　　　　　　C. 6%

D. 3% 　　　　　　　　　E. 以上资料不能计算

7. 结核病的病死率为(　　)。

A. 6% 　　　　　　　　　B. 20% 　　　　　　　　C. 2%

D. 3% 　　　　　　　　　E. 由上述资料不能计算

8. 1997 年结核病死亡专率为(　　)。

A. 60/100000 　　　　　　　B. 300/100000 　　　　　　C. 200/1000

D. 20% 　　　　　　　　　E. 由上述资料不能计算

二、简答题

1. 什么是疾病分布?人群、时间和地区分布分别包括哪些内容?

2. 发病率和患病率有什么区别?影响患病率的因素有哪些?

3. 疾病的流行强度如何描述？如何区别？

4. 何为地方性疾病,其判断的依据主要有哪些?

5. 简述社区诊断的定义以及内容。

（叶运莉）

第三章　病因及因果推断

教学PPT

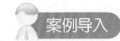

　　2015年，由寨卡病毒引起并主要通过蚊媒传播的一种病毒性疾病在美洲地区发生大规模的传播与流行，寨卡病毒引起的疾病传染源主要为病人、隐性感染者及非人灵长类动物等；传播途径主要为经虫媒传播，但也可能通过母婴、血液及性传播。

　　目前越来越多的证据支持寨卡病毒感染与小头畸形、吉兰-巴雷综合征、脑膜炎以及其他神经和自身免疫综合征之间存在因果关系，但仍需更多的研究予以证实。目前依靠灭蚊、防蚊可阻断绝大多数的寨卡病毒感染。

　　2016年2月寨卡病毒病被WHO列为全球紧急公共卫生事件。

　　明确疾病病因对疾病的诊断、治疗和预防干预有着极其重要的意义。在人类社会早期就已开始对疾病病因进行探究，本章围绕疾病病因及因果推断这一主题，阐述了病因的定义和分类，系统介绍了病因研究的步骤与方法，并对因果推断的标准进行了详细介绍。通过本章的学习，帮助学生树立系统的病因观和科学的因果思维方式，对流行病学实践与临床实践发挥指导作用。

第一节　概　　述

一、病因的定义

　　病因研究是流行病学研究的重要领域和内容，人类对疾病病因认识的过程演绎了病因概念发展史。医学模式的4个发展阶段，反映了一定时期内人们对疾病的认识。在人类社会早期，人们对疾病和健康的认识处于萌芽状态，薄弱的医学知识不足以解释复杂的疾病来源，人们将疾病的发生归因于上帝或鬼神的惩罚。随着生产力的发展和科技水平的进步，人们对疾病有了比较客观的认识，在古希腊形成"四元素""四体液"说，认为人体的4种体液处于失衡状态则发生疾病；同期，在我国形成"阴阳五行"说，认为世界是由金、木、水、火、土5种物质构成，由此产生了外因（"六淫"）和内因（"七情"）等病因学说，此时人类已经开始把疾病与人类生存环境和心理活动联系起来。19世纪末，随着显微镜的发明，生物学科体系逐渐建立，人类开始从生物学角度来解释疾病的来源，德国学者Robert Koch等人提出了Koch法则来确定疾病特异性病原体，并开始通过应用抗生素等一系列措施来控制急慢性传染病的流行。在20世纪20年代中期后，影响人类健康和生命的主要疾病已经由传染病变为非传染性疾病，对于非传染性疾病的病因，大多数情况下找不到微生物感染的证据，人类逐渐认识到疾病的发生与自然环境、社会环境、遗传因素、生活方式有关，相继提出了三角模型、轮状模型、病因链和病因网模型、充分病因-必要病因-组分病因模型。三角模型（triangle model）体现了疾病发生的基本条件，强调宿主、环境、致病因子是疾病发生的三要素，三者相互制衡来维持机体健康（如图3-1

所示）。轮状模型将疾病的发生归因于两大类原因，位于核心的为宿主自身的原因，其中遗传物质起重要作用，外围为环境因素，包括社会环境、生物环境、理化环境，宿主生活在环境之中，强调疾病与健康是环境与宿主相互作用的结果（如图 3-2 所示）。在不同疾病的轮状模型中，各部分所占的比例不同。具有明显家族遗传倾向的疾病，例如乳腺癌，宿主圈内的遗传核所占比例增大，环境所占的比例相应缩小。而与环境密切相关的疾病，例如生物地球化学性疾病，其轮状模型的外围部分则更大。

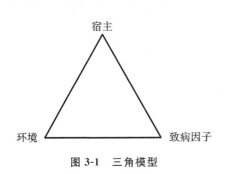

图 3-1 三角模型 　　　　　图 3-2 轮状模型

病因链与病因网模型从致病机制来分析疾病的病因及病因间的关联，病因链是指一种疾病的发生通常是多种致病因素先后或同时连续作用的结果，根据不同病因在病因链上的位置分为近端病因（proximal cause）、中间病因（intermediate cause）、远端病因（distal cause）（如图 3-3 所示）。病因网（web of causation）是指一种疾病的发生或流行可能是两条及以上病因链的共同作用，各因素相互影响，交织如网，反映了病因与病因之间、疾病与病因之间复杂的关系，提供了较为完整的因果关系路径（如图 3-4 所示）。这些模型随着医学研究的不断发展而逐渐更新，使人们对疾病的认识不断深入，为疾病的防制实践打下了基础。20 世纪 90 年代后美国一位流行病学家 Rothman 论述了疾病的充分病因-必要病因-组分病因模型，充分病因（sufficient cause）是指疾病发生的充分条件，即最低限度导致疾病发生的一系列条件、因素和事件，有该病因存在，就一定会发生疾病；而在疾病发生过程中可能存在各因素的联合作用，即充分病因可能由多个组分构成，我们称这些存在联合作用的因素称为组分病因（component causes），单独的组分病因不足以引发疾病。必要病因（necessary cause）是指某疾病发生必须具有的因素，如果缺乏该因素则疾病不会发生，但必要病因不一定是充分的，即单独的必要病因可能不足以导致该病，尚需其他组分病因的参与，共同组成充分病因，才能导致疾病的发生。若某疾病的发生仅存在一个充分病因，则充分病因里的各组分病因都为必要病因。例如，病原体为传染性疾病的必要病因，如果缺乏病原体作用，则传染性疾病不会发生，同时，如果缺乏相应的传播途径和易感人群，传染性疾病仍难以发生。

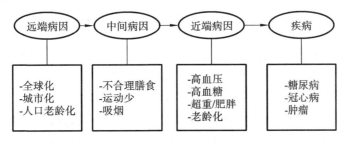

图 3-3 常见慢性病的病因链

现代流行病学对病因的定义为 Lilienfeld 在其所著的《流行病学基础》一书中所提出的：那些能使人群发病概率增加的因素，就可以认为是疾病的病因，其中某个或多个因素不存在时，人群疾病发生率就会下降。这从概率论上来探讨疾病的病因，从多因素角度来考虑病因，为制

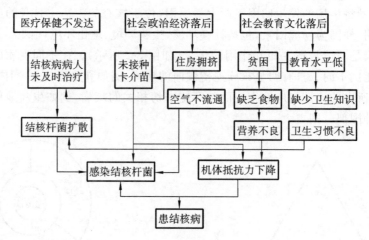

图 3-4　结核病的病因网

订疾病防制策略和措施打下基础。

二、病因的分类

疾病是人体自身与环境相互作用的结果。按照疾病的来源,将疾病的病因分为宿主因素和环境因素。

1. 宿主因素

(1) 先天因素:包括基因、染色体、性别差异等,遗传性因素直接致病主要是通过遗传物质基因突变(gene mutation)和染色体畸变(chromosomal aberration)。基因突变引起分子病,如血友病;染色体畸变引起染色体病,如性染色体畸变导致的两性畸形等。目前,在癌基因和肿瘤抑制基因的分子生物学研究中已证实,许多肿瘤的发生都涉及体细胞的突变,肿瘤抑制基因的突变、失活或缺失。乳腺癌是女性常见的恶性肿瘤之一,99%的乳腺癌发生在女性,仅 1%发生在男性。

(2) 后天因素:包括年龄、发育、营养状况、体格、行为类型、心理特征、获得性免疫、既往史等。机体的免疫状态与疾病的发生密切相关,在某些个体中免疫系统对一些抗原刺激发生异常强烈的反应,发生变态反应或超敏反应,如在某些个体中青霉素会引起过敏性休克;有的个体能对自身抗原发生免疫反应并引起自身组织的损害,常见者如全身性红斑狼疮、类风湿性关节炎等;同时,很多疾病的发生与病人的年龄相关,如远视和白内障多发生于 40 岁以上的人群;个体的营养状况和发育水平与动脉粥样硬化性冠心病、高血压、糖尿病、肥胖等疾病密切相关。在生活中,人们会对一系列事件做出精神、心理和行为反应,长期的负面情绪和突发创伤性事件,会对人的生理和心理造成严重损伤,如发生抑郁症、创伤后应激障碍、消化性溃疡等。

2. 环境因素

(1) 生物环境:包括病原微生物(细菌、病毒、真菌、立克次体等)、寄生虫(原虫、蠕虫等)、有害动植物等;大多数传染性疾病和中毒均为生物环境因素作用的结果。

(2) 理化环境:物理因素包括气象、地理(位置、地形、地质)、水质、大气污染、电离辐射、噪声、震动等;如雾霾导致呼吸系统、心血管系统疾病发病率升高,高温造成中暑,长期接触噪声造成噪声性耳聋,长期接触手传振动造成振动性白指等。化学因素包括营养素、化学药品、微量元素、重金属等,现已表明数千种化学物质有明显或潜在的致病作用,如长期接触苯等有机溶剂造成的神经系统损伤;新装修房屋内过高浓度的甲醛造成孕妇流产和小儿白血病;由于地壳表面化学元素分布不均匀导致的生物地球化学性疾病等。

(3) 社会环境:包括社会/人口(人口密度、居室、都市化、交通、战争、灾害)、经济及文化水平(收入、财产、教育)、家庭(构成、婚姻)、饮食习惯、嗜好兴趣(烟、酒、茶、运动)、医疗保健、职业(种类、场所、条件、福利、劳保设施)、政治、宗教、风俗习惯等。这些因素可能是促进人体健康的因素,也可能为危害人体健康的因素。目前,健康教育所倡导的积极健康的生活方式在一定程度上提高了人们对疾病预防的重视程度,形成良好的生活方式能促进人体健康,防止疾病的发生和传播。

第二节 病因研究的基本步骤和方法

病因研究是了解疾病发生途径的基本方法,开展病因研究不仅仅是满足预防疾病发生发展的需要,也是正确诊断疾病和治疗的基础。目前,病因研究应用于多个领域,流行病学、基础医学、临床医学均将病因研究作为自己的重要任务之一。流行病学首先依靠描述性研究描述疾病分布建立病因假设,然后通过分析性研究方法对病因假设进行检验,最后通过实验性研究验证病因假设。具体步骤如图 3-5 所示。

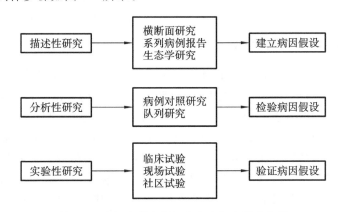

图 3-5 流行病学病因研究方法与步骤示意图

1. 求同法(method of agreement) 辨别某类事件或属性的必要条件的方法,是指在发生相同事件的不同群体中寻找共同点,从多个暴露到结局的关系中寻找共同暴露,从而发现可能的病因。

2. 求异法(method of difference) 辨别某类事件或属性充分条件的方法,是指在事件发生不同情况的不同群体间寻找不同点,如果同一疾病的发病率在某因素暴露或不暴露条件下差异很大,则这种因素可能为该病的病因。

3. 同异并用法(joint method of agreement and difference) 辨别某类事件或属性的必要且充分条件的方法,是指某因素与某事件之间的关联既符合求同法又符合求异法,则该因素可能为病因。

4. 共变法(covariant method) 当暴露因素不是分类变量,而是等级变量或定量变量,且与结局有剂量-反应关系时,则该因素很可能与该事件呈因果关联。

5. 剩余法(method of residues) 当某事件的发生是由多种因素所致时,通过多种方法把已知存在关联的因素排除后,剩下的因素就可能为该事件的病因。

一、描述性研究建立病因假设

描述性研究不能证明暴露因素与疾病之间的前后关系,所发现的统计学关联只能说明在同一时点(时段)内疾病频率与某因素之间存在关联,但不能确定因果关联,因此,人们将描述流行病学发现的与疾病有关的因素称为可疑病因,进而提出病因假设。例如,一项描述性研究发现,脑力工作者的冠心病患病率高于体力工作者,提示前者暴露或较多暴露于某个或某些冠心病病因,经过进一步分析发现与体力工作者相比,脑力工作者运动量偏小、脂肪和胆固醇摄入量偏高,而运动量偏小、脂肪和胆固醇摄入量偏高与冠心病的发生存在统计学关联,可提出上述因素可能是冠心病病因的假设。

二、分析性研究检验病因假设

流行病学常用的分析性研究方法包括病例对照研究和队列研究两种。描述性研究提出的病因假设,需要通过分析性研究进一步论证暴露因素与疾病之间的因果关联。分析性研究以描述性研究提供的可疑病因为研究因素,进一步在特定人群中加以论证,队列研究的论证强度高于病例对照研究,病例对照研究设计为从"果"到"因",可探索多个暴露因素与某疾病的关联,但无法获得暴露组与非暴露组的发病率;队列研究设计从"因"到"果",可直接计算反映暴露因素与疾病关联强度的指标,检验病因假设的能力较强。无论采用病例对照研究还是队列研究,都要求比较组之间所有与疾病有关的非研究因素在组间均衡可比。由于分析性流行病学考虑到暴露因素与疾病之间的前后关系,又均衡了已知与疾病有关的非研究因素,因果关联的说服力明显大于描述性研究。

三、实验性研究验证病因假设

实验性研究包括临床试验和现场干预试验,现场干预试验又包括现场试验和社区试验;临床试验主要用于评价新疗法、新药物等的安全性和有效性,现场干预试验主要用于评价防制措施的干预效果,同时,这两者也是验证病因的重要方法。理论上,实验性研究要求将同质总体随机分组,所有与疾病相关的已知和未知的因素应在实验组和对照组间均衡分布,通过观察实验组与对照组人群疾病的发生频率或某些指标的改变,判断干预因素的效果。通过随机分组和设立均衡可比的对照组,实验性研究论证暴露因素与疾病因果关联程度最高,设计完善的实验性研究可确证暴露因素与疾病之间是否存在因果关联。随着目前循证医学的快速发展,多项随机对照试验的 Meta 分析和系统综述被认为是论证强度最高的研究证据。流行病学实验虽有利于验证因果关系,但伦理学原则要求不允许随意向人体施加措施,必须在观察法提出充分证据后方可使用。目前,使用最多的是干预试验和类试验,通过干预减少人群中病因因素的暴露,若疾病的发病率和死亡率明显低于对照组,则可证明病因假设。实际工作中,大部分流行病学实验研究因受多种因素限制,很难实现完全随机分组或高质量的随访,应辩证地看待实验性研究在病因研究中的作用。

流行病学病因研究的基本步骤并不是一成不变的。理论上,若有病因线索,可以直接采用因果关联说服力最强的实验性研究。若无病因线索,则从描述性研究到分析性研究再到实验性研究,从现象到本质一步步深入。按照这个顺序,因果关系的论证强度逐步递增。实际工作中,出于医学伦理学考虑,实验性研究的使用经常受到限制。观察性研究虽然只能在自然条件下模拟实验性研究,证明因果关系的力度大打折扣,但由于不涉及医德问题,目前仍是病因研究中使用最多的方法。

病因研究是一个动态、循环的过程,随着医学的发展和人类认识水平的提高,即使是经过严格步骤推断出来的病因关系,也需要经历动态发展的检验并且不断完善。

第三节 从统计学关联到因果关联

暴露与疾病的因果关联是指某一因素的发生频率或性质改变造成某一疾病的发生频率改

变,那么该因素则为该疾病的病因,两者之间的联系为因果关联(causal association)。通过基础、临床和流行病学的研究,可以得出某些疾病的病因,但这些病因可能只是在目前认知范围内的某疾病的危险因素,或者可能是研究过程中存在的虚假关联和间接关联,识别真正的因果关联,需要对暴露因素和疾病间的关系进行系统的分析和判断,运用因果推断标准进行病因推断。

一、认识理解关联

暴露因素与疾病之间的关联,可能为随机误差所致,也可能是真正的具有统计学意义的关联。观察性研究发现的暴露因素(E)与疾病(D)存在统计学关联,只说明排除了抽样误差后 D 与 E 的关联仍然存在,并不说明为因果关联。统计学关联可能是虚假关联或间接关联,也可能为因果关联,在进行因果推断时必须注意排除各种虚假关联,调整和分析间接关联,合理地评价病因学关联。关联的分类见图 3-6。

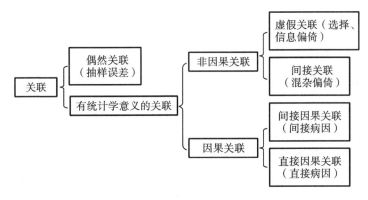

图 3-6 关联的分类

关联可以是抽样误差造成也可能具有真正的统计学意义。有统计学意义的关联也不一定为真正的因果关联,可能为非因果关联,非因果关联包括虚假关联(spurious association)和间接关联(indirect association),虚假关联是指在研究过程中存在某些人为的误差或机遇,使得本来没有联系的某暴露因素和疾病之间表现出了统计学上的联系。研究对象选择不恰当、测量数据的方法有错误等都会引起虚假关联。所谓间接关联,是指两事件本身不存在因果关联,但是由于两事件的发生都与另外一种因素有关,导致两事件出现了统计学上的联系,即混杂偏倚,在混杂存在的情况下估计暴露因素与疾病间的联系强度,本质上是暴露因素与混杂因素的混合效应,是对真实联系的有偏估计。

二、综合判断

对观察性研究和实验性研究中发现的统计学关联进行综合判断,首先应分析所发现的关联是否由非因果关联造成,即是否存在虚假关联或间接关联;排除非因果关联后,再运用因果关联的判断标准进行评价,得出是否存在因果关联的结论;其次,通过构建因果关系网,判断该因果关联为直接的还是间接的,最终确定病因。1999 年 Pearl 将有向无环图(DAGs)引入流行病学领域,有向无环图是指由节点和连接节点的箭头组成的,所有的变量被箭头连接,形成有方向的路径并且没有形成一个封闭的环的关系图,通过研究变量之间因果假设构建因果网,将研究的暴露、结局、潜在混杂因素等相关变量之间的因果关系表示在图上,使得变量间的关系明了和具体化,为识别虚假关联和间接关联提供了简单直观的手段。如果条件允许,在对所发现的关联进行综合判断并确定病因后,仍需使用实验性研究方法继续验证,针对病因采取相应措施,观察疾病发生频率是否降低,从实践中验证病因假设。

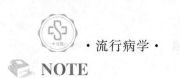
第四节　因果推断的标准

由 Henle 首先提出，后由德国学者 Robert Koch 扩展形成的 Henle-Koch 原理（Koch 法则）有 4 条：①在相应疾病病人中都能检出该病原体；②在其他病人中没有发现该病原体；③该生物体接触易感动物能引起实验动物患相同疾病；④能从患该病动物体内分离到相同病原体。Koch 法则为特异性病因学说，是判断传染病病因的客观标准，是人类因果推断标准的第一个里程碑，至今仍是对新发传染病进行病因推断的主要法则。但是，Koch 法则仅用来确定特异性病原体，建立在单病因论基础之上，针对非传染性疾病和慢性疾病的病因推理解释有限。

美国学者于 1964 年在"吸烟与健康"报告中确认吸烟引起肺癌时建立了判断病因的 5 条标准：①关联的时间顺序；②关联的强度；③关联的特异性；④关联的一致性或可重复性；⑤关联的连贯性或合理性。该标准弥补了 Koch 法则的不足，适用于所有疾病的病因推断，被视为人类病因判断标准的第二个里程碑。1965 年，Hill 又将病因判断标准在前 5 条的基础上扩展为 8 条，目前被国际上称之为 Hill 标准。

一、关联的时序性(temporality of association)

关联的时间顺序指暴露因素与疾病出现的时间顺序，即逻辑上的前因后果，含义为如果怀疑病因 X 引起疾病 Y，则 X 必须出现于 Y 之前。此标准为绝对标准，是必备的条件，即未证明某因素出现在某疾病之前，就不能认为该因素是该疾病的原因。即使发现暴露在前、疾病在后，若从暴露到发病的时间间隔短于某病潜伏期或潜隐期，也不能将该暴露因素视为疾病病因。在前瞻性队列研究和流行病学实验中容易判定暴露因素与疾病的时间顺序，但是在病例对照研究和横断面研究中，由于在研究开始时结局已经产生，因此在提供关联的时序性时存在较大的局限性。在慢性病病因研究中，由于慢性病有较长的潜隐期，确定暴露与发病的时间先后顺序也并非易事。

二、关联的强度(strength of association)

关联的强度指暴露因素与疾病间关联程度的大小。常用的反映关联强度的指标有比值比(OR)、相对危险度(RR)、相关系数等。从因果关联角度来看，在排除随机误差和偏倚的情况下，暴露因素与疾病之间关联强度越大，存在因果关联的可能性就越大。但目前没有界值来判定关联达到多大强度便是因果关联，有时较弱的关联强度也可能为因果关联。例如，在吸烟与心肌梗死的关联研究中发现，吸烟与心肌梗死的关联强度虽然较弱(RR=2)，但仍是因果关联。然而，有时混杂的存在会导致暴露因素与疾病间出现强关联，因此，在因果推断时，要全面考虑设计和实施过程中可能出现的混杂。

三、剂量-反应关系(dose-response relationship)

关联的剂量-反应关系是指当研究的暴露因素可以定量或分等级时，疾病的发生频率随着暴露量的变化而变化。与药物的剂量-反应关系类似，由于生物个体之间对致病因子的耐受性差别较大，暴露于小剂量时少数易感性较高者发病，随着暴露剂量或时间的增加，发病人数越来越多，直至易感性较低者也发生疾病，最后进入平台期。暴露和疾病之间的剂量-反应关系越明显，两者之间存在因果关联的可能性越大。例如，在吸烟与肺癌的研究中，随着吸烟量和吸烟年限的增加，患肺癌的概率越大，呈现出明显的剂量-反应关系。观察性研究由于研究对象的暴露剂量都属自然暴露，并非人为设计，不符合判断剂量-反应关系的设计要求。在某些研究中,特定的人群中也可能观察不到剂量-反应关系,同时有些暴露因素的生物学效应呈现"全有"或"全无"的形式,在这些情况下,均不能否认因果关联的存在。

四、关联的重复性(consistency of association)

关联的重复性是指在不同的人群和时间,不同的研究者以不同的研究方法进行的某暴露因素与某疾病间关联的研究,均能观察到相同的研究结果。一般来说,暴露因素与疾病之间关联的重复性越好,该关联为因果关联的可能性越大。若针对某相同目的的研究之间关联的重复性不佳,并不能排除存在因果关联的可能性,应考虑有些研究可能存在偏倚。另外,在观察性研究中,鉴于不同观察人群对同一因素的暴露水平不同,不同研究可能产生不同的研究结论,说明该研究结论的外延性不好,而不能断定该暴露因素与疾病不存在因果关联。例如,某因素是某病的病因,在该因素暴露率较高的人群中此关联易被发现,而在暴露率很低或无暴露的人群中,该因素不容易被选入病因模型,该因素与该疾病之间的关联易被忽视。

五、关联的特异性(specificity of association)

关联的特异性,是指某疾病的发生必须出现在某因素的暴露之后,或某因素的暴露只能引起某种特定的疾病。就传染病而言,比较容易发现暴露因素与疾病之间的特异性关联,但同时传染病的发生还会受到机体自身免疫力和环境等其他因素的影响;而对于大多数的慢性非传染性疾病,由于存在单因多果、多因单果、多因多果等复杂情况,就更难满足特异性这一标准。因此,当研究发现存在关联的特异性或关联的特异性越强,可增加因果关联的可能性,增强病因推断的说服力,但当不存在该条件时,也不能因此就否定因果关联的存在。

六、实验证据(experimental evidence)

实验证据为判定因果关联的一个强有力的证据,是指用流行病学实验的方法去除某病的可疑病因,引起某病发病率或死亡率的下降或为零,表明该因果关联存在终止效应(termination effect)。实验证据可来自人群现场试验,也可来自临床试验或基础医学实验。例如,国家大力推行乙肝疫苗在人群中的普及接种,人群中乙肝病毒感染率已明显下降,进而发现人群中肝癌的发病率也在下降,该终止效应进一步证实了乙肝病毒感染对肝癌的病因学作用。尽管该研究由于医学伦理学的要求没有设置平行对照组,但有明确的时序性,较少受到偏倚的干扰,因此其论证因果关系的强度很高。

七、关联的合理性(rationality of association)

关联的合理性包括两方面的含义:①所发现的因果关联应该具有生物学上的合理性,应该符合疾病的自然史和生物学原理。②研究者或评价者对因果关联的推测应从专业的知识背景出发。该标准在判断因果关联中必不可少,但是,有些关联在满足其他多条因果推断的标准时却不能被当前的科学理论所解释,这可能反映了目前医学知识的局限性,这些关联有可能在未来被新的科学知识所证实。

八、关联的一致性(consistency of association)

关联的一致性是指某暴露因素与疾病之间的关联与该病已知的自然史和生物学原理一致。该标准与关联的合理性差异不大,在病因研究中可以将这两条标准综合论述。

综上所述,流行病学整个病因推断过程,自始至终遵循着严密的逻辑思维。在因果推断过程中,并不一定要求上述八条标准均符合,但满足的条件越多,所发现的关联为因果关联的可能性越大,误判的可能性越小。尽管病因学研究极其复杂,但进行科学合理的研究设计,通过

NOTE

综合分析来判断因果关系,这对预防医学乃至整个医学学科中的因果关系推断都具有重要的指导意义。

小结

1. 病因研究是流行病学研究的重要领域和内容,人类对疾病病因认识的过程演绎了病因概念发展史。

2. 研究病因的模型有三角模型、轮状模型、病因链和病因网模型、充分病因-必要病因-组分病因模型。

3. 按照疾病的来源,疾病的病因分为宿主因素和环境因素。

4. 不同类型研究对病因推断作用不同,一般而言,描述性研究(横断面研究、系列病例报告、生态学研究)提出病因假设;分析性研究(病例对照研究、队列研究)检验病因假设;实验性研究(临床试验、现场试验、社区干预试验)是验证病因的重要方法。

5. 有统计学意义的关联也不一定为真正的因果关联,可能为非因果关联。对观察性研究和实验性研究中发现的统计学关联进行综合判断,应分析所发现的关联是否由非因果关联造成,并通过构建因果关系网,最终确定病因。

6. 病因判断的 Hill 标准有关联的时序性、关联的强度、剂量-反应关系、关联的重复性、关联的特异性、实验证据、关联的合理性、关联的一致性等八条标准。

能力检测

能力检测答案

一、单项选择题

1. 疾病轮状模型的外环是指( )。

A. 环境 B. 遗传因子 C. 宿主 D. 生物环境 E. 社会环境

2. 下面关于病因三角模型的论述,正确的是( )。

A. 它是目前最科学的病因观 B. 它强调宿主因素在发病中的作用

C. 疾病是三大因素相互作用的结果 D. 它强调环境因素在发病中的作用

E. 它强调病原物在发病中的作用

3. 下面哪种因果连接方式,在探讨病因时,能够全面反映事物的本来面目?( )

A. 单因单果 B. 单因多果 C. 多因单果 D. 多因多果

4. 流行病学病因研究中以下哪一条不为必须达到的?( )

A. 关联的强度 B. 关联的时间顺序

C. 终止效应 D. 关联的剂量-反应关系

5. 流行病学的病因是指( )。

A. 存在时必定引起疾病的因素 B. 对疾病发生必不可少的因素

C. 疾病发生机制中的生物因素 D. 使得疾病发生概率升高的因素

E. 引起疾病发生的诸多因素

二、简答题

1. 必要病因与充分病因理论有哪些实际意义?

2. 什么是流行病学的病因概念?

(刘爱忠)

第四章 流行病学研究中的误差与质量控制

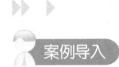

教学 PPT

对某医院 2 年内生化检验结果异常的 44 例案例的原始及复检结果进行回顾性分析,并分析导致结果异常的深层次原因,发现造成生化检验结果异常的原因包括分析前、分析中和分析后 3 个环节。分析前的原因包括病人准备、采血部位、采血时间、是否使用药物以及采血是否顺利、是否用错采血容器等;分析中的原因包括标本是否及时送检,仪器是否正常,试剂是否在有效期,是否按操作规程进行检测等;分析后的原因包括对异常结果的分析取舍,是否能及时发现与临床症状不符的结果并加强与临床医生的沟通。从而认为临床检验各个环节都会对检验结果造成影响,应加强对各检验环节的质量控制,采取有效措施避免随机误差和系统误差。

流行病学研究旨在通过描述疾病与健康状态在人群中的分布,探讨影响疾病发生的危险因素和病因,并研究疾病防制及健康促进的策略和措施。然而实际中往往由于多种因素的影响,使研究结果和真实情况存在差异。本章将重点介绍各种误差的来源、性质以及如何采取相应措施控制或减少误差的产生。

第一节 概 述

误差(error)是指研究的样本值与总体值、测得值与真实值,或研究结果与真实结果之间的差异,包括随机误差和系统误差两大类。

一、随机误差

随机误差也称为偶然误差,包括随机抽样误差和随机测量误差,随机误差是不恒定的、随机变化的误差,往往使实测值无方向地围绕某一数值左右随机波动。其产生的原因是数据收集或分析过程中种种不稳定随机因素的影响,如仪器的稳定性,不同分析人员操作的微小差异,研究对象的个体差异,环境因素如室温、相对湿度和气压等。随机误差的大小和方向均不固定,但多次观察就会发现,绝对值相同的正负随机误差出现的概率大致相等,呈正态分布。

随机误差不可完全避免,只能尽量减小,可通过增加大样本量或增加测定的次数取平均值的办法减小随机误差。随机误差越大,对结果精确度的影响越大。在描述性研究中,随着随机误差增大,所测量指标的 95% 置信区间范围增宽;而在分析性研究中,各研究因素随机误差的大小可影响所研究因素之间关联的显著性,导致出现假阴性结果。

二、系统误差

系统误差也称为偏倚(bias),指在流行病学研究的各个环节,包括研究设计、数据收集和数据分析等过程中采用不恰当的方法导致的人为的、系统的、具有规律性的误差,对结果的影

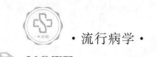

响往往具有方向性。系统误差可通过完善研究设计和在研究过程中进行严格的质量控制尽量避免或在资料分析中予以控制。

系统误差和随机误差两者在来源、性质和控制方法上均有所不同。两者的主要区别在于随机误差中的抽样误差和测量误差可随样本量增大而减少,如果样本量无穷大,随机误差将趋向于零,而系统误差的大小与样本量无直接相关。例如,要了解某地区 20 岁女性的平均身高,随着接受测量的样本女性人数增加,样本均数与真实值间的随机误差将逐渐减小,甚至趋于零。但如果用于测量的工具未经校正,刻度不准确(如真实长度 101 cm 的尺子刻度只有 100 cm),将造成所有测量值偏低,即测得值和真实值之间存在具有方向性的差异,这种差异在增大样本量之后不会减小,差异的方向也不会发生改变。

第二节　测量的信度和效度

一般来说,凡是通过测量工具得到的结果,无论是通过仪器测量获得的客观数据,还是通过调查量表获得的数据,均需进行信度和效度分析。信度和效度评价的对象可以是整个测量工具(如整个量表),也可以是量表中的某些方面或领域,并以此间接说明整个量表对真实值反映能力的大小。无论是描述性研究还是分析性流行病学研究,在描述疾病或健康状态或估算暴露和疾病的相关性大小时,均需考虑诊断资料的信度和效度。信度是考虑不同测量结果稳定性,效度是考虑测量结果和真实值是否相同,即考察真实性的问题。下面重点对问卷和量表的信度、效度分别进行介绍。

一、信度的评价

信度(reliability)指问卷或量表的可信程度,主要评价问卷或量表的精确性、稳定性和一致性,即测量过程中随机误差造成的测定值变异程度的大小。常用的信度指标有分半信度、内部一致信度、重测信度和调查员信度等。

(一)分半信度(split-half reliability)

分半信度一般用于获得主观测量数据(如态度、意见等)的问卷信度分析,不适用于事实式问卷(如年龄、身高、体重等)。分半信度分析指将问卷的问题分为数目相等的两半,如按奇偶数或按前后分为尽可能相等的两半,计算两者的相关系数。需注意的是如果量表或问卷中含有反题意项,分析前应将反题意项的得分做逆向处理,确保各题得分方向的一致性。常用的指标为斯皮尔曼-布朗系数(Spearman-Brown coefficient)。

(二)内部一致信度(internal consistency reliability)

内部一致信度是分半信度的推广,指采用不同条目以反映同一独立概念的不同侧面,通过计算这些条目之间相关的程度以反映所调查项目内部的同质性。一般采用克朗巴赫系数(Cronbach's alpha,α 系数)来表示,α 系数取值在 0~1 之间,α 系数越大表示条目间相关性越好,α 系数达到 0.7 以上可认为问卷的内部一致性较好。采用 α 系数时应注意各条目之间必须是平行共性的,即测量同一种现象,并以相等的程度解释该现象的变异程度。

(三)重测信度(retest reliability)

采用同一测验或相同问卷,在不同时间内对同一群体进行重复测量,计算两次测量的相关系数(r)或 Kappa 值。重测信度一般能达到 0.7 以上即可,重测信度越高,表示测量结果越稳定可靠,受测量环境中日常随机因素影响越小。重复测量的时间根据不同量表和内容而定,多数研究采用 2~4 周,因为如果间隔时间过长,两次测量的差异可能不单纯由随机误差引起,如果间隔时间太短,第二次测量可能受前一次测量残留记忆的影响。

（四）调查员信度

调查员信度反映的是不同调查员之间的一致性,指两个或以上的调查员采用相同问卷对同一组被调查者进行调查,一般以访谈的形式,同时记录调查结果,然后分析得分的相关情况。常用的指标有组内相关系数或 Kappa 值。

二、效度的评价

效度(validity)指问卷或量表调查结果与客观真实结果的符合程度,主要反映问卷的准确度、有效性和真实性。由于目标的真实值往往无法直接确定(如某些心理状态),因此效度的评价较为复杂,常常需要与外部标准做比较才能判断。常用的效度指标有内容效度、结构效度和效标效度等。

（一）内容效度(content validity)

内容效度即受访者对问题的回答能否达到研究者所希望的测试结果,一般通过专家评议打分进行,主要考虑三个方面的问题:①条目所测量的是否真属于应该测量的领域(正确性);②测量所包含的条目是否覆盖了应测领域的各个方面(全面性);③测量条目的构成比例是否恰当(合理性)。如果问卷的条目包含了所测概念的各具体方面而且有一定的比例则可认为有较好的内容效度。

（二）结构效度(construct validity)

评价结构效度时将问卷或量表中的每个问题看作一个变量,然后通过调查,将所得结果进行分析,测量结果的各内在成分是否与理论设想相符。结构效度可采用因子分析、相关分析、结构方程模型等来评价。常用因子分析,提取一些较为显著的公因子,这些公因子的意义类似于组成"结构"的框架领域,如所提取的公因子与问卷设计时的结构假设的组成领域相符,则反映该问卷效度较高。此外,问卷中的每个条目都应在其中一个公因子上有较高的因子负荷(如>0.4),而在其他公因子的负荷值则较低。如果某个条目在所有的因子上负荷值均较低,说明其反映的意义不明确,应予以改变或删除。一般用于结构效度分析的因子分析为验证性因子分析(confirmatory factor analysis,CFA),即先确定所存在的公因子,以及各实测量与各因子的关系,采用实际数据拟合特定的因子模型,分析拟合优度,评价实测指标性质与设计目标是否吻合。

（三）效标效度(criterion validity)

效标效度也称为准则关联效度,是以公认有效的标准指标(如量表或某些客观指标)作为标准,检验新量表与标准指标的相关性。效标应可靠客观,最好是该领域内公认的金标准。如在评价每日走路的步数时,可采用某些运动量表进行评估,同时可在部分被调查者中采用计步器以获得实际测量的步数,对量表获得结果与实际测得结果进行关联分析,相关系数越大表示量表的效度越高。

第三节 流行病学研究中常见的偏倚及控制

目前,国内外对偏倚尚无统一的分类,在流行病学相关书籍和文献中,已总结出多种偏倚,本章将流行病学研究中所出现的偏倚按其性质归纳为三大类,即选择偏倚(selection bias)、信息偏倚(information bias)和混杂偏倚(confounding bias)。选择偏倚主要在研究设计阶段产生,信息偏倚主要在研究实施阶段出现,而混杂偏倚主要是由于设计和资料分析阶段未能完全识别混杂因素或控制和消除混杂因素的影响而导致研究结果与真实情况不符。

一、选择偏倚

在研究过程中,研究对象的入选条件受所研究的暴露因素与目标疾病(或健康状态)共同影响时,可出现选择偏倚。选择偏倚可导致所获得的暴露与疾病的关联不同于目标人群中该暴露与疾病之间的真实联系。各种流行病学研究均可发生选择偏倚,以现况研究、病例对照研究较为多见,因为在这些研究中暴露因素和疾病结果都先于对象的确认,如在病例对照研究中,病例和对照分别按不同条件选择,而这些条件又与既往暴露史有关。选择偏倚有多种,按研究对象的纳入方式和条件而异,包括检出症候偏倚、诊断偏倚、伯克森偏倚、奈曼偏倚、无应答偏倚、失访偏倚、志愿者偏倚和健康工人效应等。

(一)常见的选择偏倚

1. 检出症候偏倚(detection signal bias) 由于某因素的存在而引起某种疾病症候出现,使病人提早就诊,导致该病的检出率增高,形成所研究因素与疾病有关联的假象。在以医院为基础的病例对照研究中这种偏倚的影响尤其明显。例如,采用病例对照研究设计调查口服雌激素和子宫内膜癌的关系,由于在人群中有一定量的无症状的子宫内膜癌的早期病人,她们由于服用雌激素导致子宫出血,增加了去医院就诊的机会,而导致出现口服雌激素和子宫内膜癌两者之间存在高度的关联。如果将研究对象限制在因出现子宫内膜癌本身固有症状才去医院就诊的子宫内膜癌病人,显示口服雌激素同子宫内膜癌之间并无关联。以上的例子说明选择偏倚产生的原因之一是当研究对象的选择受所研究的暴露因素或疾病状态影响,如上述例子中的口服雌激素的人多于因阴道出血症状就诊的人,多于被纳为研究对象的人,这种选择偏倚可导致假阳性结果的出现。

2. 伯克森偏倚(Berkson's bias) 又称为入院率偏倚(admission rate bias),多出现在以医院为基础的住院病人中所开展的病例对照研究。当在住院病人中开展一项病例对照研究,探讨关于目标疾病(疾病 A)与暴露因素(当其为另一种疾病:疾病 B)的相关性时,由于两种疾病同时存在可影响入院率(升高或降低),病例组中疾病 B 的患病率与患有疾病 A 的非住院人群的患病率相比显著不同,当计算病例组和非病例组中疾病 B 的患病率比值时结果可出现偏倚,从而导致这两种疾病之间的真实关联被扭曲,出现假阳(阴)性关联。故在 Berkson 最早的研究中,将这种偏倚限制在研究两种疾病关联的时候发生,后来推广至当所研究的各种非疾病暴露因素本身也可影响病例组的住院率时候,也可导致出现伯克森偏倚。

3. 奈曼偏倚(Neyman bias) 奈曼偏倚又称为现患-新发病例偏倚(prevalence-incidence bias)。病例对照研究往往只纳入现患病例或存活病例,即同时纳入新、旧病例而不包括死亡病例和那些病程短的病例,由此形成的病例样本与单纯由新病例构成的样本相比,其病情、病型、病程和预后等都不尽相同,既往暴露状况也各有特点。这些现患病例可能对疾病的发生和发展都有较大的抵抗力,从而不能成为所研究疾病的代表性样本。此外,现患病例往往对自身所患疾病有所了解,有时会主动更改其对危险因素的暴露,导致对危险因素与疾病关系的低估。而在前瞻性研究如队列研究和干预试验中,危险因素的暴露水平先于疾病诊断而获得,因此较少发生奈曼偏倚。

4. 无应答偏倚(non-response bias) 主要发生于观察性研究中。由于调查对象不合作或不愿意参加调查,降低了研究的应答率。在病例对照研究、队列研究和实验性研究中各比较组应答率的不同也可造成对研究结果的歪曲。无应答对象通常不能代表所研究的人群,且无法判断其暴露或疾病状况,因此当无应答率较高时,由于选择偏倚的存在,从应答人群中得出的

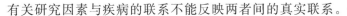

NOTE

有关研究因素与疾病的联系不能反映两者间的真实联系。

5. 失访偏倚(loss of follow-up bias) 在前瞻性研究中,由于失访而引起的偏倚称为失访偏倚。失访偏倚对研究结果的影响取决于失访的程度、失访者在所比较组的分布、失访的原因与所研究结果的关联程度等。

6. 志愿者偏倚(volunteer bias) 在非随机对照研究中,对象的选择往往会使所比较的各组间缺乏可比性,从而造成选择偏倚。当研究的暴露组或治疗组对象大部分为志愿者时,可造成各组间除了所研究的暴露因素之外,在其他很多方面有显著差异,如志愿者具有更高的社会经济学水平或更强的自我保健意识,这些差异可能造成对所研究暴露因素与疾病之间关联的混杂,影响研究结论的正确性。

7. 健康工人效应(healthy worker effect) 在进行职业流行病学研究时,当选择接触某种职业危险因素的工人作为观察对象时,很可能这些工人都是不易患所研究疾病的人群,而对该危险因素敏感的工人可能早已脱离暴露,或因患病而失访,由此可能会发现暴露于该因素的职业人群某些疾病的死亡率或发病率反而比一般人群低,这种偏倚称为健康工人效应。

(二)选择偏倚的控制

控制选择偏倚的关键在于获取具有代表性的研究样本,可在研究设计阶段和资料收集阶段,根据每种研究设计的特点和容易产生的偏倚分别采取控制措施。

1. 研究设计阶段

(1)采用严格科学的研究设计。在研究设计过程中应明确定义目标人群和样本人群、根据研究的性质预测样本建立过程中可能产生的各种选择偏倚,并采取相应的措施以减少或控制选择偏倚的发生。病例对照研究中应尽量避免完全以来源于一家医院的病人为研究对象,尤其是对照组研究对象的选择应尽可能选择社区样本,若只能从医院选择样本,也应在不同地区、不同等级的医院中随机抽样,也可根据所研究疾病的自然史和其人群分布特点,在不同病程和临床亚型的病例中获取所需样本。临床试验应遵循随机抽样和随机分配原则,按照随机原则对已获取知情同意参加研究的所有对象进行分配,尽量采取分组隐匿法,避免主观选择组别。

(2)明确对象纳入标准、统一疾病诊断和监制程序。所有纳入研究的对象都必须符合事先设立的纳入标准,包括疾病诊断标准和暴露判别标准,应尽可能选取新发病例。

2. 资料收集阶段

(1)加强随访、提高应答率。在队列研究和试验性研究的实施过程中,应定期随访、记录队列中有关暴露的变化和发病与死亡的情况,减少中途退出和失访。现况调查时,可通过各种途径增加对象对研究意义的了解,减少研究给对象带来的不便,尽量减少无应答的发生。

(2)在资料收集阶段尽可能多地收集有关暴露史的各种信息,包括暴露程度、暴露时间、暴露改变以及改变的原因等,通过多方资料相互印证所获取信息的准确性。

3. 数据分析阶段 在数据分析阶段,可通过对无应答或中途退出者与应答或完成随访者做一些基线变量比较,也可以根据相关的知识估计可能存在的偏倚及其方向,并进行灵敏度分析。另外,还可以利用统计学方法来量化预期存在的偏倚,减少选择偏倚对结果的影响。

二、信息偏倚

信息偏倚(information bias),又称为观察偏倚(observation bias),指研究实施过程中由于所收集的有关暴露或疾病的信息不准确或不完整,造成对研究对象的暴露状态归类错误。信息偏倚可来自对各种医疗、监测记录的摘录过程,也可来自调查表询问和疾病报告过程。无论是研究对象、资料收集者还是研究者本身都可能有意或无意地引入信息偏倚。信息偏倚导致的归类不准确性在各比较组中的发生程度可以相同,也可以不同,其对研究结果的影响程度取决于各比较组归类及程度的差别。按偏倚的性质可将信息偏倚分为回忆偏倚、报告偏倚、调查者偏倚和测量偏倚等几大类。

（一）常见的信息偏倚

1. 回忆偏倚（recall bias）　多见于病例对照研究和历史性队列研究中,由于所调查的因素发生于过去,其准确性必然受回忆间期长短的影响。而且既往经历对病例和非病例的意义往往迥然不同,病例组对既往暴露情况的记忆深度和详细程度通常较对照组深,由此在回忆时可造成有倾向性的系统误差,称为回忆偏倚。如在患老年宫颈癌女性病人中,相对同龄的正常人群,更倾向于详细回忆既往使用口服避孕药史。回忆偏倚需与单纯的回忆错误（recall error）进行区分,研究对象如只是单纯的对某个问题回忆不清且这种对既往信息的遗忘在各组间均不具有倾向性,则称为回忆错误。回忆错误是一种随机误差,可影响结果的精确性但对结果不具倾向性的影响。

2. 报告偏倚（reporting bias）　源自研究对象对某些信息的故意夸大或缩小。当暴露因素涉及生活方式或隐私,如饮酒、收入水平、婚姻生育史和性行为时,被研究对象会因种种原因而隐瞒或编造有关信息,有时知情报告者也会为了病人或死者的声誉而故意隐瞒某些不良暴露史,从而影响所提供信息的准确性,导致报告偏倚发生。

3. 调查者偏倚（interviewer bias）　调查者在收集、记录和解释来自研究对象的信息时所发生的偏倚称为调查者偏倚。在病例对照研究中,由于研究者了解对象的病情,因此易受主观因素的影响,有倾向性地引导研究对象对某些危险因素的暴露史做出应答,而在队列研究和干预试验中,由于研究者了解对象的暴露情况,并且致力于验证某些因素与疾病有关的假设,更容易在暴露组中诊断和发现所研究的疾病。调查者偏倚受主观因素的影响较大,其发生可以是自觉的,也可以是不自觉的。由于研究者渴望建立并验证某些因素与疾病的关联,而在研究过程中尽其所能地去主动发现和诱导对象提供所需要的信息,最终影响了各比较组中对暴露或疾病状况的认定。

4. 测量偏倚（measuring bias）　由于研究中所使用的仪器、试剂、方法和条件的不精良、不标准、不统一或研究指标设定不合理、数据记录不完整等,造成研究结果系统地偏离其真实值的现象称为测量偏倚,可发生在各种流行病学研究的设计、实施和资料处理过程中。比如同一调查研究中的不同调查地点所使用的仪器型号或使用年限不同,或精确度差异较大,各调查点对同一研究指标采用不同的实验室检测方法,或尽管使用同一检测方法,但其检测试剂的供货商、品牌或批号不同等。

（二）信息偏倚的控制

控制信息偏倚就是要在研究的不同阶段控制和消除影响信息准确性的各种因素。在研究设计中对暴露因素必须有严格、客观的定义,并力求指标量化且有统一、明确的诊断标准。资料收集阶段应对调查员进行统一培训,对同一问题可从不同方面以不同形式重复询问,检验其应答的可信度。在临床试验中可采用盲法,消除研究人员的主观因素对信息收集准确性的影响。研究中所使用的各种测量仪器、试剂和方法都应标准化。应使用同一型号的仪器并定期校验,试剂采用同一品牌、同一来源并由专人测定。

三、混杂偏倚

在流行病学研究中,由于一个或多个外来因素（又称第三因子）的存在,掩盖或夸大了研究因素与疾病（或事件）的联系,从而部分或全部地歪曲了两者之间的真实联系,称为混杂偏倚（confounding bias）或混杂（confounding）。混杂偏倚的产生是由于在研究中未排除或调整可

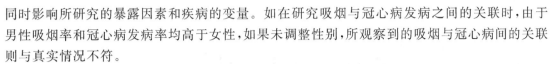

同时影响所研究的暴露因素和疾病的变量。如在研究吸烟与冠心病发病之间的关联时,由于男性吸烟率和冠心病发病率均高于女性,如果未调整性别,所观察到的吸烟与冠心病间的关联则与真实情况不符。

混杂可发生在流行病学研究的各个阶段,在观察性研究(如现况研究、队列研究及病例对照研究中)尤为常见,而在临床随机对照试验中相对较少。混杂因素不可完全避免,因为观察性研究中往往无法完全获得所有混杂因素的信息,或在已获得的信息中,由于测量的工具或指标无法完全准确衡量所需要的信息,导致出现残余混杂。现实中可通过良好的设计和周密的分析来减少其对研究结果的影响,常用的方法包括采用随机分组、限制、配比、分层分析、标化和多因素分析等。在各项研究中须注意对可影响结果的重要混杂因素进行调整,或在出现残余混杂的情况下讨论其对主要研究结果的影响。

小结

偏倚是各种流行病学研究中均可能出现的问题,在同一研究中可同时出现不同类型的偏倚,而且在观察性研究中偏倚的产生概率远高于随机对照试验研究。在研究中对各种偏倚进行识别、理解并分析其对结果的影响尤为重要,有助于对研究结果的客观解读,包括全面理解研究结果的真实性和研究结论的外推性。偏倚往往无法完全避免,但可通过完善研究设计、严格执行研究方案和进行周密的统计分析尽量减少偏倚对结果的影响。

能力检测

一、单项选择题

1. 下列哪一种流行病学研究的混杂偏倚最小?( )

A. 现况研究　　　　　　B. 病例对照研究　　　　　　C. 历史性队列研究

D. 前瞻性队列研究　　　E. 流行病学实验研究

2. 下列哪一项不属于选择偏倚?( )

A. 健康工人效应　　　　B. 检出症候偏倚　　　　　　C. 伯克森偏倚

D. 回忆偏倚　　　　　　E. 奈曼偏倚

二、简答题

简述随机误差和系统误差对研究结果影响的区别。

能力检测答案

(徐　琳)

第五章 描述性研究

教学 PPT

2013 年第五次国家卫生服务调查分析报告

2013 年 8 至 9 月份,按照国家卫生和计划生育委员会工作安排,委员会统计信息中心组织实施,各省、自治区、直辖市卫生和计划生育委员会和样本县、市、区相关单位参与,开展了第五次国家卫生服务调查。调查涉及全国 31 个省(自治区、直辖市),调查方案经过国家统计局批准。本次调查根据我国社会、经济、人口等各方面的情况对调查样本进行了扩大调整,全国共覆盖 156 个县(市、区)、780 个乡镇(街道)、1560 个村(居委会),调查住户 93613 个、常住人口 273688 人。

其中高血压的调查对象为 15 岁及以上的调查人口,主要调查结果如下:15 岁及以上调查人口自报高血压患病率为 14.2%,城市为 16.2%,农村为 12.2%,不论城市还是农村,东部地区自报高血压患病率较高,西部较低。比较 2003 年、2008 年和 2013 年三次国家卫生服务调查结果,15 岁及以上调查人口自报高血压患病率迅速增加,10 年间上升了 330.3%。15 岁及以上调查人口中,男性自报高血压患病率为 13.6%,女性为 14.9%。从年龄分布来看,65 岁及以上年龄组的自报高血压患病率最高,为 37.0%;15～34 岁年龄组的患病率最低,为 0.3%。与 2003 年和 2008 年调查相比,男性和女性、各年龄组的自报高血压患病率近 10 年均有显著的上升。

国家卫生计生委统计信息中心/编著

描述性研究(descriptive study)是指利用已有的资料或特殊调查的资料,包括实验室检查结果,描述疾病或健康状况"三间"分布的特征,进而提出病因假设和线索。描述性研究是揭示暴露和疾病因果关系的探索过程中最基础的步骤,任何因果关系的确定均始于描述性研究,它既是流行病学研究的起点,也是其他流行病学研究方法的基础。描述性研究常用的方法包括现况调查和生态学研究等。资料可以来源于已有的常规登记资料,临床记录和疾病监测记录等,也可以通过普查或抽样调查获得。

第一节 概　　述

一、概念

描述性研究主要描述有关疾病或健康状况在不同地区、不同时间、不同人群的分布情况,通过比较疾病或健康状况的分布差异,以确定高危人群,形成病因假设,为探讨疾病病因及防制措施的制订提供线索。

二、特点

描述性研究不同于分析性研究和实验性研究。描述性研究设计时一般不需要设立对照组,也无研究假设;分析性研究和实验性研究一般都设有对照组和研究假设,前者是描述疾病或健康状况在人群中的数量和分布,不能分析暴露与效应之间的因果关系,而后者是对不同的人群疾病发病情况进行比较以确定某因素与疾病的联系。描述性研究收集的资料相对广泛、简单,而分析性研究收集的资料往往较为细致、针对性强。描述性研究对于了解疾病及某些特征的流行状况、变化规律以及提出病因假设有重要的作用。

三、应用

1. 描述疾病或健康状况的"三间"分布及发生发展规律 描述疾病或健康状况的"三间"分布情况,是描述性研究最常见的用途。例如,若要掌握某市居民高血压的患病情况,则从该市中随机抽取足够数量的研究对象,逐一进行调查和检测,同时收集有关的研究因素,如性别、年龄、职业、高血压家族史等,即可对该市高血压的"三间"分布情况进行描述,发现分布差异,进而为下一步的病因学研究奠定基础。

2. 提出病因学假设 描述性研究可为病因未明疾病提供病因线索。通过描述疾病频率在不同暴露因素状态下的差异,进行逻辑推理,提出病因学假设。

第二节 现 况 调 查

一、概述

(一)概念

现况调查是指按照事先设计的要求,在某一特定人群中,应用普查或抽样调查等方法收集特定时间内某种疾病或健康状况及有关变量的资料,以描述该疾病或健康状况的分布及与疾病分布有关的因素。从时间上说,现况调查是在特定时间内进行的,即在某一时点或在短时间内完成,犹如时间维度的一个断面,故又称之为横断面研究(cross-sectional study)。由于现况调查主要使用患病率指标,所以又称为患病率研究(prevalence study)或现患研究。又由于所收集的有关因素与疾病或健康状况之间关系的资料是调查当时所获得的,故称之为现况调查。

现况调查并非只对现象做静态分析,也可以通过对多个断面的现况调查即纵向研究做动态分析,了解疾病或健康状况的地区分布和人群分布等在多次调查期间的变化趋势,发现疾病或健康状况的发生规律,并有可能对将来的变化趋势做出预测。

(二)特点

1. 现况研究在时序上属于横断面研究,一般不设立对照组 现况研究在设计实施阶段,往往根据研究目的确定研究对象,然后查明该研究对象中每一个个体在某一时点上的暴露和疾病状态,最后在资料分析阶段,根据暴露的状态或是否患病进行比较,或者探讨这一时点上不同变量之间的关系。

2. 不能得出有关因果关系的结论 由于所调查的疾病或健康状况与某些特征或因素是同时存在的,即在调查时因与果并存,不能确定疾病或健康状况与某些特征或因素的时间顺序,故在现况调查中常进行相关性分析,只能为病因研究提供线索。

3. 一般不用于病程比较短的疾病 因为现况调查是在短时间内完成的,如果所调查疾病的病程过短,在调查期间有许多人可能已经痊愈或死亡,这样的研究纳入的对象往往是存活期长的病人,这种情况下,经研究发现与疾病有统计学关联的因素可能是影响存活的因素,而不是影响发病的因素。

（三）目的

1. 描述特定时间疾病或健康状况的"三间"分布　通过现况调查可以了解某一时刻某地区某人群中某一疾病的存在情况和分布特征。例如，通过我国 1979—1980 年进行的高血压全国抽样调查，可以了解我国高血压的总患病率，以及高血压在各地区、年龄、性别中的分布情况。

2. 发现病因线索　描述某些因素或特征与疾病或健康状况的联系以便形成病因假设，为流行病学研究提供线索。例如，在对肝硬化的现况调查中发现肝硬化人群中饮酒的比例明显高于非肝硬化人群，从而提出酗酒可能与肝硬化有关的病因假设。

3. 适用于疾病的二级预防　利用普查或筛检等手段，可实现"早发现，早诊断，早治疗"的目的。例如，北京市肿瘤研究所于 1986—1990 年对北京的 106385 人次女性进行了乳腺癌的普查，检出乳腺癌 87 例，后来在全国各地相继开展了乳腺癌的普查，发现了大量的早期病人，并及时进行了早期治疗，减少了疾病的负担。

4. 评价疾病的防制效果　描述性研究可以考核防制措施的效果。如定期在某一人群中进行横断面研究，收集有关暴露与疾病的资料，通过这种动态调查所获得的结果，可评价某些疾病防制措施的效果。例如，对某地区儿童进行乙肝疫苗接种前后的乙肝患病率调查，通过比较可以评价接种效果。

5. 用于疾病监测　在某一特定的人群中利用描述性研究方法长期进行疾病监测，可以对所监测疾病的分布规律和长期变化趋势有深刻的认识和了解。

6. 为研究和决策提供基础性资料　描述性研究可用于衡量一个国家或地区的卫生水平和健康状况、用于卫生服务需求的研究、用于社区卫生规划的制订与评估、用于有关卫生或检验标准的制定以及为卫生行政部门的科学决策提供依据等。例如，通过儿童发育营养水平的调查，有助于当地卫生部门开展儿童保健工作。

二、现况调查的种类

根据研究目的的不同，现况调查分为普查和抽样调查。

（一）普查

1. 普查（census）的概念　普查是指在特定时间内对特定范围内人群中的每一位成员所进行的调查。特定时间不宜太长，可以是某一时点，一般为 1～2 天或 1～2 周，大规模调查可为 1 个月左右；特定范围内人群是指某个地区或有某种特征的人群。

2. 普查的目的　主要是为了早期发现、早期诊断和及时治疗病人，掌握疾病的流行病学规律，为开展疾病防制提供依据。

3. 普查的优、缺点　优点：①确定调查对象比较容易；②能发现全部病例，及时进行治疗；③能全面描述疾病的分布与特征；④能普及医学保健知识。缺点：①调查工作量大，耗费时间、人力、物力和财力，成本高；②不适用于患病率低或无简易诊断手段的疾病；③由于工作量大，参与人员多，调查质量不易控制。

（二）抽样调查

1. 抽样调查（sampling survey）的概念　抽样调查是指从所确定的总体中随机抽取部分观察单位（即样本）进行调查，以推断总体特征的一种调查方法。抽样时必须遵循随机抽样的原则，即保证总体中的每一个个体被抽取的机会均等，以保证样本具有代表性，使调查结果能客观地反映总体的真实情况。

2. 抽样调查的方法　常用的抽样调查方法主要有单纯随机抽样、系统抽样、分层抽样和整群抽样。在一次调查研究中，根据需要可综合运用这几种方法。

（1）单纯随机抽样（simple random sampling）：最基本的抽样方法，也是其他抽样方法的基础。先将全部的观察单位统一编号，再用随机数字表或抽签等方法抽取样本，此法适用于数目不大的总体。例如，要从一个包含50人的班级中随机抽取10人，就可先将这50人从1开始编号直至50号，再用随机数字表或抽签等方法确定10个号，相对应的人就进入样本。

（2）系统抽样（systematic sampling）：先将全部的观察单位按与研究无关的某一特征统一编号，再按一定的间隔抽取样本。例如，总体中有500个观察单位，决定抽取一个含量为50的样本，其比例应为每10个中抽取1个，可将总体中的500个观察单位编好号（从1到500号），接着从1至10号中随机抽取1个号作为起点，以后每隔10个抽取1个。本法简便易行，是常用的一种抽样方法。

（3）分层抽样（stratified sampling）：先将全部的观察单位按与研究有关的某一特征分为若干层，然后分别从每一层随机抽取一定比例的观察单位，组成样本。例如，可以依据实际情况先把总体按照年龄分层，再按一定比例在不同的年龄层中分别随机抽取观察单位构成样本。分层抽样可以减少由各层特征不同而引起的误差，并可进行层间比较。

（4）整群抽样（cluster sampling）：先从总体中随机抽取若干个群，再对群内所有观察单位进行调查。例如，要调查20所小学（每校有学生1000人）中约20000名小学生某疾病的现患率，拟抽查五分之一的学生，这时可先将这20所小学编号（从1到20号），从中随机抽取4个号，对被抽取的4所小学中的所有学生均进行调查。该法方便易行，适用于总体内群体间变异程度不大的大规模调查。

（5）多级抽样（multistage sampling）：在大型流行病学调查中，常同时将上面几种抽样方法结合起来使用，把抽样过程分为不同阶段，每个阶段的抽样可以采用单纯随机抽样、系统抽样或其他抽样方法，称之为多级抽样。

3. 样本含量的估计 任何一项抽样调查都必须考虑到样本含量大小的问题，样本不宜过大，也不宜过小。样本过大，耗费时间、人力、物力和财力，质量也不易控制；样本过小，抽样误差大，代表性差，不易得出有统计学差别的结论。

样本含量大小主要取决于以下因素：①预期患病率，患病率高，需要样本含量较小；反之，需要样本含量较大。②观察单位的变异程度，变异程度大，需要样本含量大；反之，需要样本含量小。③对调查结果精确度的要求，精确度要求高即容许误差小，样本含量要大；反之，样本含量可小。样本含量的具体计算方法参见有关流行病学书籍。

4. 抽样调查的优、缺点 优点：①节省时间、人力、物力和财力，成本低；②调查工作量小，工作易做得细致，质量有保证。缺点：①调查的设计、实施与资料分析比较复杂；②不适用于变异程度过大的资料；③不适用于发病率低的疾病，因发病率低时，小样本不能提供足够的信息，若样本过大，不如直接普查更有意义。

三、调查方法

现况调查成功的关键是资料的可靠性，因此在其实施过程中必须有科学的调查方法。现况调查常用的方法有面访、信访、电话访问、自填式问卷调查、体格检查和实验室检查等。近年来，随着网络的普及还出现了网上调查等新的调查方法。

（一）面访

面访也叫访问调查法、访谈法，是一种最古老、最普遍采用的资料收集方法。访问调查一般都是访问者向被访问者做面对面的直接调查，通过口头交流的方式获取信息，是双方互动的过程。访问调查的特点：整个访谈过程是访问者与被访问者互相影响、互相作用的过程，调查者既可以创造和谐的调查气氛，又可以获得较高的应答率。但面访花费的人力、物力、财力较

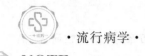
大,也比较费时。

（二）信访

信访是通过邮局传递、派人送发等方式将调查问卷交到被调查者手中,由被调查者自行填写,然后返回调查者。信访的优点是节约人力、物力和财力,但其应答率不如面访高。进入21世纪以来,互联网对调查研究业产生了巨大的影响。有学者预言,互联网调查将很快取代传统的数据收集方法。网络调查的优势在于它可以通过极低的成本获得较大样本的被调查者数据,网络覆盖率是影响网络调查结果外推的主要因素。另外,网络调查还受到上网者填答意愿的限制,目标人群可能视而不见,也可能根据其内容、主题、娱乐性或者调查的其他特性而做出参与调查的决定,而且调查数据的质量也难以保证。

（三）电话访问

电话访问是通过电话询问调查内容来获得研究所需信息的一种方法。它既有面访灵活性的优点,又有信访省力、省时的优点,缺点是在电话普及率较低的不发达地区和农村地区,有时无法实施。

（四）自填式问卷调查

自填式问卷调查是按照统一设计的问卷进行调查,由调查者向调查对象集中发放问卷,而由调查对象或知情人填答问卷。其优点是调查者可以对问卷进行必要的讲解、调查集中、实施方便、省时、省力。缺点是这种调查要求调查对象相对集中在某地,有一定的文化程度,否则不易实施。

（五）体格检查和实验室检查

现况调查中往往涉及一些需要经过一定设备进行测量的变量,如身高、体重、血压、血脂、血红蛋白等,这时就需要做相应的体格检查或实验室检查。该法常常与上面的方法结合进行。

（六）敏感问题调查方法

所谓敏感问题(sensitive problem)是指涉及个人(或单位)的隐私或利益的问题,以及大多数人认为不便在公开场合表态或陈述的问题,在某些情况下,还包括一些违法或犯罪的行为。敏感问题在现况调查中经常会遇到,如人工流产史、婚外性行为、不洁性行为、吸毒、手淫、学生吸烟情况、学生早恋、精神疾病等。敏感问题按其答案的特征可分为两大类,即属性特征敏感问题和数量特征敏感问题。

属性特征敏感问题也称分类特征敏感问题,它被用于了解被调查者是否具有敏感问题的特征,并估计具有敏感问题特征的人在总体中所占的比重,故也可以称为敏感性比例问题。如"是否有吸毒行为?""是否有婚外性行为?"等,都是属性特征的敏感问题。这些敏感问题根据其所提供答案的数目又可进一步分为两分类敏感问题和多分类敏感问题,前者是指能把调查人群分为相互排斥、互相独立的两类,答案为2选1,非此即彼,例如:"你是否曾经吸毒?①是;②否"。这就属于两分类属性特征的敏感问题。而多分类敏感问题则把调查人群分为相互排斥、互相独立的多类,答案为多选,例如:"您的子女对您孝顺吗?①很孝顺;②孝顺;③一般;④不孝顺"。这就是一个多分类敏感问题。

数量特征敏感问题是指被调查者具有敏感问题数额大小的特征,一般是估计敏感问题数值的均数,故也可称为敏感性均值问题。如"你有几个婚外性伴侣?""你一个月吸毒量是多少?""你每月的工资外收入有多少?"等,这些都是数量特征的敏感问题。

对敏感问题进行调查时,必须采取特殊的、科学可行的方法来提高应答率,降低或消除不真实回答率,以使调查结果真实可靠。随机应答技术(randomized response technique,RRT)是敏感问题调查中常用的方法之一。RRT是指在调查过程中使用特定的随机化装置,使被调查者以一个预定的基础概率 P 从两个或两个以上的问题中选择一个问题进行回答,除被调查者本人以外的所有人(包括调查者)均不知道被调查者的回答是针对哪一个问题,以便保护被调查者的隐私,最后根据概率论的知识计算出敏感问题特征在人群中的真实分布情况的一种调查方法。例如,在调查学生吸烟情况时,设计外形、大小、颜色等完全一样的卡片 N 张,其中 N_1 张卡片上印有:"你是否有过吸烟行为?",在剩下的 $N-N_1$ 张卡片上印有:"你是否喜欢看 NBA 的篮球比赛?"。然后把所有卡片放到一个黑色的布袋中混匀,调查时,由每一个被调查者从袋中任意抽一张卡片,根据卡片上的问题做回答,回答完毕后将卡片放回布袋,这样被调查者回答的是哪一个问题,只有他本人知道,调查者无权过问,从而保护了被调查者的隐私,易于得到被调查者的真实回答。

四、设计与实施

在现况调查中所遇到的问题可能是复杂多样的,所以现况调查的实施要遵循科学的研究程序,对调查中的每个环节都要进行周密的设计和推敲,只有遵循科学研究共同的规范、程序,调查结果才能经得起检验。而且只有在按照相同程序的前提下,调查的结果才有可能相互比较,共同的程序提供了比较的准绳。图 5-1 反映了现况调查的实施步骤。

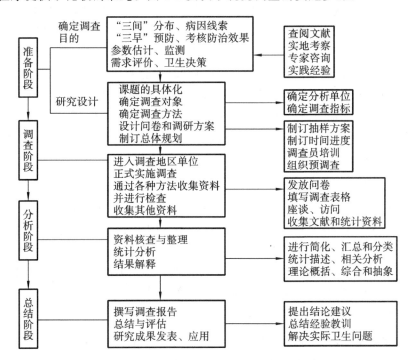

图 5-1 现况调查的实施步骤

(一)明确调查目的

确定调查目的是现况调查的第一步。根据研究所提出的问题,明确该次调查所要达到的目的,如是要描述某种疾病或健康状况的"三间"分布还是要寻找危险因素的线索,发现高危人群;是要对疾病干预做需求分析还是要进行疾病的"三早"(早发现、早诊断、早治疗)预防;或者是为了评价疾病防制措施的效果。然后根据研究目的确定是采用普查还是抽样调查。研究目的是整个现况调查的出发点,对现况调查的各个步骤都有决定性的影响。

确定调查目的需要做许多准备工作,只有充分掌握背景资料,了解该问题现有的知识水平、国内外研究进展情况,才能阐明该研究的科学性、创新性和可行性,才能估计其社会效益和经济效益。

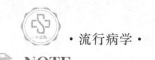
（二）确定调查对象

选择调查对象首先要考虑研究目的。如果为了进行疾病的"三早"预防,则可选择高危人群;如果为了研究某些相关因素与疾病的关联,则要选择暴露人群或职业人群;如果是为了获得疾病的"三间"分布资料或确定某些生理生化指标的参考值,则要选择能代表总体的人群;如果为了评价疾病防制措施的效果,则要选择已实施了该预防或治疗措施的人群。

例如:比较某市不同区的精神疾病患病率,则可从不同区进行抽样。如果对某职业暴露有兴趣,可选择有暴露的工厂的工人与无暴露的工厂的工人,比较其患病率;或选择同一工厂中有暴露的工人与无暴露或暴露水平低的工人做比较。

选择调查对象时还要结合实际考虑在目标人群中开展调查的可行性,如经费来源的多少、是否便于调查等。

（三）确定调查类型和方法

调查类型的确定也应以调查目的为依据。比如说,如果是为了进行疾病的"三早"预防,则可以选择普查;如果是为了了解某种疾病的患病率,则采用抽样调查。同时,还要考虑现有的人力、物力和财力,权衡利弊后再做决定。

研究方法的确定也应从研究目的出发,结合所收集资料的特殊性,并考虑调查对象的特点和适应性进行选择。如果调查的对象集中且文化水平较高,则选用自填式问卷调查,效果较好,并能节省人力、物力和时间;如果所调查的人群电话普及率高,则可以考虑电话访问;如果调查对象极其分散,则信访调查可能比较合适;如果调查的要求较高,所调查的内容需经被调查者当面核实,或者调查内容中有现场观察的部分,则选择面访更合适。

在现况调查中,对于需要进行体格检查或实验室检查方可获得的变量,应注意尽量采用简单易行的技术和灵敏度、特异度高的检验方法,这一点在患病率低的疾病的现况调查中尤为重要。如果特异度过低,则会出现大量假阳性者。

（四）估计样本含量

如果采用抽样调查,为了保证样本的代表性,除了需要随机抽样外,还需要有足够的样本量,样本量太大或太小都不适宜。决定现况调查样本量的因素主要是:①总体的疾病患病率,患病率越小,所需的样本量越大;反之则较小。②对调查结果精确性高低的要求:精确性要求越高,即允许误差越小,所需样本量就越大;反之亦然。③检验水准 α:α 越小,样本量越大,α通常为 0.05 或 0.01。样本量的计算方法请查阅相关统计书籍。

（五）确定研究变量和设计调查表

1. 确定研究变量 现况调查的目的确定后,在实施过程中需要将待研究的问题进一步具体化,即转化成一系列可测量的研究变量。现况调查的研究变量可分为人口学资料（包括姓名、年龄、性别、职业、文化程度、民族、住址）,疾病指标（包括死亡、发病、现患、伤残、生活质量、疾病负担等）,以及相关因素（主要是指某些可能与研究疾病相关的特征,如吸烟、饮酒、经济收入、饮食习惯、家族史等）。对研究的任何一个因素或变量,都应有明确的定义。因为不同的人对同一问题（因素）的含义会有不同理解,如关于年龄的定义,有人理解为"虚岁",有人理解为"实足岁",因此,常常以出生日期为标准。另外,何为"吸烟"、何为"饮酒"等诸如此类的问题也应有一个明确的规定,即根据研究目的和这些因素的作用来确定一个执行定义。对调查项目的定义可用黑体字等方式印在调查表上,也可编制一份"调查表项目说明"备用。

对调查项目还应选择合适的测量尺度,尺度的设定应适合于研究目的,既要实际可行又能提供较丰富的信息。如规定经济收入的测量尺度,"您的月收入是:1000 元以下、1000～2000元、2000～3000 元、3000～4000 元、4000～5000 元和 5000 元及以上"。尺度的划分要宽窄合

NOTE

适,并能包括所有可能出现的情况,如设"不记得""其他"等栏目。

2. 设计调查表 研究变量是通过调查表来具体体现的。调查表又称问卷(questionnaire),是流行病学研究获得原始资料的主要工具之一。通过调查表收集到的信息质量可直接影响整个调查研究工作的质量。因此,拟定出质量优秀的调查表是保证流行病学调查结果真实可靠的基本条件。

1) 问卷编制的步骤 设计问卷一般按以下步骤进行。首先,将根据研究目的确定的调查内容归纳为一系列的变量,再将每个变量设置成各个指标,然后将各个指标根据调查对象不同而使用相应的语言,草拟出调查表上的项目,即问题和答案,形成调查表初稿,之后通过预调查和修改,对调查项目进行筛选,最后对调查表做出信度和效度评价。

(1) 准备阶段:在准备阶段,需确定调查的主题范围和调查项目,将问卷涉及的内容列出提纲并分析这些内容的主次和必要性。在此阶段应充分征求各类相关专业人员的意见,使问卷内容尽可能地完备和切合实际需要。

(2) 问卷的初步设计:在这一阶段,主要是确定问卷结构,拟定编排问题。问卷一般包括题目、调查与填表说明、问卷主体内容和核查项目四个部分。

首先可根据研究目的写出说明信,在说明信里交代调查的主办单位或个人的身份、研究的目的和意义、匿名保证及致谢等。此外,有的问卷通常还把填答问卷的方法、要求、回收问卷的方式和时间等具体事项写进说明信中。说明信的文笔要简明、亲切、谦虚、诚恳。

之后开始初步设计主体部分。根据要调查的内容,按照问卷设计的基本原则列出相应的问题,并考虑问题的提问方式,再对问题进行筛选和编排。问题在形式上可分为开放形式和封闭形式两大类;在内容上又可分为有关事实的、有关态度的和有关个人背景资料的三大类。

所谓开放式问题,就是不为回答者提供具体的答案,而是由回答者自由回答的问题。如"你喜欢哪一类的书籍?""你对学校实行学分制是如何认识的?"等。开放式问题的优点是它能使回答者充分按照自己的方式和自己的想法回答问题,不受什么限制,所得到的资料往往比封闭形式问题所得到的资料要更加丰富和生动。缺点是:①它要求回答者要有较高的知识水平和文字表达能力,这就大大限制了调查的范围和对象;②它要求回答者花费较多的时间和精力;③所获得的资料难以处理和进行定量分析。

所谓封闭式问题,就是在提出问题的同时,还给出若干个可能的答案,供回答者根据自己的实际情况从中选择一个作为回答。封闭式问题的缺点:①由于封闭式问题已为回答者提供了可供选择的答案,所以实际上也就限制了回答者回答的范围和回答的方式,因此,封闭式问题所得到的资料往往失去了开放式问题所得到的资料中所表现出来的那种自发性和表现力。②回答者在回答中的错误难以发现。由于在封闭式问题中,回答者所做的事件只是在某个答案上打一记号,如画圈、打钩等,因此那些由于笔误打错的或由于心理压力而故意错打的,甚至由于不明题意乱打记号的往往难以发觉,从而影响到调查结果的准确性和真实性。优点:①回答者填写问卷十分方便,对文字表达能力也无特殊的要求,因此回答者完成问卷十分容易,所需的时间和精力也较少;②封闭式问题所得的资料十分集中,而且特别便于进行统计处理和定量分析。对于每个问题,要注意考虑是否必要,答案是否全面与合理。有时,需要针对某些较特殊的问题做出特定指示,如"可选多个答案""请按重要程度排列""若不是,请跳过8~12题,直接从13题开始答起"等。总之,问卷中每个有可能使回答者不清楚、不明白、难以理解的地方,一切有可能成为回答者填答问卷障碍的地方,都需要给予某种指导。

编码和其他资料:所谓编码就是赋予每一个问题及其答案一个数字作为它的代码,便于计算机处理,常在每项数据后留出编码所用的方框,以便于编码输入。除了编码以外,有些问卷还需要在封面上填写访问员姓名、问卷发放及回收日期、审核员姓名、被调查者居住地等相关信息。

最后是调查表的质量控制项目,如调查员姓名、调查日期等内容。

(3)试用及修改:初步设计出来的问卷需在小范围内多次试用和修改,即事先对问卷是否合理、问题是否明确、选择答案是否合适、有无遗漏,问题的顺序是否符合逻辑,回答时间是否合适等进行评估。之后,针对问卷存在的问题,对问卷进行不断的修改和完善。

(4)信度、效度评价:为了提高调查问卷的质量,进而提高整个研究的价值,问卷的信度和效度分析是研究过程中必不可少的重要环节。信度和效度分析的方法包括逻辑分析法和统计分析法,信度的统计分析标准有重测信度、分半信度和内部一致性信度;效度的统计分析标准有内容效度、结构效度和标准关联效度。具体内容请参阅相关书籍。

(5)印制问卷:将定稿的问卷交于印刷部门印制,将问卷制成正式问卷。

2)问卷设计的注意事项

(1)问题设计的基本要求:①问题应具体、明确,不能是抽象、笼统的问题。②避免复合性或双重含义问题,比如"您吸烟喝酒吗?""您父母吸烟吗?"这些问题中其实包含了两个或两个以上的问题,使应答者难以回答。③问题必须适合被调查者的特点、回答的能力,尽量做到通俗易懂,避免应用专业术语或冷僻的词汇。例如:"您是否感到心悸?",有一些人不知心悸为何物,故无法做出正确的回答。④避免带有倾向性和诱导性的问题。⑤不要直接提出敏感性或具有威胁性的问题,要考虑回答者如实回答的可能性。⑥问题的用词要准确,不要使用模棱两可、含混不清或容易产生歧义的词或概念。⑦必须围绕调查课题和研究假设选择最必要的问题,通俗地讲就是"有用的问题一个不漏,无关的问题一个不多"。⑧问题要尽量简短。

(2)问题的数目和结构:问题数目的多少,决定着整个问卷的长短。一份问卷究竟应该包含多少个问题合适,主要依据研究的内容,样本的性质,分析的方法,拥有的人力、财力等多种因素而定,没有统一的标准。但总的来说,问卷不宜太长,问题也不宜太多,一般以回答者能在30分钟内完成为宜。问题太长,容易引起回答者的厌烦情绪,从而影响填答的质量和回收率。

问题的结构即问题的排列组合方式。一般来说,问题的排列要便于被调查者顺利回答问题,便于调查后资料的整理和分析。注意事项如下:①按问题的性质或类别排列,即把同类性质的问题安排在一起,而不要让同类别的问题互相混杂。②按问题的复杂程度或困难程度排列。如先易后难,由浅入深;先事实、行为问题,后观念、情感问题;先一般性质问题,后特殊性质问题等。③按问题的时间顺序排列。④封闭式问题在前,开放式问题放在问卷的结尾部分。⑤按一定的逻辑顺序排列问题。⑥被调查者熟悉、简单易懂的问题放在前,比较生疏、较难回答的问题放在后面。⑦能引起调查者兴趣的问题放在前,把容易使调查者紧张和顾虑的问题放在后面。

(3)问题的形式

①填空式:这种形式常用于较简单的问题。如你家有_____口人,你有_____个孩子等。

②是否式:这种问题的答案只有肯定与否定两种,回答者根据自己的情况选择其中之一。例如:你是待业青年吗? 是□;否□。

③多项式:即给出的答案至少在两个以上,由回答者选择其中之一或二回答。这是问卷调查中采用最多的一种形式。例如:您的婚姻状况(请在合适的答案号码上画圈):A. 未婚;B. 已婚;C. 离婚;D. 丧偶;E. 其他。

④当询问若干个具有相同答案形式的问题时,可以将其设计成矩阵形式。这种形式的优点是节省空间,使问卷显得紧凑。同时,由于同类问题集中在一起,回答方式也相同,因而也节省了回答者阅读和填答的时间。例如:您认为下列环境问题在您居住的城市里严重程度如何(在每一行适当的方框内打上√)。

	很严重	比较严重	不太严重	不严重	不知道
噪声	☐	☐	☐	☐	☐
烟尘	☐	☐	☐	☐	☐
污水	☐	☐	☐	☐	☐
垃圾	☐	☐	☐	☐	☐
有害气体	☐	☐	☐	☐	☐
塑料废品	☐	☐	☐	☐	☐

⑤表格式：这种形式与矩阵式十分相似，即将上述例子变成表格形式（表5-1）如下。

表5-1　居住地环境问题的严重程度

环境问题种类	很严重	比较严重	不太严重	不严重	不知道
噪声					
烟尘					
污水					
垃圾					
有害气体					
塑料废品					

表格形式的问题除了具有矩阵式的特点外，还显得更为整齐、醒目。不过，两者虽然简明、集中，但都容易使人产生呆板、单调的感觉，故不宜过多使用。

⑥后续性回答或相倚性问题：这类问题是为了防止出现一个问题仅与少部分回答者有关，而大部分都回答"不知道"或"不适合于本人"的情况而设计的。前面的那个问题称为过滤问题或筛选问题。回答者是否应该回答后面的相倚性问题，要视其对前面的过滤问题或筛选问题的回答而定。这种问题的格式要注意：一是它要用方框与过滤问题隔开；二是要用箭头将相倚问题方框与过滤问题中的适当答案连在一起，以表明回答这一答案的那部分回答者要继续回答方框中的问题，回答其他答案的人则不用回答方框中的问题，而只需继续往下填答。

例：您有孩子吗？

⑦半封闭半开放问卷形式。

封闭式问题有许多优点，它的答案是已经设计好的、标准化的，这不仅有利于被调查者正确理解问题和回答问题，节约回答问题的时间，提高问卷的回复率和有效率，而且有利于对回答的结果进行编码、统计分析和定量研究。其缺点首先是设计较困难，尤其是一些比较复杂、回答类型较多或不太清楚的问题，很难把答案设计周全。如答案设计有缺陷，就会影响到被调查者对问题的正确理解和回答。其次是封闭式问题回答问题的方式较机械，没有弹性，难以适应比较复杂的情况，也难以发挥被调查者的主观能动性。最后是它的填写较容易，被调查者对一些不懂或不清楚，甚至根本不了解的问题可能会任意填写，从而降低回答的真实性和可靠性。

为了克服封闭式问题的缺陷，吸取开放式问卷的优点，于是出现了半封闭半开放问卷形式。

例：您认为人工流产对人体有害吗？（请在适当的框内打上√）

①有害☐；②无害☐；③说不清☐

如您认为有害，请举例说明。

（4）答案的设计：答案是封闭式问题中非常重要的部分。如何列举答案，关系到回答者是否能够回答,是否容易回答,还关系到问卷资料价值的大小。因此,设计答案时应注意以下几个方面的问题:①答案的设计应符合实际情况,要根据研究的需要来确定变量的测量层次。②首先要保证答案的穷尽性和互斥性。所谓穷尽性是答案包括了所有可能的情况,不能有遗漏;所谓的互斥性,是指答案相互之间不能相互重叠或相互包含。③答案只能按一个标准分类。④程度式答案应按一定的顺序排列,前后须对称,注意等级答案的明确性。⑤当答案太多时,除了选择几个主要的答案列出外,然后加上"其他",以便回答时能将其他未列出的答案归于其中。

　　一般地说,一个完善的调查表并不是一次就可以拟定的。如有可能,最好做几次包括设计人员参加的预调查,经试用和修改方可日臻完善。示例见表5-2。

表 5-2　糖尿病流行病学调查表

编号:　　　　　　　　　　　　　　　　　　　　　　　　　　　　□□□□

A. 一般情况	
1. 姓名　　　　　2.性别　　男=1 女=2	□
3. 年龄(岁)	□□□
4. 文化程度　　　　小学=1　　初中=2　　高中　中专=3　　大学　大专=4	□
B. 糖尿病史	
1. 您是否被医生诊断患有糖尿病?　　　　　　　是=1　否=0	□
2. 如否,请直接询问 C 项;如是,第一次诊断至今已有多少年?	□
3. 诊断医院　　　　省级=1　地区级=2　县级=3	□
4. 目前治疗措施	□
控制膳食=1 运动=2　服降糖药=3　胰岛素=4　中药=5	
C. 糖尿病家族史　　　　　　有=1　无=2　不详=3	
1. 父亲　　　　□2. 母亲　　　　□3. 子女　　　　□4. 兄弟姐妹	□
5. 祖父母　　　□6. 外祖父母　　　□7. 其他亲属(请说明)	□
D. 吸烟情况	
1. 您是否吸烟?　　　　　　　是=1　否=0	□
2. 如否,直接询问 E 项,如是,开始吸烟年龄?	□□
3. 您通常每天的吸烟量(支)?	□□
E. 体力活动	
1. 您是否喜欢运动?　　　　不喜欢=1　一般=2　喜欢=3	□
2. 职业性体力活动	□
不太活动=1　轻度活动=2　中度活动=3　重度活动=4　极重度活动=5	
F. 饮食习惯	
1. 您是否喜欢吃肥肉?　　　　不喜欢=1　一般=2　喜欢=3	□
2. 您通常每天吃蔬菜量(两)?	□□
3. 您的口味?　　　　淡=1　一般=2　咸=3	□
G. 体格检查	
1. 身高　　　□□□.□cm　　　　2. 体重　　　□□□.□kg	
3. 腰围　　　□□□.□cm　　　　4. 臀围　　　□□□.□cm	

续表

5. 血压	□□□mmHg		
H.血糖检查			
1. 空腹血糖	□□□mg/dL	2. OGTT 血糖	□□□mg/dL
调查员签名			

五、资料的收集

1. 掌握有关的背景资料 现况调查最基本的内容是调查被研究对象有无某种疾病或特征,并尽可能分级或定量。此外还须收集一些其他的数据,以便说明分布状况和控制混杂因子的作用。分析性的现况调查以研究病因为目的,所以还须调查对某些可疑危险因子的暴露情况。收集有关资料应包括下列几方面。①个人的基本情况:年龄(出生日期)、性别、文化程度、婚姻状况、家庭人数及组成、家庭经济状况等。②职业情况:具体工作性质、职务、从事该工作年限。③生活习惯及保健情况:饮食情况、吸烟历史及量、饮酒历史及量、个人对自我保健重视及开展情况、医疗保健条件、身体锻炼情况。④妇女月经史及生育情况:调查某些疾病常须收集月经史、生育史、使用避孕药及激素的情况。⑤环境、气象资料:有时须收集生活环境和工作环境的某些数据,最好用数量指标表示。⑥人口资料:由于需要计算各种率,故应收集抽样总体的人口数、分组人口数等。

2. 疾病测量 在人群中进行现况调查时,应尽量采用简单、易行的技术和灵敏度高的方法。同时需注意检验结果中的假阳性,特别是对患病率较低的疾病进行现况调查时尤为重要。例如,用甲胎蛋白(AFP)方法检测肝癌,该方法的灵敏度与特异度均为99%,其假阳性率为1%。假定调查人群肝癌患病率为5/10万,也即调查10万人有5名病人,而同时在其余99995名中检出假阳性病人999.95人,即1000人。这时,如不能鉴别5例病人和1000例假阳性病人,就会误认为患病率为1000/10万或1%。由此可见,一些检测手段在临床上诊断疾病的准确性极高,但在人群中通过现况调查研究发现病人与在医院中诊断病人是性质不同的两件事。

对疾病必须首先建立严格的诊断标准,诊断标准要利于不同地区的比较。调查表、体检或一些特殊检查常联合应用。如果可能,应测定疾病首次症状发作的时间。但有时由于疾病是逐渐发生的难以确定具体发作时点,或直到现况调查时才知道疾病存在。

对有恶化期或缓解期的疾病,重要的是询问现在没有症状或体征的人过去是否有过症状。虽然调查者或许不能据此肯定他们是否有病,但可以考虑他们可能有病或分析时将他们分开分析。

3. 暴露测量 暴露又称变量,即我们所研究的因素,研究对象所具有的特征,所发生的事件。暴露并不仅限于与研究对象有关的外界因素,同时也包括机体内部的因素如遗传因素、内分泌因素和精神因素等。暴露必须有明确的定义和测量尺度,应尽量采用定量或半定量尺度和客观的指标,如可以用调查表、记录、实验室检查、体检和其他手段来测量暴露,了解暴露于某些因素多长时间,什么时候暴露很重要。例如,调查者常想知道是否吸烟时间越长,疾病患病率越高。

4. 对调查员的要求 对调查员最基本的要求是实事求是的科学工作态度和高度的责任心。调查员要有一定的文化水平,但是并非医学水平越高的人越适于做调查工作。相反,有医学知识的人容易掺入自己的想法,调查时有时由于诱导性地提问题而产生信息上的偏倚。从这个意义上讲,非医务人员调查时可能更客观。在进行现况调查前对调查员应经过严格的培训和考核后再决定取舍。

六、资料的整理、分析及结果解释

(一)资料的整理

现况调查结束后首先应对原始资料逐项进行检查与核对,以提高原始资料的准确性、完整性,同时应填补缺漏、删去重复内容,纠正错误等,以免影响调查质量。接下来按照卫生统计有关技术规定及流行病学需要来整理原始资料,如组的划分、整理表的拟订,以便进一步分析计算。

随着计算机的普及应用,一般现况调查的资料都需应用计算机处理,因此还需要建立相应的数据库,将原始资料录入计算机,在输入计算机时尽可能用专业人员双轨录入数据,并科学应用某些软件中的数据录入核对功能(如 Epi Data 软件的核对模块)。

(二)资料分析

1. 常用的分析指标 患病率是横断面研究最基本的分析指标,在进行现况调查的资料分析时,为了便于不同地区的比较,常采用率的标准化方法(标化率)。

在现况调查中对于某些诊断时间明确的慢性病或有明显症状、短时间不会遗忘的疾病也可以计算发病率或死亡率,另外,两次重复的现况调查也可计算发病率。除患病率外,现况调查中还常用到感染率、病原携带率、抗体阳性率、某因素的流行率(如吸烟率)等指标,这些率的计算方法与患病率相似。此外还可能用到一些比、构成比等指标,如性别比、年龄构成等。在计算出上述的各种率以后,还要计算率的标准差(标准误),以估计率的抽样误差。

对于调查中获得的定量数据,如身高、体重、年龄、肺活量等,可计算出平均数、标准差等指标。

2. 分析方法

(1)描述分布:将疾病的现况调查资料按不同的人口学特征和时间、地区、某种生活习惯等方面加以整理,并计算疾病的发病率、患病率和死亡率等,以观察疾病在不同的人群、时间、地区上的分布特征,此即疾病的"三间"分布。

(2)相关分析:相关分析是描述一个变量随另一个变量的变化而发生线性变化的关系,相关分析适用于双变量正态分布资料或等级资料,如体重与肺活量之间的相关分析。

(3)单因素对比分析:对于二分类变量(如是否患高血压、是否吸烟)的资料,可以分析对比患病组与未患病组之间某因素阳性率的差异(如高血压组与非高血压组的吸烟率差异),分析两者是否存在关联。也可以反过来比较有无某因素组的患病率差异(如吸烟组与非吸烟组的高血压患病率差异)。

例 5-1 某现况调查共抽取 12013 名调查对象,其中患高血压者 1349 人,吸烟者 3477 人,其中患高血压的吸烟者 465 人,而未患高血压的吸烟者 3012 人,试对上述现况调查结果进行分析。

针对上述现况调查资料可做如下分析:

①高血压患病率:1349/12013=11.23%。

②人群的吸烟率:3477/12013=28.94%。

③高血压者吸烟率:465/1349=34.47%。

未患高血压者吸烟率:3012/(12013-1349)=28.24%。

④单因素对比分析:

将上述资料整理成下面的表 5-3。

NOTE

表 5-3 高血压组与非高血压组的吸烟率差异

分组	高血压组	非高血压组	合计
吸烟者	465	3012	3477
不吸烟者	884	7652	8536
合计	1349	10664	12013

计算 χ^2 值：$\chi^2 = \dfrac{(ad-bc)^2 n}{(a+b)(c+d)(a+c)(b+d)} = (465 \times 7652 - 3012 \times 884)^2 \times$ 12013/(3477 × 8536 × 1349 × 10664) = 22.57。

$P < 0.01$，在检验水准为 0.05 的标准下，拒绝 H_0，接受 H_1，表明高血压组与非高血压组的吸烟率差异有显著意义，高血压组的吸烟率高于非高血压组，提示吸烟可能与高血压的发生存在关联。注意：①这里是现况调查结果，不能得出吸烟为高血压的危险因素的结论，只能提供高血压危险因素的线索，供进一步流行病学研究参考。②率的差异性还可以用二项分布或 Poisson 分布做检验，此处从略。

（4）多因素分析：在单因素分析的基础上，可进一步用多因素分析（多元线性回归、Logistic 回归等）的方法进行分析，例如，可以用 Logistic 回归分析高血压与体重、吸烟、性别、年龄、血脂等因素的关系。

（三）结果的解释

现况调查的最后必须对调查结果进行解释讨论。一般先应表明样本的代表性、应答率等情况。然后要估计分析调查中有无偏倚及其来源、大小、方向和调整方法。最后归纳疾病分布规律的正确性及提供病因线索。

现况调查若为了查明疾病分布，可根据"三间"分布特征的结果，结合有关因素进行解释。若是利用现况调查来提供病因线索，则可把研究对象分为病例与非病例，从而比较两者的某些特征和某些因素在病例与非病例组间的差异。要注意：现况调查一般只能为进一步的流行病学研究（如队列研究及病例对照研究等）提供病因线索，不能做因果关系分析。

七、现况调查的质量控制

为了保证现况调查的质量，必须在调查实施过程中进行质量控制（简称质控），主要质控措施有：①样本选取必须随机化；②应答率一般应高于 80%；③进行预调查；④统一培训调查员；⑤调查或检查方法标准化且前后一致；⑥控制偏倚；⑦调查后复检（一般复检 10%）等。

影响现况调查资料准确性的因素有抽样误差和偏倚。抽样误差是不可避免的，但可以测量其误差大小和评价，且可以通过样本大小和抽样设计来适当控制。流行病学研究中的偏倚（bias）是指在流行病学调查研究设计或实施阶段，由于某些因素的影响，使得研究或推论的结果不符合真实的情况，或指在研究或推论过程中所获得的结果系统地偏离其真实值。偏倚属于系统误差，应设法防止其产生。偏倚造成的结果与真实值间的差异具有方向性，它可以发生在高于真实值的方向（正偏倚），也可以发生在低于真实值的方向（负偏倚）。

（一）现况调查中产生偏倚的种类

1. 选择偏倚（selection bias） 研究者在选择研究人群时由选择条件受限制或设计失误所致的系统误差。

（1）无应答偏倚：调查对象不合作或因种种原因不能或不愿意参加，由于其身体素质、暴露状况、患病情况、嗜好等可能与应答者不同，由此产生的偏倚称为无应答偏倚。如应答率低于 70% 就较难以用调查结果来估计整个研究人群的现况。

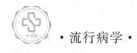

（2）选择偏倚：在调查过程中，被抽中的调查对象没有找到，而随便找了其他人代替，从而可能破坏调查对象的同质性。

（3）幸存者偏倚：在现况调查中，调查对象均为幸存者，无法调查死亡者，因此不能概括某病的实际现况，带有一定的局限性和片面性。

2. 信息偏倚（information bias）　在收集和整理有关暴露或疾病资料时所出现的系统误差，主要发生在观察、收集资料及测量等实施阶段。

（1）调查对象所引起的偏倚：询问调查对象有关个人疾病史、个人生活习惯、经济状况等，由于种种原因，回答不准确，从而引起偏倚，称为报告偏倚。另外病人因受疾病的折磨，故能回忆过去的暴露史，而健康的调查对象常不介意过去的暴露史而将其遗忘，这种偏倚称为回忆偏倚。

（2）调查员偏倚：调查员有意识地深入调查某些人群或具有某种特征者，而比较马虎地调查另一些人群或不具备某些特征者，如对肺癌病人调查员再三追问其吸烟史，而对健康者则不然。这些情况可引起结果的偏倚。

（3）测量偏倚：是指测量工具、检验方法不准确，化验技术操作不规范等，或工作粗枝大叶而造成的偏倚。

（二）防止产生偏倚的措施

1. 随机化　在抽取调查对象时，必须严格遵守随机化原则，使研究对象都有等同的概率（同等的机会）被分配到各处理组中，从而使潜在的混杂因素，可测量或不可测量及无法预知的非处理因素（非研究因素）在各组间分布均衡。另外样本大小要适当。

2. 提高应答率　采取各种措施，提高抽中对象的应答率。对于无应答者最好要追踪调查，一般要求应答率达到90%以上。另外还要分析无应答者的特征和原因。

3. 控制测量偏倚　选用不易产生偏差的仪器、设备，仪器使用前要进行校正。诊断标准、排除标准、纳入标准必须统一。

4. 培训调查员　在调查前必须对调查员进行系统、科学的培训，并组织调查员开展互相监督和复查工作。

八、研究实例

结核病是严重危害公众健康的全球性公共卫生问题。我国是全球第二大结核病高负担国家，结核病发病人数始终位居法定报告甲、乙类传染病前列。近年来，随着现代结核病控制策略的广泛实施，我国的结核病防治工作取得了长足的进展，为今后结核病防治工作奠定了坚实的基础。我国曾于1979年、1984—1985年、1990年和2000年先后开展了4次结核病流行病学抽样调查。2010年，为进一步了解全国结核病的流行状况和《全国结核病防治规划（2001—2010年）》的实施情况，卫生部组织开展了全国第五次结核病流行病学抽样调查。

（一）明确调查目的和类型

该研究的目的是"了解全国结核病的流行状况和《全国结核病防治规划（2001—2010年）》的实施情况"，获得全国结核病的患病率资料。由于结核病属于较为常见的病种，且调查目的是获得患病率的资料，因此选择抽样调查。在不影响调查结果的前提下，抽样调查相对于普查来说可以节省人力和物力的投入。

（二）确定研究对象、样本量和抽样方法

采用多阶段分层整群等比例随机抽样的方法，在全国抽取流行病学调查点，根据整群抽样样本点数的计算公式：

$$K = \frac{4s^2}{d^2} \tag{5-1}$$

其中:K 为此次调查所需的流行病学调查点数;s^2 为各调查点患病率的方差;d 为容许误差,设 d 为 2010 年估算涂阳肺结核患病率的 15%。根据 2000 年全国结核病流行病学调查,15 岁以上人口的涂阳肺结核患病率为 160/10 万,1990—2000 年涂阳肺结核患病率年递降率为 3.2%,估算 2010 年涂阳肺结核患病率为 116/10 万。

根据以上数据计算得 $K=176$ 个,每个流行病学调查点调查 1500 人,全国应调查 264000 人。实际调查中,平均每个流行病学调查点的实检人口为 1435 人,全国 176 个流行病学调查点抽样人口为 447563 人,其中外出超过 6 个月人口有 125342 人,15 岁以下人口有 58940 人,应检人口为 263281 人,实检人口为 252940 人,受检率约为 96.1%。

（三）确定研究内容和资料收集方法

本次流行病学调查的主要目的是获得人群活动性、涂阳和菌阳肺结核患病率及结核病病人的社会经济状况。资料的收集采用实验室检查(胸部 X 线检查、痰涂片检查与痰培养)和问卷调查(结核病知识知晓情况)相结合的方法。调查和检测的项目包括肺结核患病状况、涂阳状况和菌阳状况、分离菌株的传代和菌种鉴定结果、肺结核病人耐药情况、主要防治措施实施情况、肺结核病人社会经济情况及公众结核病知识知晓情况等。

（四）资料整理与分析

本研究的重点在于获得有关全国结核病的流行现况基线资料,资料分析阶段主要对结核病的现患流行情况及其"三间"分布特征进行了描述,结果如下:

1. 流行状况　本次调查发现活动性肺结核病人 1310 例,其中涂阳肺结核病人 188 例,菌阳肺结核病人 347 例,活动性肺结核患病率为 459/10 万,涂阳肺结核患病率为 66/10 万,菌阳肺结核患病率为 119/10 万(表 5-4)。

表 5-4　2010 年不同类型肺结核患病情况

分类	病人例数/例	患病率(1/10 万)(95%CI)	估算病人例数(万例)(95%CI)
活动性肺结核	1310	459(433～484)	499(471～527)
涂阳肺结核	188	66(53～79)	72(58～86)
菌阳肺结核	347	119(103～135)	129(112～147)

(引自:全国第五次结核病流行病学抽样调查技术指导组,2012)

2. 人群分布　活动性肺结核患病率随年龄的增长有逐渐上升的趋势,75～80 岁达到高峰,各年龄组均为男性高于女性。除 15～20 岁女性涂阳和菌阳肺结核患病率高于男性外,其他年龄组患病率均为男性高于女性。

3. 地区分布　乡村的活动性、涂阳和菌阳肺结核患病率均高于城镇。此外,按照我国各省、自治区的地域分布,分成东、中、西部三类地区,西部地区活动性、涂阳和菌阳肺结核患病率均高于中部地区,东部地区最低。176 个流行病学调查点中,有 3 个点未发现活动性肺结核病人,71 个点未发现涂阳肺结核病人,43 个点未发现菌阳肺结核病人。

4. 时间分布　2010 年活动性、涂阳和菌阳肺结核患病率分别为 459/10 万、66/10 万、119/10 万,而 2000 年分别为 466/10 万、169/10 万、216/10 万,与 2000 年患病率相比,全国活动性、涂阳和菌阳肺结核患病率均下降。活动性、涂阳和菌阳肺结核患病率年递降率分别为 0.2%、9.0%、5.8%。

（五）调查结论

本次调查结果表明,我国活动性肺结核患病率下降较慢,但涂阳和菌阳肺结核患病率有大

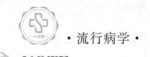

幅度下降;不同性别及年龄组的涂阳和菌阳肺结核患病水平较 2000 年均有明显下降;地区间发展不平衡,乡村患病率明显高于城镇,西部地区患病率高于东、中部地区,局部地区结核病疫情严重。

第三节　生态学研究

一、概念和基本原理

生态学研究(ecological study)是描述性研究中的一种,它是以群体为基本单位收集和分析资料,在群体的水平上描述不同人群中某因素的暴露状况与某种疾病的频率,研究某种因素与某种疾病之间的关系。例如,烟草消耗量与肺癌发病率关系的研究。

与现况调查不同,生态学研究在收集疾病以及某因素的资料时,不是在个体水平上进行,而是以群体为单位(如国家、城市、学校等),无法得知个体暴露与效应间的关系,但可以反映群体的平均水平,这是生态学研究最基本的特征。通过描述某种疾病或健康状况在各群体中所占的百分数或比数,以及有某种特征的个体在群体中所占的百分数或比数,从这两组群体数据分析某种疾病或健康状况的分布与群体特征分布的关系,从而探求病因线索。

二、目的和方法

(一) 目的

(1) 根据对人群中某因素的暴露情况与某疾病频率的比较、分析,产生病因学假设。

(2) 对人群中某干预措施的实施情况与某疾病频率进行比较分析,评价人群中某干预措施的效果。

(二) 方法

1. 生态比较研究　生态比较研究(ecological comparison study)是生态学研究中应用最广泛的一种方法,观察不同人群或地区某种疾病或健康状况的分布,然后根据同一时期,不同地区或人群疾病或健康状况分布的差异,探索差异产生的原因,提出病因假设。

生态比较研究更常用来比较不同人群中某因素的平均暴露水平和某种疾病或健康状况频率之间的关系,了解这些人群中暴露因素的频率或水平,比较不同暴露水平的人群中疾病或健康状况的频率,从而为病因探索提供线索;生态比较研究也可应用于评价社会设施、人群干预以及在政策、法令的实施等方面的效果。例如,产棉区男性患不育症的频率明显高于非产棉区,提示棉花生产与不育症的发生有关,进一步研究发现棉籽油的销量与不育症的发生有关,这些生态学研究为确定棉酚在男性不育症发生中的病因研究提供了线索。

2. 生态趋势研究　生态趋势研究(ecological trend study)是连续观察平均暴露水平的变化(或者给予干预)和一个群体中某种疾病或健康状况频率变化的关系,了解其变化趋势,通过比较暴露水平变化前后疾病或健康状况频率的变化情况,判断该暴露与某种疾病或健康状况的联系。它是先将一个地区的预定调查人群按年龄、出生年代等时间变量分成不同的群组,然后调查各人群疾病或健康状况频率的变化和某些因素的变化情况,以探索疾病或健康状况与这些因素及时间是否相关。

生态学研究在应用中也常常将比较研究和趋势研究两种类型结合起来,观察在几组人群中平均暴露水平的变化与某种疾病或健康状况频率之间的关系,以减小混杂因素的影响,提高生态学研究的准确性。

三、主要用途

1. 提供病因线索,产生病因假设 通过对人群中某种疾病或健康状况的频率与某因素暴露状态的研究,提供病因线索,从而为病因学假设的建立提供依据。例如:生态学研究发现大肠癌在发达国家比发展中国家更常见,促使人们考虑饮食习惯或环境污染是否与大肠癌发病有关。

2. 评价干预试验或现场试验的效果 在某些情况下,如果不是直接控制危险因素,而是通过综合方式(如健康教育、健康促进等)减少对危险因素的暴露,对此干预措施的评价只需在人群水平上进行,则生态学研究更为合适,通过描述人群中某种(些)干预措施的实施状况及某种疾病或健康状况的频率的变化,做进一步比较和分析,对干预措施进行评价。例如,在某人群中推广低钠盐摄入,然后比较推广前后人均钠盐摄入水平的变化与人均血压值的变化趋势,以评价低钠盐干预的效果。

3. 监测 估计某种疾病或健康状况的流行趋势,为制订疾病预防与控制的对策和措施提供依据。

四、优点与局限性

(一)优点

(1)可应用常规或现成资料进行研究,节省时间、人力、物力、财力。

(2)可提供线索供病因未明疾病的病因学研究,这是生态学研究最显著的优点。

(3)对于个体的暴露剂量无法测量的变量研究(如空气污染与肺癌的关系)、人群中变异较小和难以测定的暴露研究(如脂肪摄入量与乳腺癌的关系),生态学研究是唯一可供选择的研究方法。

(4)适合于对人群干预措施的评价。

(二)局限性

1. 生态学谬误 生态学研究是以群体为观察和分析的单位,无法得知个体的暴露与效应(疾病或健康状况)间的关系,得到的资料是群体的平均水平,是粗线条的描述,会造成研究结果与真实情况不符而产生生态学谬误(ecological fallacy),即暴露和疾病在群体水平有关联,而在个体水平无关联。它是生态学研究最主要的缺点。

2. 缺乏控制可疑混杂因素的能力 生态学研究是利用群体的暴露资料和疾病资料来评价两者之间的关系,它不能收集协变量资料,无法消除潜在的混杂偏倚。

3. 当暴露因素与疾病之间存在着非线性关系时,生态学研究很难得出正确结论 例如,有人对 19 个国家的酒精消耗与冠心病死亡之间的关系进行了研究,结果为明显的负相关。实际上,分析性研究表明,酒精消耗与冠心病之间不是负相关关系,而是一个"J"形线,即中度饮酒者冠心病死亡的危险比重度饮酒者和不饮酒者均低。生态学研究则很难对这种非线性关系做出正确结论。

因此在选择研究对象时,尽可能使组间可比,观察分析的单位尽可能多,每个单位内人数尽可能少;资料分析时采用多因素回归分析,分析模型中尽可能多纳入一些变量;对研究结果进行推测时,尽量与其他非生态学研究结果相比较,并结合对所研究问题的专业知识等来综合分析和判断。

 小结

描述性研究在揭示暴露和疾病因果关系的探索过程中是最基础的步骤,任何因果关系的确定均始于描述性研究,它既是流行病学研究的起点,也是其他流行病学研究方法的基础。描述性研究常用的方法包括现况调查和生态学研究等。

能力检测

能力检测答案

一、单项选择题

1. 一项调查收集了当地哮喘病频率资料,并从有关部门获取了该年度空气质量监测数据,欲做哮喘患病与空气质量关系研究,应采用哪种研究设计方法?(　　)

A. 生态学研究　　B. 病例报告　　　C. 普查　　　　　D. 抽样调查

2. 以下哪个选项不属于常用的随机抽样方法?(　　)

A. 分层抽样　　B. 系统抽样　　　C. 多阶段抽样　　D. 典型抽样

3. 误差最小的抽样方法是(　　)。

A. 双盲法抽样　　B. 整群抽样　　　C. 分层抽样　　　D. 系统抽样

4. 某地区为调查中、小学生近视率以及在不同年级、城乡中的分布情况,在全区 60 所中、小学中进行抽样调查。较为合理的抽样方法是(　　)。

A. 先分层抽样再整群抽样　　　　　　　　B. 所有选项都不对

C. 采用整群抽样的方法　　　　　　　　　D. 采用分层抽样的方法

5. 下列关于现况研究优点的描述正确的是(　　)。

A. 可以检验疾病的病因　　　　　　　　　B. 抽样调查时样本量都比较小

C. 调查时可以同时测量多种因素　　　　　D. 调查偏倚较少

6. 描述性研究主要适用于(　　)。

A. 疾病分布调查　　　　　　　　　　　　B. 疾病自然史研究

C. 疾病危险因素研究　　　　　　　　　　D. 病因研究

7. 以下哪项无法通过现况研究实现?(　　)

A. 确定高危人群　　　　　　B. 掌握目标群体某疾病的发病率及其分布状态

C. 提供疾病的病因线索　　　D. 评价预防接种效果

8. 以群体为观察分析单位的研究方法是(　　)。

A. 个案分析　　B. 监测　　　C. 生态学研究　　D. 现况研究

9. 某地开展痛风普查,10 万人中发现痛风病人 400 例,据此可计算哪项频率指标?(　　)

A. 患病率为 400/10 万　　　　　　　　　B. 罹患率为 400/10 万

C. 发病密度为 400/10 万　　　　　　　　D. 累积发病率为 400/10 万

10. 可以实现早期发现和治疗病人的方法是(　　)。

A. 抽样调查　　B. 生态学研究　　C. 普查　　　D. 个案调查

11. 以下不属于现况研究目的的是(　　)。

A. 对疾病监测等资料进行质量评价　　　　B. 确定高危人群

C. 分析疾病危险因素　　　　　　　　　　D. 揭示人群患病情况

12. 以下描述属于普查优点的是(　　)。

A. 统一的调查技术可以有效保证调查质量　　B. 调查的精确性高,不容易出现漏查

C. 适合患病率较低疾病的调查　　　　　　　D. 确定调查对象比较简单

13. 在对疾病的情况了解不多的时候,往往从哪类研究开始着手?(　　)

A. 实验室检测　　B. 实验性研究　　C. 临床试验　　D. 描述性研究

14. 某乡 5000 户约 2 万人口,欲抽其 1/5 人口进行某病调查,随机抽取 1 户开始后,即每

隔5户抽取1户,抽到的户,其每个成员均进行调查。这种抽样方法为(　　　)。

    A.分层抽样　　B.多级抽样　　C.整体抽样　　D.简单抽样　　E.系统抽样

15. 为了了解人群中某病的患病情况,开展普查工作最适合于(　　　)。

    A.患病率高疾病　　　　　　　　　　B.不易发现的隐性疾病

    C.患病率低疾病　　　　　　　　　　D.病死率较高疾病

16. 现况研究样本量大小受哪些因素影响?(　　　)

    A.变异度　　　　　　　　　　　　　B.所有选项都是

    C.预期患病率　　　　　　　　　　　D.允许误差

17. 为了保证样本能反映总体情况,在设计时需考虑(　　　)。

    A.所有选项都是　　　　　　　　　　B.样本量是否足够大

    C.抽样方法是否可行　　　　　　　　D.调查对象变异是否比较大

18. 抽样调查的特点不包括(　　　)。

    A.设计、实施较复杂　　　　　　　　B.样本量小容易发现遗漏

    C.工作量相对较小,人力、物力投入相对较少　　D.用样本统计量估计总体参数

19. 为研究人群高血压患病率及其分布特点,欲对某市15岁以上的居民进行体检并填写健康调查问卷,应采用哪种调查设计方法?(　　　)

    A.生态学研究　　　　　　　　　　　B.该市所有医院病例报告

    C.现况调查　　　　　　　　　　　　D.住院或门诊病人普查

20. 关于现况研究,以下说法错误的是(　　　)。

    A.可以提供病因线索　　　　　　　　B.可描述各特征人群的疾病分布

    C.可计算患病率　　　　　　　　　　D.资料分析时研究对象不需要分组

二、简答题

比较现况研究与生态学研究的异同点及优、缺点。

(孔　浩)

第六章　队列研究

教学PPT

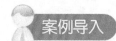

英国医师 Doll 与 Hill 进行的吸烟与肺癌关系的队列研究是流行病学研究的经典实例。20世纪上半叶,英国肺癌的死亡率呈迅速上升趋势,而且与烟草的消耗量呈线性关系。英国医师 Doll 与 Hill 从 1948 年开始进行了吸烟与肺癌关系的病例对照研究,发现肺癌病人中吸烟者的比例明显高于对照组,说明吸烟有可能是肺癌的危险因素。在此基础上,他们于 1951 年开始,对居住在英国国内并注册的医生进行了长达 20 余年的前瞻性队列研究,结果进一步证实了此病因假设。问题:

1. 队列研究如何确定研究因素和研究结局?
2. 研究对象如何选择?
3. 研究的样本量如何估算?
4. 长期的随访要注意哪些问题?
5. 如何评估暴露与疾病的关联?

第一节　队列研究的基本原理

一、概念

队列(cohort)原指古罗马军团中的一个分队,后来被流行病学家借用,表示具有某种共同特征或暴露于某因素的一组人群,如在特定时期内出生的一组人群称为出生队列。根据研究对象进入队列的时间不同,队列又可分为固定队列和动态队列。固定队列(fixed cohort)是指观察对象都在某一时刻或一个短时期进入队列,之后不再加入新的成员,随访观察至观察终点,随访期间观察对象很少因为结局事件以外的其他原因退出队列,即队列成员在整个观察期是相对固定的;动态队列(dynamic cohort)是指在整个观察期内,原有的队列成员不断退出,新的队列成员随时进入,即整个观察期内队列成员是不固定的。

流行病学研究中,暴露泛指能影响研究结局(如疾病或健康事件)的各种因素,即研究对象所具有的与结局有关的特征和状态(如年龄、性别、遗传、行为生活方式等)或曾接触与结局有关的某因素(如 X 线照射、环境因素等),这些特征、状态或因素即为暴露因素,又称为研究因素。因此,暴露在不同研究中含义不同,暴露可以是有害的,也可以是有益的。

二、基本原理

队列研究(cohort study)又称定群研究、前瞻性研究、随访研究等,是分析流行病学的重要研究方法。其基本原理是首先在一个特定人群中选择所需的研究对象,根据目前或过去某个时期是否暴露于某个待研究的危险因素或不同的暴露水平,将研究对象分成不同的组(如暴露组和非暴露组,大剂量暴露组和小剂量暴露组等),然后随访观察一段时间,收集各组人群预期结局的发生情况(如疾病、死亡或其他健康状况),比较各组结局的发生率,从而评价暴露和结局是否有因果关系及关联程度大小。若暴露组与非暴露组之间或不同暴露剂量组之间结局的发生率差异有统计学意义,且研究中无明显的偏倚,则可推断暴露与结局之间可能存在因果关联。队列研究基本原理示意图见图 6-1。

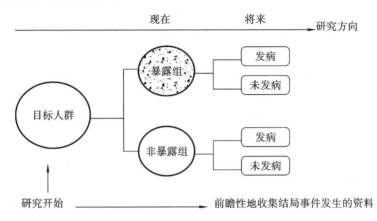

图 6-1　队列研究基本原理示意图

三、特征

1. 属于观察性研究　队列研究中所研究的可疑暴露因素不是人为给予的,不是随机分配的,而是研究之前在研究人群中客观存在的,研究结局也是在非干预的情况下产生的。

2. 时间上是前瞻性的　队列研究开始时,入选的研究对象都没有发生所研究的疾病等结局,通过前瞻性地随访观察一段时间,收集结局的发生情况。

3. 设立对照组　队列研究是按照有无暴露或暴露的水平将研究对象进行分组,以非暴露组或低暴露组作为对照组进行比较。

4. 由"因"到"果"的研究　队列研究之初就确立了研究对象的暴露状况,而后研究者前瞻性地随访观察结果。从病因链角度是由"因"到"果"的研究,病因推断上符合先因后果的逻辑推理顺序,能验证暴露与结局的因果联系。

四、用途

1. 检验病因假设　在探讨暴露与疾病的关系时,通常根据描述性流行病学研究提出病因线索或假设,然后进行分析性流行病学研究,以验证这个假设。由于队列研究是从"因"及"果"的分析性研究,能确证暴露与疾病的因果关系,因此检验病因假设是队列研究的主要用途。一次队列研究可以同时检验一种暴露与多种结局之间的关联(如高血压与冠心病、脑卒中、慢性肾功能衰竭等多种疾病的关联)。

2. 评价预防效果　有些暴露具有预防某疾病结局发生的效应,即具有预防效果,如大量蔬菜摄入可预防结肠癌的发生、大蒜摄入可预防胃癌、戒烟可减少肺癌发生的危险等。这里的暴露因素(预防措施)不是人为给予的,而是研究对象的自发行为。对这种暴露因素结局的随访研究就是对其预防效果的评价。

3. 研究疾病自然史　临床上可以通过观察单个病人从发病到痊愈或死亡的过程了解疾病的自然史。而队列研究可以观察人群从暴露于某因素后,疾病逐渐发生、发展,直至结局的全过程,包括亚临床阶段的变化与表现,同时还可以观察到各种自然因素和社会因素对疾病进程的影响。

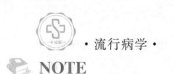

第二节 队列研究的类型

根据研究对象进入队列时间及观察终止时间的不同,队列研究可分为前瞻性队列研究、历史性队列研究和双向性队列研究。

前瞻性队列研究(prospective cohort study)是队列研究的基本形式,研究对象的确定和分组是根据研究开始时暴露状况而定的,观察开始时研究的结局还没有出现,需要前瞻性地观察一段时期,才能得到发病或死亡结果。在前瞻性队列研究中可以获得有关暴露和结局的第一手资料,结果可信性强。但是由于很多疾病尤其是慢性病需要观察多年才能获得用于检验病因假设的足够疾病结局数,因此前瞻性队列研究往往需要观察较大的人群样本,且观察时间长,费用大,研究的可行性受到一定的影响。

历史性队列研究(historical cohort study)是根据过去某个时期是否暴露于某个待研究的危险因素将人群分组,随访过去到现在的人群结局。研究对象的确定和分组是根据研究开始时已获得的历史资料中的暴露情况而决定的,疾病的结局在研究开始时已经从历史资料中获得。历史性队列研究,研究设计的性质仍属于前瞻性的。研究对象的暴露状态、疾病的结局都是从历史资料中获得的,即回顾性地收集资料。其优点是可以在较短时间内完成需数年或数十年观察才能收集的资料,省时、省力,且出结果快。但由于所获得的有关暴露情况和结局的信息受历史资料本身记录和采集方式的限制,因此研究受到历史资料的完整性、全面性和准确性的影响。

双向性队列研究(ambispective cohort study),由于历史太短,短于某暴露的诱导期,或观察人时不够等原因,在历史性队列研究的基础上,继续前瞻性地观察一段时间的队列研究。双向性队列研究,是将前瞻性队列研究与历史性队列研究结合起来的一种设计模式,兼具了两者的优点,并在一定程度上弥补了两者的不足。

不同类型队列研究原理示意图见图 6-2。

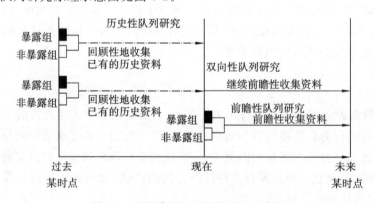

图 6-2 不同类型队列研究原理示意图

第三节 队列研究的设计与实施

一、确定研究因素

研究因素也称暴露因素,通常是在描述性研究提供的病因线索和病例对照研究初步检验病因假设的基础上确定的。队列研究是一项费时、费力、费钱的研究,且一次只能研究一个因素。因此队列研究中研究因素的确定非常重要,直接关系到研究的成败,故一定要有足够的科学依据。由于大量的描述性研究和病例对照研究结果均提示吸烟与肺癌有关,因此,Doll 与 Hill 以吸烟作为暴露因素开展吸烟与肺癌关系的队列研究。

在队列研究开始前,首先要给暴露因素一个明确的定义。例如,研究吸烟与肺癌的关系,首先必须明确什么是吸烟者,常用的定义是平均每天吸烟量达到一支以上、时间持续一年以上者。暴露因素的定义可以通过查阅文献或请教专家。一般要从定性和定量两个角度考虑,若将暴露因素定量,则应明确其单位,如果不易获得准确的定量资料,可将暴露水平分等级。除了暴露水平以外还要考虑暴露的时间和暴露的方式(直接暴露、间接暴露)。研究一旦实施,暴露因素的定义不可更改,暴露的测量应采用敏感、精确、简单和可靠的方法。

队列研究除了要确定主要暴露因素外,还应该确定需要同时收集的相关因素,如研究对象的人口学特征和各种可疑的混杂因素,以便对研究结果进行深入分析,排除混杂偏倚对结果的影响。

二、确定研究结局

研究结局也称结局变量,是指随访观察中预期出现的结果(发病或死亡等)。结局是队列研究的观察终点,即对出现结局的研究对象不再随访观察。不同的研究目的,观察的结局不同。如进行疾病的病因研究时,结局往往是所研究疾病的发生;进行预后研究时,结局常常为疾病的复发、痊愈、死亡、致残等。应结合研究目的、时间、人力和财力等因素,客观地确定研究结局。

结局变量的判定标准应明确统一,并在研究的全过程中严格遵守该标准。如果以某种疾病的发生作为结局,一般采用国际或国内通用的疾病诊断标准,以便对不同地区的研究结果进行比较。此外,还要考虑到一种疾病往往有多种表现,如轻型和重型、不典型和典型、急性和慢性等。

结局不仅限于出现某种疾病甚至死亡,也可以是健康状况和生活质量的变化。结局既可以是终极结果(如发病或死亡),也可以是中间结局(如血清成分达到一定程度)。结局变量既可以是定性的(如发病、不发病),也可以是定量的(如血糖、血脂水平)。

队列研究的优点之一就是一次研究可以同时收集多种结局资料,分析一因多果的关系,提高研究的效率。因此,在队列研究中除确定主要的研究结局外,还可考虑同时收集可能与暴露有关的多种结局。在 Doll 与 Hill 关于吸烟与肺癌的队列研究中,以肺癌死亡作为终点结局,同时还收集了其他多种疾病(其他恶性肿瘤、其他呼吸道疾病等)的死亡资料。

三、确定研究现场和研究人群

(一) 研究现场

队列研究随访时间长,并且需要在观察期内收集到一定数量的结局事件以检验研究假设。因此,研究现场在具有代表性的基础上,还要考虑那些人口相对稳定,便于随访,预期结局发生率较高,有较好的组织管理体系,研究能够获得当地政府重视、群众支持的现场。最好这些现场文化教育水平较高,医疗卫生条件较好,交通便利。选择这些条件的现场,便于随访调查更加顺利,所获得资料更加可靠。

(二) 研究人群

研究人群包括暴露组(或不同暴露水平亚组)和对照组,暴露组和对照组人群都必须在研究开始时没有出现研究结局。根据研究目的和研究条件的不同,研究人群的选择有不同方法。

1. 暴露人群的选择 暴露人群即具有暴露因素的人群,又称为暴露队列,有以下几种选择方式。

(1) 职业人群:若要研究某种可疑的职业暴露与健康或疾病的关系,可以选择相关职业人群作为暴露人群。如选择石棉作业工人研究石棉与肺癌的关系,选择染料厂工人研究联苯胺致膀胱癌的作用等。职业人群的暴露史比较明确,暴露水平较高,发病率也比较高,并且有关暴露和疾病的历史记录也较全面、真实、可靠。故对职业人群进行队列研究时,常采用历史性队列研究或双向性队列研究。

(2) 特殊暴露人群:指对某因素有较高暴露水平的人群。某些特殊的暴露可能与疾病的发生有关,例如,研究放射线暴露与白血病的关系,就要选择该事故中的高暴露人群或接受放射线治疗的人群等有特殊暴露史的人群。

(3) 一般人群:选择一个地区的全部人口或其无偏样本中暴露于研究因素者作为暴露组,而不暴露于该因素者作为对照组。这样的人群代表性好,研究结果更具有普遍意义。若研究目的是对一般人群进行防制,且某可疑病因有较高的人群暴露率,所研究的疾病又有较高的发病率或死亡率,就适合在一般居民中进行队列研究。例如,美国 Framingham 地区的心脏病研究就是在一般人群中前瞻性地观察年龄、性别、家族史、血脂水平、体力活动、吸烟、饮酒等因素在冠心病发生发展中的作用。

(4) 有组织的团体:选择有组织的人群作为一般人群的特殊形式,如医学会会员、工会会员、学生、机关工作人员等较易合作的群体。优点是利用他们的组织系统,便于有效地收集随访资料,而且他们的经历相似,可增加暴露组和对照组的可比性。Doll 和 Hill 进行吸烟与肺癌关系的队列研究中,选择在英国登记注册的医生作为研究对象,所有吸烟的医生作为暴露组。

2. 对照人群的选择 设立对照的目的是为了比较,以便更好地分析暴露的作用。因此,选择对照组的基本要求是尽可能地保证其与暴露组的可比性,即对照人群除暴露因素外,其他各种可能影响研究结果的因素或人群特征(年龄、性别、民族、职业、文化程度等)都应尽可能地与暴露组相同。通常有以下几种选择对照人群的方式。

(1) 内对照:选择一组研究人群,按照人群内部的暴露情况分为暴露组和非暴露组,非暴露组即内对照组。内对照与暴露组来自同一人群,可比性好,也可以了解该人群疾病的发生率。Doll 和 Hill 进行吸烟与肺癌关系的队列研究时,选择英国医师会员中不吸烟人群作为内对照。

(2) 外对照:当选择职业人群或特殊暴露人群作为暴露组时,常需在该人群之外寻找对照组,故称外对照。因为外对照与暴露组不是来自同一人群,故使用外对照要格外注意比较组间的可比性,以避免健康工人效应带来的偏倚。

(3) 总人口对照:又称一般人群对照,就是以所研究地区全人群的发病(或死亡)统计资料与暴露组进行比较分析。其优点是对照组资料容易得到,缺点是对照组与暴露组在人口构成等方面可能存在差异,实际上其并非严格意义上的对照,因为总人口中包含了暴露人群。

(4) 多重对照:同时用上述两种或两种以上的形式选择多组人群做对照,以减少只用一种对照可能带来的偏倚,增强结果的可靠性,但同时也会增加研究的工作量。设立多重对照要注意暴露组与不同对照组之间的可比性。例如,研究联苯胺与膀胱癌关系的队列研究,以染料车间工人作为暴露组,以运输工人作为内对照,以该染料厂所在地区人口作为总人口对照,通过多重对照比较,真实地反映了联苯胺对膀胱癌发生的危险性。

NOTE

四、样本量的估计

(一) 影响样本量的因素

队列研究所需样本量取决于下列参数。

1. 非暴露人群的发病率(p_0) p_0 越接近 0.50，所需样本越小。p_0 可以通过查阅文献或预调查获得。

2. 暴露人群的发病率(p_1) 暴露人群与对照人群发病率之差越大，所需样本量越小。若暴露人群发病率 p_1 不易获得，可设法得到相对危险度（RR）的数值，由 $p_1 = RR \times p_0$ 求得 p_1。

3. 显著性水平 α 假设检验时的第 I 类错误。α 越小，所需样本量越大。通常 α 取 0.05 或 0.01。

4. 检验效能($1-\beta$) β 即检验假设时出现第 II 类错误的概率。$1-\beta$ 越大，所需样本量也越大。通常 β 取 0.10 或 0.20。

(二) 样本量的计算

当暴露组与对照组样本量相等时，样本量的计算方法见式(6-1)。

$$n = \frac{(Z_\alpha \sqrt{2\,\bar{p}\,\bar{q}} + Z_\beta \sqrt{p_0 q_0 + p_1 q_1})^2}{(p_1 - p_0)^2} \tag{6-1}$$

式中：p_0 为对照组发病率；p_1 为暴露组发病率；$\bar{p}$ 为两组发病率的平均值；$\bar{q} = 1 - \bar{p}$；Z_α、Z_β 为 α、β 对应的标准正态分布临界值。

案例 6-1 某研究者欲进行放射线暴露与白血病关系的队列研究。已知一般人群白血病发病率是万分之一，放射线暴露者发病率为千分之一。研究者希望该研究的检验效能($1-\beta$)为 90%，检验水准 $\alpha=0.05$，试估计该研究所需的样本量。

$$p_0 = 0.0001, \quad p_1 = 0.001, \quad q_0 = 0.9999, \quad q_1 = 0.999$$

$$\alpha = 0.05, \quad \beta = 0.10, \quad Z_\alpha = 1.96, \quad Z_\beta = 1.28$$

$$\bar{p} = 1/2 \times (0.0001 + 0.001) = 0.00055, \quad \bar{q} = 1 - 0.00055 = 0.99945$$

$$n = \frac{(1.96\sqrt{2 \times 0.00055 \times 0.99945} + 1.28\sqrt{0.0001 \times 0.9999 + 0.001 \times 0.999})^2}{(0.001 - 0.0001)^2} = 14247 \text{ 人}$$

即暴露组和对照组各需观察 14247 人，共 28494 人。

除了用公式计算样本量，还可以通过查表的方法获得样本量，只要具备上述四个参数，即可从参考书的相应附表中查出所需的样本量。

(三) 确定样本量需考虑的问题

1. 抽样方法 队列研究往往需要从实际人群中抽取一定数量的样本作为研究对象。抽样方法即单纯随机抽样、系统抽样、分层抽样、整群抽样。要根据样本估计值和实际情况选择恰当的抽样方法，以提高样本的代表性。

2. 暴露组与对照组的样本比例 一般说来，对照组的样本量不宜少于暴露组的样本量，通常是等量的。如果某一组样本量太少，将使合并标准差增大，因而要求总样本量增大。

3. 失访率 由于队列研究观察随访时间长，研究对象的失访在所难免。因此计算样本量时，应预先估计一下失访率，适当扩大样本量，防止在研究后期因失访导致样本量不足而影响结果的分析。通常按 10% 来估计失访率，即以计算出来的样本量再加 10% 作为实际样本量。

五、资料的收集与随访

(一) 基线资料的收集

队列研究在研究开始时必须详细收集每个研究对象的基本情况，这些资料称为基线资料，

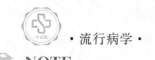
基线资料一般包括人口学资料、暴露资料、与研究的疾病或结局判断有关的资料以及一些可能产生混杂作用的因素等。获取基线资料的方式一般有以下四种:①查阅工厂、单位、医院个人健康记录或档案;②制订统一的调查表询问研究对象或其他能够提供信息的人;③对研究对象进行体格检查、实验室检查或者特殊项目检查;④若所研究疾病的暴露因素为环境中某些物理、化学、生物、气象等因子或与其有关的因素,可以查阅卫生、气象等部门的有关记录,还可以进行环境因素的定期监测。

（二）随访

队列研究开始后,必须采用统一的方法定期或不定期地收集暴露组和对照组各成员的资料,通过随访确定研究对象是否处于观察之中,了解研究人群结局事件的发生情况,同时也要收集有关暴露和混杂因素变化的资料。随访期间有一些研究对象没有达到观察终点就失去了联系,无法获得研究结局的信息,这种现象视为失访。失访可能对研究结果产生一定的影响。当失访率大于10%时,应采取措施对其可能产生的影响做进一步估计。

1. 随访的内容　一般与基线调查内容一致,但随访收集资料的重点是结局变量。有关暴露和主要混杂因素的情况也要随访,以便及时了解其变化。通常将随访内容设计成调查表,在随访过程中使用,并贯彻始终。Doll 和 Hill 进行吸烟与肺癌关系的队列研究时,制订了简明的调查表,需要收集包括姓名、年龄、住址、开始吸烟年龄、吸烟年限、每日吸烟量等相关资料,采用函访和查阅医学会医生死亡记录的方式收集资料。

2. 随访的对象与方法　所有的研究对象,包括暴露组和对照组都应该采用相同的方法进行随访,且在整个随访过程中保持不变。随访的方法包括面访、电话访问、自填问卷、定期体检等,还可以利用相关记录或档案(如传染病报告卡、医疗工作记录、死亡登记等),有时还需要对环境进行监测(如测定环境污染、进行水质检测等)。随访的方法应根据随访内容、随访对象及投入的人力、物力等条件进行综合考虑。此外,发现结局的方法要敏感、可靠、简单、易被接受。

3. 观察终点和终止时间　观察终点指研究对象出现了预期的研究结局。一般情况下,观察终点是发生疾病或死亡,也可是某些指标出现变化(如血清抗体的出现、血脂升高等),根据研究目的不同而不同。若研究对象达到了观察终点,则该研究对象随访结束,否则应继续随访到观察终止时间,即观察到整个研究工作按计划完成的时间。对于失访者尽可能进行追访,未能追访到的,尽量了解其原因,以便进行失访原因分析。在资料分析时可以比较失访者与未失访者的基线资料,以估计失访对研究结果造成的影响。

4. 随访时间和随访间隔　随访时间的长短取决于疾病的潜伏期和暴露与疾病的联系强度。对于潜伏期短的急性病,随访时间短,对于潜伏期长的慢性病,随访时间则长。暴露与疾病的联系强度越大,随访时间越短,反之,随访时间越长。对于随访时间比较短的队列研究,可以在终止观察时一次收集资料即可。但大部分队列研究随访时间都比较长,需要进行多次随访,随访间隔与随访次数应视研究结局出现的速度、研究的人力和物力等条件而定。慢性病的随访间隔一般为1~2 年,例如,Framingham 心血管病研究每两年随访一次,历时 24 年。

六、质量控制

队列研究随访时间长,在人力、物力、财力方面消耗比较大,在实施过程中的质量控制尤为重要。

1. 选择和培训调查员　选择的调查员不仅要具备严谨的工作作风和科学的态度,还应具备调查所需的专业知识。在资料收集前,应对所有参加调查的人员进行严格的培训,使其掌握统一的调查和随访的方法与技巧,考核合格后才能参与调查。

2. 制订调查员手册　队列研究需要的调查员多,随访时间长。因此,制订调查员手册,列出全部操作程序、调查问卷的完整说明、检验测量技术以及调查的注意事项等是十分必要的。

3. 监督检查 建立严格的检查考核制度,对调查过程进行监督。常规的监督措施包括及时进行数据检查或逻辑检查、抽样重复调查等,要将监督结果及时反馈给调查员。

第四节 队列研究资料的整理分析

队列研究的目的是验证病因假设,一般首先计算发病率或死亡率,并通过比较暴露组与对照组的率或不同暴露剂量组的率,或比较暴露组与全人群的率,来判断可疑暴露因素与疾病(或死亡)是否存在联系,以及联系的强度和方向。

一、数据整理

分析资料前,首先要对原始资料进行审查、修正或剔除,对不完整的资料要设法补齐。队列研究资料常整理成如下表格形式(表 6-1、表 6-2)。

表 6-1 队列研究资料整理表(固定队列)

分组	病例	非病例	合计	累积发病率
暴露组	a	b	$a+b=n_1$	a/n_1
非暴露组	c	d	$c+d=n_0$	c/n_0
合计	$a+c=m_1$	$b+d=m_0$	$a+b+c+d=t$	

表 6-2 队列研究资料整理表(动态队列)

分组	病例	暴露人年	发病密率
暴露组	a	n_1	a/n_1
非暴露组	b	n_0	b/n_0
合计	$a+b=m_1$	$n_1+n_0=N$	m_1/N

二、常用指标的计算

根据观察队列的特点,选择计算不同的指标。

1. 累积发病率(cumulative incidence rate,CIR) 当观察期间人群比较稳定,可以计算累积发病率,即以观察期间发病人数除以观察开始时队列人数,见式(6-2),同样的方法可用于计算累积死亡率。

$$累积发病率 = \frac{观察期间发病人数}{观察开始时队列人数} \times K \tag{6-2}$$

2. 发病密度(incidence density,ID) 当观察人口不稳定,观察对象进入队列的时间先后不一,以及各种原因造成研究对象的失访等均可造成每个研究对象被观察的时间不一样,这样的队列即为动态队列。此时宜用发病密度来测量发病情况,即以观察人时数(观察人数与观察时间的乘积)为分母计算发病率,见式(6-3)。

$$发病密度 = \frac{观察期间发病人数}{观察人时数} \tag{6-3}$$

常用的人时数单位是人年(person-years),如 10 个研究对象被观察 1 年或者 1 个研究对象被观察 10 年都为 10 人年。如果研究以死亡为结局事件,则可计算死亡密度。

3. 标化比 队列研究通常用发病率(或死亡率)反映随访人群实际的疾病(或死亡)频率,

但如果暴露组和对照组人群在人口构成(特别是年龄构成)上存在差别,则不能直接比较粗率,要对其进行标准化。此外,当研究对象数量较少,发病率较低时,无论观察时间长短,都不宜计算率,而以 SMR 来代替,SMR 是以全人口的发病(或死亡)率作为标准,计算出该观察人群的理论发病(或死亡)人数,即预期发病(或死亡)人数。再求得观察人群中实际发病(死亡)人数与此预期发病(或死亡)人数的比值,即标准化发病比或标准化死亡比(standardized morbidity rate 或 standardized mortality rate,SMR),见式(6-4)。SMR 虽然是在特殊情况下用来替代率的指标,但实际上不是率。

$$SMR = \frac{观察发病或死亡总数}{预期发病或死亡总数} = \frac{\sum 暴露组各年龄段发病或死亡人数}{\sum (全人口各年龄段发病或死亡率 \times 暴露组各年龄段人数)}$$

(6-4)

三、率的假设检验

队列研究中暴露组与对照组发病(或死亡)率的比较需做统计学假设检验。当研究样本量 n 较大,结局发生率 p 和 $(1-p)$ 都不太小,如 np 和 $n(1-p)$ 均大于 5 时,样本率的频数分布近似正态分布,可采用 Z 检验或 χ^2 检验进行暴露组与对照组之间率的比较。如果发病(或死亡)率比较低,样本量较小时,样本率的频数分布不符合正态分布,可采用二项分布或 Poisson 分布进行检验。

四、关联强度的估计

如果暴露组与对照组发病或死亡率的差异有统计学意义,即认为暴露与疾病之间有联系。可进一步估计暴露与疾病之间联系强度,即评价暴露的效应。

1. 相对危险度(relative risk,RR) 又称率比(rate ratio),是暴露组发病率(I_e)与非暴露组发病率(I_0)的比值,见式(6-5)。

$$RR = \frac{I_e}{I_0} = \frac{a/n_1}{c/n_0}$$

(6-5)

RR 是反映暴露与发病关联强度最常用的指标。表示暴露组发病的危险是非暴露组的多少倍。RR=1,表示暴露因素与疾病无关联;RR>1,表示暴露增加了发生疾病的危险,暴露因素是疾病的危险因素;RR<1,表示暴露减少了发生疾病的危险,暴露因素是疾病的保护因素。RR 越大,表明暴露的效应越大,暴露与结局关联强度越大。相对危险度与关联强度常用的判断标准见表 6-3。

表 6-3 相对危险度与关联强度

RR			关联强度
0.9~1.0	或	1.0~1.1	无关联
0.7~0.8	或	1.2~1.4	弱关联
0.4~0.6	或	1.5~2.9	中关联
0.1~0.3	或	3.0~9.9	强关联
<0.1	或	≥10	很强关联

样本资料计算的 RR 值是点估计值,通常要估计其总体 95% 的可信区间。可信区间常采用 Woolf 法计算,见式(6-6)。

$$lnRR 95\%CI = lnRR \pm 1.96 \sqrt{Var(lnRR)}$$

(6-6)

$Var(lnRR)$为 RR 自然对数的方差，$Var(lnRR)=\dfrac{1}{a}+\dfrac{1}{b}+\dfrac{1}{c}+\dfrac{1}{d}$，RR95％CI 即为 lnRR95％CI 的反对数值。RR95％CI 不包括 1 时，说明暴露与疾病的关联有统计学意义。

2. 归因危险度（attributable risk，AR） 又称特异危险度、率差，即暴露组的发病率（I_e）与对照组的发病率（I_0）之差，见式(6-7)、式(6-8)。

$$AR = I_e - I_0 = \dfrac{a}{n_1} - \dfrac{c}{n_0} \tag{6-7}$$

由于 $RR = \dfrac{I_e}{I_0}$，$I_e = RR \times I_0$，因此，

$$AR = RR \times I_0 - I_0 = I_0(RR-1) \tag{6-8}$$

归因危险度表示发病危险特异地归因于暴露因素的程度，即由于暴露因素的存在使暴露人群发病率增加的程度。同样，归因危险度也是样本的点值估计，可以计算 AR95％CI，见式(6-9)。

$$AR95\%CI = AR \pm 1.96 \sqrt{\dfrac{a}{n_1^2} + \dfrac{c}{n_0^2}} \tag{6-9}$$

RR 和 AR 同为估计暴露与疾病关联强度的指标，彼此关系密切，但其意义不同。RR 说明个体在暴露情况下比非暴露情况下增加暴露因素所致疾病的危险程度的倍数，具有病因学意义；AR 则是对于人群来说，在暴露情况下比非暴露情况下增加暴露因素所致疾病的超额数量，消除该暴露因素，人群就可以减少这一数量的疾病发生，具有疾病预防和公共卫生学意义。以表 6-4 为例说明两者的区别，从 RR 看，吸烟者与不吸烟者相比，死于肺癌的危险比死于心血管疾病的危险大很多，说明吸烟与肺癌的病因联系较强。从 AR 看，吸烟对心血管疾病的作用较大，吸烟人群中如果消除吸烟因素，可使该人群心血管疾病的死亡率有更大程度的下降，即预防心血管疾病的社会效果更大。

表 6-4　吸烟者与不吸烟者死于不同疾病的 RR 与 AR

疾病	吸烟者/(1/10 万人年)	不吸烟者/(1/10 万人年)	RR	AR/(1/10 万人年)
肺癌	48.33	4.49	10.8	43.84
心血管疾病	294.67	169.54	1.7	125.13

3. 归因危险度百分比（attributable risk percent，AR％） 又称病因分值（etiologic fraction，EF），是指暴露人群由于某因素暴露所致的某病发病率或死亡率占该人群该病全部发病率或死亡率的百分比，见式(6-10)、式(6-11)。

$$AR\% = \dfrac{I_e - I_0}{I_e} \times 100\% \tag{6-10}$$

$$AR\% = \dfrac{RR-1}{RR} \times 100\% \tag{6-11}$$

4. 人群归因危险度（population attributable risk，PAR） 总人群发病率（I_t）中归因于暴露的部分，见式(6-12)，表示消除这个暴露因素后，总人群的发病率可能减小的程度。

$$PAR = I_t - I_0 \tag{6-12}$$

5. 人群归因危险度百分比（population attributable risk proportion，PAR％） 也称人群病因分值（population etiologic fraction，PEF），是指总人群发病率中归因于暴露的部分占总人群全部发病率的百分比，见式(6-13)、式(6-14)。

$$PAR\% = \dfrac{I_t - I_0}{I_t} \times 100\% \tag{6-13}$$

$$PAR\% = \dfrac{P_e(RR-1)}{P_e(RR-1)+1} \times 100\% \tag{6-14}$$

P_e表示人群中暴露者所占的比例,从式(6-14)可以看出,PAR%既与RR有关,又与人群中暴露者所占的比例有关,说明暴露对总人群的危害程度,可用于估计某危险因子对整个人群引起的疾病负担,说明在整个社会的卫生问题中哪些是重要的,在卫生保健工作及卫生管理上意义较大。

案例6-2 某研究者获得如下数据,吸烟人群的肺癌年死亡率(I_e)为0.66‰,不吸烟人群的肺癌年死亡率(I_0)为0.06‰,全人群的肺癌年死亡率(I_t)为0.46‰,已知吸烟者占人群的百分比(P_e)为22.9%,试计算各测量危险度的指标并阐述其意义。

$RR=\dfrac{I_e}{I_0}=\dfrac{0.00066}{0.00006}=11$,说明吸烟者的肺癌死亡率是非吸烟者的11倍。

$AR=I_e-I_0=0.00066-0.00006=0.6$‰,说明在吸烟人群中如果去除吸烟因素,该人群的肺癌死亡率将会减少0.6‰。

$AR\%=\dfrac{I_e-I_0}{I_e}\times100\%=\dfrac{0.00066-0.00006}{0.00066}\times100\%=90.91\%$,说明吸烟人群中由吸烟引起的肺癌死亡率占所有肺癌死亡率的90.91%。

$PAR=I_t-I_0=0.00046-0.00006=0.4$‰,说明在总人群中如果去除吸烟因素,则可使总人群降低0.4‰的肺癌死亡率。

$PAR\%=\dfrac{I_t-I_0}{I_t}\times100\%=\dfrac{0.00046-0.00006}{0.00046}\times100\%=86.96\%$,说明总人群中由吸烟引起的肺癌死亡率占所有肺癌死亡率的86.96%。

从上述结果可以看出,虽然吸烟导致肺癌的AR%达到90.91%,但由于总人群中只有部分人吸烟,故PAR%仅为86.96%。

队列研究的暴露因素如果是定量资料,可以将研究对象按照暴露程度分成不同暴露水平的亚组,分别计算不同暴露水平亚组的发病(或死亡)率,然后以非暴露组(或最低暴露水平组)作为对照组,分别计算各暴露水平组的RR和AR。如果随着暴露剂量的增大,RR和AR增大,则暴露与效应之间存在剂量-反应关系,说明该暴露作为病因的可能性越大。1948年Doll与Hill对于吸烟与肺癌的关系进行研究,获得表6-5所示结果,可以看到随着每日吸烟量的增加,几个联系强度指标RR、AR、AR%均增大,呈现出明显的剂量-反应关系。

表6-5 吸烟与肺癌的联系强度指标

每日吸烟量/支	年死亡率/(‰)	RR	AR/(‰)	AR%/(%)
不吸	0.07	1.0	—	—
≥1	0.57	8.1	0.50	87.8
≥15	1.39	19.9	1.32	95.0
≥25	2.27	32.4	2.20	96.9
全体人群	0.65	9.3	0.58	89.2

(根据Doll and Hill 1948年数据编制)

第五节 队列研究的偏倚及其控制

偏倚是影响研究真实性的重要问题,与其他类型的流行病学研究方法一样,队列研究也会在设计、实施以及资料分析等各环节产生偏倚,包括选择偏倚、信息偏倚和混杂偏倚。因此,为了保证研究结果的真实性,需要在研究的各阶段采取措施,预防和控制偏倚的发生,以便获得

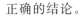

正确的结论。

一、选择偏倚

选择偏倚(selection bias)是由于不同类型(暴露或结局的特征)的研究对象入选机会不同而产生的偏倚。队列研究中选择偏倚常发生于最初选定参加研究的对象中有人拒绝参加,或进行历史性队列研究时,有些人的档案丢失或记录不全,或研究对象由志愿者组成,特别是研究对象发生失访等情况。此外,如果抽样方法不正确或执行不严格,都会导致选择偏倚的发生。

在进行职业流行病学研究时,由于被选择作为暴露组工人的健康状况往往优于一般人群,导致暴露组的发病率低于一般人群,即发生了所谓的健康工人效应。发生这种选择偏倚的研究常会低估暴露与疾病的联系。

队列研究在一个较长的随访观察期内,总会有研究对象迁移、外出、死于非终点疾病或拒绝继续参加观察而退出队列,即失访。如果暴露组和对照组的失访率接近,且各组中失访者和未失访者的基本特征和结局事件的发生率相似,则可以认为失访对研究结果没有产生影响。否则,暴露与结局之间的关系可能因失访而受到影响,即产生了失访偏倚(lost to follow-up bias)。失访偏倚是队列研究中常见的选择偏倚。如果暴露组中失访者结局事件的发生率高于未失访者,则使暴露与结局事件的联系被低估;如果暴露组中失访者结局事件的发生率低于未失访者,则使偏倚的效应相反。

选择偏倚一旦发生,往往很难消除,因此要采取以预防为主的措施。严格按照规定的标准选择便于随访的人群作为研究对象,尽量使暴露组与对照组的人群特征相近;尽量使用敏感的疾病早期检查技术;提高研究对象的依从性,坚持对每个研究对象随访至整个研究结束,尽量减少失访;对失访者和未失访者的基线特征做比较分析,从各种途径了解失访者最后的结局,并与未失访者的结局进行比较,推测失访可能对研究结果产生的影响,做出科学的结论。

二、信息偏倚

在收集和整理有关暴露和疾病资料时所出现的系统误差称为信息偏倚(information bias)。信息偏倚最常见的产生原因如下:测量仪器不精确,检验技术不熟练,询问技巧不佳,被调查者提供不准确信息,对暴露组和对照组成员随访方法不一致,诊断标准不明确或不统一等造成暴露错分、疾病错分及暴露和疾病的联合错分。

信息偏倚的控制措施包括选择精确、稳定的测量方法,严格遵守实验室操作规程,同等地对待每个研究对象,提高临床诊断技术,明确各项标准并严格执行,同时,还要做好调查员的培训,提高询问调查技巧。

三、混杂偏倚

病因学研究中,对某种暴露因素与疾病之间的联系进行定量估计时,由于某个既与暴露有关,又与疾病有关的外部因素的影响,暴露与疾病之间的联系强度被放大或缩小,即产生了混杂偏倚(confounding bias)。产生混杂作用的外部因素称为混杂因素。混杂因素在暴露组与对照组中分布不均衡时就会产生混杂偏倚。年龄、性别是最常见的混杂因素。

在研究者有能力识别混杂因素的前提下,研究设计阶段可采用限制研究对象的选择条件和匹配的方法控制混杂偏倚。分析资料阶段采用分层分析、标准化和多因素分析等方法对混杂偏倚加以控制。

第六节　队列研究的优点与局限性

一、优点

（1）研究对象的暴露资料是在结局发生之前由研究者亲自收集的，资料可靠，一般不存在回忆偏倚。

（2）可以得到暴露组和对照组的发病率或死亡率，直接计算出 RR 和 AR 等反映暴露与疾病关联强度的指标，充分而直接地分析暴露的病因作用。

（3）由于暴露在前，疾病发生在后，因果关系的时相顺序合理，一般可以验证病因假设。

（4）可以同时研究一种暴露因素与多种疾病的关系，并能了解人群疾病的自然史。

二、局限性

（1）不适用于发病率很低疾病的病因研究，因所需研究对象数量很大，难以达到。

（2）需要随访时间长，研究对象不易保持依从性，容易产生失访偏倚。

（3）研究耗费的人力、物力、财力和时间较多，实施难度大。

（4）在随访过程中，已知变量的变化或未知变量的引入，都可使结局受到影响，使分析复杂化。

小结

队列研究是将研究人群按照暴露的有无分为暴露组和非暴露组，追踪并比较两组结局的差异，从而判断暴露因子与结局之间有无因果关联及关联强度大小的一种观察性研究方法。在病因学研究中，属于由"因"到"果"的研究，因此可以验证病因假设。研究对象在研究之初一定未患所研究的疾病，暴露人群可以从职业人群、特殊暴露人群、一般人群、有组织的团体中选择，对照人群可以采用内对照、外对照、总人口对照和多重对照的形式。根据队列类型选择累积发病率、发病密度、标化比等指标描述结局事件的发生率。进行暴露与结局关联强度估计时可以计算 RR、AR、AR％、PAR、PAR％，注意对各指标含义的解释。队列研究中选择偏倚、信息偏倚和混杂偏倚都可能发生，在设计、实施、资料分析阶段要做好偏倚的预防控制。尤其要重视失访偏倚，尽量做好随访，避免失访的发生，并要分析评估失访可能对结果造成的影响。

能力检测

能力检测答案

一、单项选择题

1. 进行某种可疑病因与疾病关系的队列研究最初选择的队列是（　　　）。

A. 患该病病人
B. 不患该病的人
C. 具有病因因素的人
D. 不具有病因因素的人
E. 具有该病家族史的人

2. 应选择（　　　）作为队列研究中的调查对象。

A. 在有该病者中，选择有、无某种暴露因素的两个组

B. 在有该病者中，选择有某种暴露因素为一组，在无该病者中选择无某种暴露因素为另一组

C. 在无该病者中选择有某种暴露因素为一组,在有该病者中选择无某种暴露因素为另一组

D. 在无该病者中,选择有、无某种暴露因素的两组

E. 任选有无暴露的两个组

3. 队列研究的最大优点在于( )。

A. 对较多的人群进行较长时间的随访

B. 发生选择偏倚的可能性比病例对照研究少

C. 对混杂因素的作用易于控制

D. 研究结果常能代表全人群

E. 较直接地确定暴露与疾病的因果关联

4. 当某因素与某病的 RR 值为 5.0,95%可信区间为 1.8~7.9,下列说法( )正确。

A. 暴露者患该病风险比不暴露者高 5 倍

B. 暴露者患该病风险是不暴露者的 5 倍

C. 暴露与否与患病风险关系不大

D. 暴露者的患病风险是不暴露者的 1/5

E. 某因素与某病没有联系

5. 下述( )不是队列研究的特点。

A. 可直接计算发病率　　　　　B. 多数情况下要计算人年发病(死亡)率

C. 多用于罕见疾病　　　　　　D. 同时研究一种暴露因素与多种疾病的关系

E. 暴露因素可分几个等级,可以分析剂量-反应关系

二、简答题

1. 队列研究如何选择研究对象?

2. 队列研究中可发生哪几类偏倚? 应该如何控制?

(肖焕波)

第七章　病例对照研究

案例导入

教学PPT

　　美国波士顿 Vincent 纪念医院妇产科医生 Dr. Herbst 注意到该院于 1966—1969 年共诊断了 7 例 15～22 岁年轻女性阴道腺癌病例。阴道癌只占女性生殖系统癌症的 2%，多发于 50 岁以上的女性，腺癌又只占阴道癌的 5%～10%。为详细了解这些病例从胚胎期至发病前的情况，以及她们的母亲在妊娠期的情况，Dr. Herbst 进行了病例对照研究。他将 1969 年波士顿另一所医院发生的一个阴道透明细胞癌的 20 岁女子也包括在内。这样 8 个病例，每个病例配 4 个非该病病人作为对照，要求以与病例在同等级病房出生时间接近者为对照。对病例、对照以及她们的母亲进行回顾性调查。通过对 8 个病例与 32 个对照的研究得出结论，母亲在妊娠早期服用己烯雌酚使她们在子宫中的女儿以后发生阴道腺癌的危险性增加。问题：

　　1. 什么是病例对照研究？其在病因学研究中的作用是怎样的？

　　2. 如何选择研究对象？

　　3. 研究设计类型有哪些？

　　4. 如何进行资料分析？

　　5. 如何评估暴露与疾病的关联？

第一节　概　　述

一、概念

　　病例对照研究(case-control study)就是选择所研究疾病(或事件)的病人组成病例组，以无该疾病(或事件)者作为对照组，回顾性调查两组研究对象的某个或某些因素的暴露史，比较两组暴露水平的差异，以推断暴露因素与所研究疾病(或事件)有无关联和关联强度大小的观察性研究。

　　暴露是指研究对象曾经接触过某些因素，或具备某些特征，或处于某种状态。例如，接触过某些化学物质或物理因素，食入某种食物或药物，人体的生理或生化指标乃至年龄、性别、职业等。

二、基本原理

　　病例对照研究的基本原理是以确诊的患有某种特定疾病的病人作为病例，以不患有该病并具有可比性的个体作为对照，通过询问、查阅病史或实验室检查等方法，收集研究对象既往各种可能的暴露史(危险因素或保护因素)，测量并比较病例组与对照组中各因素的暴露水平，若两组差别有统计学意义，则可认为该因素与疾病之间存在着统计学关联。进而评估各种偏倚对研究结果的影响，并借助病因推断技术，推断某个或某些暴露因素与疾病的关系，从而达到探索和检验疾病病因假说的目的。其基本原理示意图见图 7-1。

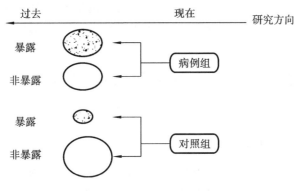

图 7-1　病例对照研究示意图

三、特点

1. 属于观察性研究　研究对象的暴露史在研究开始前就已客观存在,不受人为控制,这是与实验性研究的本质区别。

2. 设立对照组　病例对照研究区别于描述性研究的根本特点就是设立对照组以利于比较。对照组的选择有多种方法。

3. 由"果"及"因"　在研究开始时先确知其果(按是否患病确定病例组和对照组),再回顾性收集其因(暴露因素),分析暴露和疾病的关联,属于回顾性研究。

4. 一"果"多"因"　可同时研究一种疾病与多种暴露因素的关系。

病例对照研究主要用于探索疾病发生发展的影响因素(危险因素和保护因素),能初步检验病因假设,为队列研究与实验性研究提供信息和方向。此外,还广泛应用于药物疗效、疾病预后及暴发调查等方面的研究。

四、研究类型

(一)非匹配病例对照研究

一般在研究设计所规定的病例和对照人群中,分别随机抽取一定数量的研究对象,一般要求对照人数应等于或多于病例人数,无其他特殊规定。

(二)匹配病例对照研究

匹配或称配比(matching),即要求对照在某些因素或特征的分布上与病例保持一致,目的是对两组进行比较时消除匹配因素的干扰。例如,以性别作为匹配因素,在分析比较两组资料时,可避免两组性别构成的差别对疾病和因素的影响,从而更真实地说明所研究因素与疾病的关系。匹配因素还可选择年龄、学历及职业情况等。匹配分为频数匹配与个体匹配。

1. 频数匹配(frequency matching)　匹配因素在病例组与对照组所占的比例一致或接近。如病例组中男性占三分之一,则对照组中也如此。

2. 个体匹配(individual matching)　以病例和对照的个体作为单位进行匹配即个体匹配。1∶1 匹配又称配对,一个病例可匹配多个对照,如 1∶2、1∶3 直到 1∶R。

(三)病例对照研究的衍生类型

病例对照研究简单易用,但具有一定的局限性,因而衍生了多种改进的、非传统意义的病例对照研究方法,如巢式病例对照研究、病例队列研究、单纯病例研究和病例交叉研究等。

其中巢式病例对照研究应用广泛,它是将传统的病例对照研究和队列研究的一些要素进

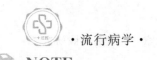
行组合后形成的一种研究方法。其基本方法是首先进行队列研究,收集所有观察对象的暴露信息及有关的混杂资料,随访结束后以队列中全部的病例组成病例组,按年龄、性别等匹配条件为每个病例选择 1 个或多个对照,再按照匹配病例对照研究的思路进行分析。

第二节　病例对照研究的设计与实施

一、提出病因假设,确定研究因素

根据以往的描述性研究结果及医学相关研究所提供的研究线索,进行广泛的文献复习,通过认真的归纳分析并结合专业知识提出该疾病的病因假设。在病因假设的基础上确定研究因素,包括研究者假定的暴露因素、其他可疑的因素和可能的混杂因素等。

(一)研究因素的选择

研究因素主要围绕着研究的病因假设,或研究的具体目标而定。与假设有关的变量应尽量详尽,无关的变量不必列入。例如,在对饮用咖啡与胰腺癌关系的研究中,调查对象是否饮用咖啡的信息绝不可少,而且应当尽量细致和深入。此外,还应包括饮用咖啡持续的时间、每日饮用咖啡的杯数、饮用咖啡的种类等,即从多个侧面反映该变量的特点,以获得较多的信息。

病例与对照的研究变量和资料收集方法应一致。例如,用调查表获取研究因素的信息,那么在研究中应对病例组和对照组的研究对象使用相同的调查表,进行同样的询问和记录。

(二)研究变量的测定

1. 研究变量的规定　每项变量都要有客观具体的定义,尽可能地采取国际或国内统一的标准。应同时考虑研究变量的可行性,尽量采用简单、可靠和操作性强的变量。

2. 研究变量的测量　研究变量可根据研究的实际情况进行定性测量或定量测量,如同样询问新鲜水果的摄入情况,可获得"不吃、偶尔吃、经常吃和每天吃"的定性信息;也可获得"平均每月吃几次,平均每次吃多少"的定量信息。重要的研究变量应尽可能地采用定量或半定量的测量方式。

3. 研究变量的收集　主要通过询问调查对象、填写问卷收集信息资料。还可通过查阅记录,环境或人体生物学样本检测,实地观察等方法获得。收集的研究变量信息应保证真实可靠,口头询问应辅以查阅客观记录,如收集孕期照射 X 线信息时,需查阅医院的医疗档案。同时对收集的信息进行质量控制,如抽取一定比例的样本复查,然后进行一致性检验等。

二、确定病例和对照

(一)病例的选择

在病例对照研究中,通过设定一些标准和限制,选择符合研究条件的患有某种疾病的病人作为病例。所遵循的原则是选择的病例应足以代表目标人群中全部的该病病例,即病例所具有的特征能够反映目标人群中所有病例的特征。

1. 制订病例标准

(1)明确诊断标准:①有些疾病诊断标准明确,应采用国际通用或国内统一的诊断标准,如乳腺癌。②有些疾病则需研究者自己制订具体而明确的诊断标准,如 1981 年进行的艾滋病病因研究。自订标准时,尽量选用客观标准。

(2)明确外部特征:对研究对象的外部特征如性别、年龄、民族等进行限制,目的是控制外部因素即非研究因素以增强两组的可比性。

2. 病例类型 选择的病例有三种类型,即新发病例、现患病例与死亡病例。①新发病例由于刚刚发病,对疾病暴露因素的回忆相对比较真实,提供的信息较为准确可靠,但数量少,收集足够的病例需花费较长时间。②现患病例对疾病暴露因素的回忆,因时间久远难以保证真实性,而且易掺入造成疾病迁延及影响存活的因素,但数量多,花费时间短。③死亡病例则主要通过查阅以往记录和询问家属获得信息,准确性在三种类型中最差。新发病例是研究首选,但限于研究条件,也可选择现患病例与死亡病例。

3. 病例来源 主要有两个:①来自医院的门诊病例或住院病例,称为以医院为基础的(hospital-based)病例对照研究。优点是资料易获得且完整可靠。缺点是代表性较差,易产生选择偏倚。以医院为基础的病例对照研究,通常选择一所或几所医院在某段时间内诊断的全部病例或随机样本。②来自社区的疾病监测资料或普查资料,称为以社区为基础的(community-based)病例对照研究。优点是代表性好。缺点是耗费大量人力和物力。以社区为基础的病例对照研究,通常选择某段时间某地区总体人群(或其随机样本)中的全部病例。

(二)对照的选择

对照是指目标人群中未患该研究疾病的个体。病例对照研究中,最大的方法学挑战来自对照的选择。

1. 对照选择原则

(1) 代表性:根据病例的定义可以确定病例的源人群(source population),对照应为源人群的随机抽样的样本,即对照的暴露水平应与源人群的暴露水平相同,且经与病例相同的诊断过程确定不患所研究疾病(可为健康者或其他疾病的病例)。

(2) 可比性:除研究因素外,可能影响疾病发生的其他因素在病例组与对照组间要尽可能均衡,主要用来避免非研究因素对结果的干扰。人口学特征如性别、年龄和婚姻状况等变量的分布也应在病例组与对照组间基本保持一致。

2. 对照选择来源 就对照而言,没有哪一种对照一定优于另一种对照,因为不同来源的对照要解决不同的问题。

(1) 医院来源:若病例来自医院,常常不能识别源人群,可在同一医院内选择同一时期就诊或住院的其他病人做对照。对照除了应具有和病例一致的某些特征而与病例有可比性之外,同时对照不应患有与所研究的疾病有共同已知病因的病例。例如,研究吸烟与肺癌的关系时,不能以心血管疾病病人为对照,因为吸烟同时是这两种疾病的可能病因。因多种疾病的病因尚未探明,为稀释"共病因"疾病的影响,可选择多个病种的病人组成对照。

(2) 社区来源:若病例来自社区,可从病例的源人群,非该病病例或健康人中选择对照,如病例来自某一社区人口,对照可从同一社区人口中的非该病病例或健康人中选择。

(3) 其他来源:选择病例的配偶、同胞、亲戚、同事或邻居做对照。不同来源的对照可解决不同的问题。如:配偶对照主要平衡婚后生活环境的影响;同胞、亲戚对照可有助于控制早期环境影响和遗传因素的混杂作用;同事对照可有助于控制工作环境和社会经济地位的混杂作用;邻居对照可有助于控制居住环境和社会经济地位的混杂作用。

3. 对照设置类型

(1) 非匹配对照:当对照来源确定后,用抽样方法从该人群中随机选择足够的人数即可。研究目的一般是为了广泛地探索疾病的危险因素。

(2) 匹配对照:可保证在某些重要方面与病例的可比性,包括频数匹配和个体匹配。当研究的是罕见疾病,所得病例数较少时,则应选择 $1:R$ 的个体匹配方法,随着 R 值的增加,统计学检验效率也在提高,当 R 值超过 4 时,效率增加缓慢,因此 R 值不宜超过 4。

匹配的目的之一在于提高统计学检验效率,其次在于控制混杂因素的作用。混杂因素既

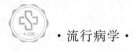
与疾病有关,也与所研究的暴露因素有关,但不是所研究的暴露因素与疾病之间的中间环节。当某个因素已进行了匹配,就不能再分析它与疾病的关系,所以匹配的因素或特征必须是已知的混杂因素,或有充分的理由怀疑为混杂因素,否则不应匹配。

将非混杂因素列入匹配,企图使病例与对照尽量一致,反而会丢失信息,降低研究效率。这种情况称为配比过度(over-matching),应注意避免。并非所有的已知的或可疑的混杂因素都需要进行匹配,一般除年龄、性别之外,对于其他因素是否引入匹配须持慎重态度以防止将不必要的因素列入匹配,从而增加对照选择的难度和费用。另一方面,混杂因素也可在资料分析时,通过一些分析方法进行控制。

三、估计样本量

在病例对照研究实施之前,需估计样本量大小,保证样本量满足研究需求,才能获得真实、可靠的研究结果。

1. 影响样本大小的因素 病例对照研究样本大小取决于下列四个参数。

(1) 研究因素在对照组中的暴露率 p_0。

(2) 预期的该因素引起的相对危险度 RR 或暴露的比值比 OR。

(3) 希望达到的显著性水平,即假设检验第 I 类错误的概率 α。

(4) 希望达到的检验效能 $(1-\beta)$,β 为统计学假设检验第 II 类错误的概率。

2. 样本量的估计方法 不同匹配方式的样本大小计算方法不同,当病例组和对照组样本量相等时效率最高。

(1) 非匹配研究设计,病例数与对照数相等时样本含量估计,见式(7-1)、式(7-2)。

$$n = 2\,\overline{p}\,\overline{q}\,(Z_\alpha + Z_\beta)^2 / (p_1 - p_0)^2 \tag{7-1}$$

$$p_1 = p_0 RR / [1 + p_0(RR - 1)] \tag{7-2}$$

$$\overline{p} = (p_1 + p_0)/2 \quad \overline{q} = 1 - \overline{p}$$

式中,Z_α 和 Z_β 为相应 α 与 β 水平时对应的标准正态离差,见表 7-1。p_0 与 p_1 分别为估计的对照组及病例组暴露比例。

案例 7-1 拟进行肥胖与心血管疾病关系的病例对照研究。据调查,该地区人群肥胖率约为 20%,预期肥胖与心血管病的相对危险度为 2.5,已知 $\alpha = 0.05$(双侧),$\beta = 0.10$,试估计样本量。

$$p_1 = (0.2 \times 2.5)/(1 + 0.2 \times 1.5) = 0.3846$$

$$\overline{p} = (0.2 + 0.3846)/2 = 0.2923 \quad \overline{q} = 1 - 0.2923 = 0.7077$$

$$n = 2 \times 0.2923 \times 0.7077 \times (1.96 + 1.28)^2 / (0.3846 - 0.2)^2 \approx 128$$

即每组各需要调查 128 人。

表 7-1 标准正态分布的分位数表

α 或 β	Z_α(单侧检验)Z_β(单侧和双侧)	Z_α(双侧检验)
0.001	3.09	3.29
0.005	2.58	2.81
0.010	2.33	2.58
0.025	1.96	2.24
0.050	1.64	1.96
0.100	1.28	1.64
0.200	0.84	1.28
0.300	0.52	1.04

(2) 个体匹配设计,病例数与对照数相等,Schlesselman 推荐的计算方法见式(7-3)、式(7-4)、式(7-5)。

$$m = \left[Z_\alpha/2 + Z_\beta \sqrt{p(1-p)} \right]^2 / (p-1/2)^2 \qquad (7-3)$$

式中,m 为病例与对照暴露情况不一致的对子数。

其中
$$p = OR/(1+OR) \approx RR/(1+RR) \qquad (7-4)$$

则需要的总对子数 M 为

$$M \approx m/(p_0 q_1 + p_1 q_0) \qquad (7-5)$$

p_0 与 p_1 分别代表对照组与暴露组的估计暴露率,其中

$$p_1 = p_0 RR/[1 + p_0(RR-1)], q_1 = 1 - p_1, q_0 = 1 - p_0$$

案例 7-2 拟进行糖尿病与心血管疾病关系的 1:1 配对病例对照研究。据调查,该地区人群糖尿病患病率约 20%,预期糖尿病与心血管疾病的相对危险度为 3.0,已知 $\alpha = 0.05$(双侧),$\beta = 0.10$,试估计样本量。

$$p = 0.75, p_0 = 0.2, q_0 = 0.8, p_1 = 0.4286, q_1 = 0.5714$$

$$m = \left[1.96/2 + 1.28 \sqrt{0.75(1-0.75)} \right]^2 / (0.75 - 0.5)^2 = 38$$

$$M = 38/(0.2 \times 0.5714 + 0.4286 \times 0.8) = 83$$

病例对照研究样本量越大,研究结果越真实稳定,但也增加了研究的成本和难度,应结合实际情况考虑权衡。在总样本量相同时,病例组和对照组样本量相等时统计学效率最高。

四、数据资料的整理与分析

获得病例对照研究原始资料后,应对其进行仔细的检查和核对,对于缺漏和错误之处进行补充和纠正,目的是获得高质量的数据资料,以便下一步进行统计分析。病例对照研究的统计学分析偏重于暴露与疾病因果关联的分析。其中核心内容是分析暴露与疾病之间是否存在关联,并估计关联强度的大小及由随机误差造成的可能性有多大,用分层分析排除未匹配的混杂变量造成的影响,还可以分析暴露与疾病的剂量-反应关系、各因子的交互作用等。

(一)资料的整理

(1)原始资料的核查:对所收集的资料要经过核查、修正、验收、归档等一系列步骤,以保证资料尽可能完整和高质量。

(2)原始资料的分组、归纳,或编码输入计算机。

(二)数据的分析

1. 统计描述

(1)描述研究对象的一般特征:一般按病例对照分组描述研究对象人数及各种特征的构成,如性别、年龄、职业、学历、婚姻状况、疾病类型的分布等。频数匹配时应描述匹配因素的频数比例。

(2)均衡性检验:比较病例组和对照组某些基本特征是否相似或齐同,目的是检验病例组与对照组的可比性。对确有统计学差异的因素,在分析时应考虑到该因素对其他因素可能的影响。

2. 统计推断

(1)不匹配不分层资料的分析:这是病例对照研究资料分析的基本形式。

①将资料整理成四格表形式,见表 7-2。

表 7-2　病例对照研究资料整理表

暴露或特征	病例	对照	合计
有	a	b	$a+b=n_1$
无	c	d	$c+d=n_0$
合计	$a+c=m_1$	$b+d=m_0$	$a+b+c+d=t$

案例 7-3　2005 年报道的一项关于致敏原职业暴露与哮喘关系的病例对照研究中,148 名哮喘病例来自胸科医院,228 名对照基于人群随机选取,采用非匹配病例对照研究设计。其结果见表 7-3。

表 7-3　致敏原职业暴露与哮喘关系的病例对照研究

致敏原职业暴露	病例	对照	合计
有	36	34	70
无	112	194	306
合计	148	228	376

②分析暴露与疾病是否存在关联。利用 χ^2 检验,检验病例组与对照组的暴露率有无统计学差异。如果两组的暴露率有统计学差异,说明暴露与疾病之间存在关联。

$$\chi^2 = \frac{(ad-bc)^2 n}{(a+b)(c+d)(a+c)(b+d)} = 5.2473$$

$\chi^2_{0.05(1)} = 3.84$,本例 $\chi^2 \approx 5.25 > 3.84$,则 $P < 0.05$。

结果表明两组暴露率差异有统计学意义,即致敏原职业暴露与哮喘有关联。

③计算暴露与疾病的关联强度。病例对照研究中表示疾病与暴露之间联系强度的指标为比值比(odds ratio,OR),又称比数比、优势比。比值(odds)是指某事件发生的可能性与不发生的可能性之比。暴露比值是指某事件发生的可能性与不发生的可能性之比,病例组的暴露比值见式(7-6);对照组的暴露比值见式(7-7)。

$$\frac{a/(a+c)}{c/(a+c)} = a/c \tag{7-6}$$

$$\frac{b/(b+d)}{d/(b+d)} = b/d \tag{7-7}$$

病例组的暴露比值与对照组的暴露比值之比为 OR 值,见式(7-8)。

$$OR = \frac{病例组的暴露比值}{对照组的暴露比值} = \frac{ad}{bc} \tag{7-8}$$

相对危险度的本质为率比(rate ratio)或危险比(risk ratio),即暴露组与非暴露组发病率之比,或发病的概率之比。但是病例对照研究不能计算发病率,所以病例对照研究中只能计算 OR。OR 的含义与相对危险度相同,指暴露组的疾病危险性为非暴露组的多少倍。OR>1 说明疾病的危险度因暴露而增加,暴露与疾病之间为"正"关联;OR<1 说明疾病的危险度因暴露而减少,暴露与疾病之间为"负"关联;OR=1 表示暴露与疾病无关。但是在不同患病率和不同发病率的情况下,OR 与 RR 是有差别的。疾病率小于 5% 时,OR 是 RR 的极好近似值。

应用表 7-3 资料计算暴露与疾病的关联程度:

$$OR = \frac{ad}{bc} = 1.83$$

结果表明暴露于致敏原职业环境者患哮喘的危险性是未暴露者的 1.83 倍。

④估计 OR 的 95% 可信区间(confidence interval,CI)。前面计算的 OR 值是暴露和疾病关联程度的一个点估计值,即用一次抽样数据所计算出来的样本 OR 值,可能存在抽样误差,

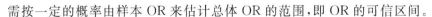
需按一定的概率由样本 OR 来估计总体 OR 的范围,即 OR 的可信区间。

可通过 Miettinen 法计算 OR 的可信区间,见式(7-9)。OR 的 95% 可信区间中不包括 1.0,可认为该 OR 值在 0.05 水平上有显著性,即暴露与疾病之间存在关联。

$$OR95\%CI=OR^{(1\pm1.96/\sqrt{\chi^2})} \tag{7-9}$$

$$OR95\%CI=1.83^{(1\pm1.96/\sqrt{5.25})}=1.09\sim3.07$$

本例中,OR 的 95%CI 为 1.09~3.07,不包括 1,且高于 1,说明研究所得的 OR=1.83 有统计学意义,并非抽样误差造成,即可认为致敏原职业暴露是哮喘的危险因素。

(2)不匹配分层资料的分析:分层分析是将研究对象根据某特征分为不同层次,如按性别可分为男和女、按年龄可分为<40 岁和≥40 岁,然后分别分析各层中暴露与疾病的关联。借以分层的因素是可疑的混杂因素,每一层中该混杂因素基本不变或变化很小,可以调整其对结果的干扰。

①分层资料的整理见表 7-4。

表 7-4　病例对照研究分层资料整理表

暴露特征	i 层的发病情况		合计
	病例	对照	
有	a_i	b_i	n_{1i}
无	c_i	d_i	n_{0i}
合计	m_{1i}	m_{0i}	t_i

案例 7-4　一项关于口服避孕药与心肌梗死关系的病例对照研究,结果见表 7-5。

表 7-5　口服避孕药与心肌梗死关系的病例对照研究

暴露	病例	对照	合计
服药	39	24	63
未服药	114	154	268
合计	153	178	331

经计算,$\chi^2=7.70$,OR=2.20。结果表明两组口服避孕药的暴露率差异有统计学意义,口服避孕药与心肌梗死存在关联,口服避孕药者患心肌梗死的危险性是未口服避孕药者的 2.20 倍。

但考虑到年龄与口服避孕药有关,也与心肌梗死有关,可能是个混杂因素。故可按年龄分层,分为<40 岁和≥40 岁两层,见表 7-6。

表 7-6　口服避孕药与心肌梗死关系的病例对照研究按年龄分层

暴露	<40 岁			≥40 岁		
	病例	对照	合计	病例	对照	合计
服药	$21(a_1)$	$17(b_1)$	$38(n_{11})$	$18(a_2)$	$7(b_2)$	$25(n_{12})$
未服药	$26(c_1)$	$59(d_1)$	$85(n_{01})$	$88(c_2)$	$95(d_2)$	$183(n_{02})$
合计	$47(m_{11})$	$76(m_{01})$	$123(t_1)$	$106(m_{12})$	$102(m_{02})$	$208(t_2)$

②计算各层的 OR 值:

$$OR_1=\frac{21\times59}{17\times26}=2.80$$

$$OR_2=\frac{18\times95}{7\times88}=2.78$$

OR_1、OR_2 接近,均较不分层时 OR 大。

经齐性 Woolf 检验法检验,两层的 OR 值同质。

③计算总的 OR 值:采用 Mantel-Haenszel 提出的计算方法,见式(7-10)。

$$OR_{MH} = \frac{\sum (a_i d_i / t_i)}{\sum (b_i c_i / t_i)} \tag{7-10}$$

根据表 7-6 的数据,可得 $OR_{MH} = 2.79$。

④计算总的 χ^2 值:亦用 Mantel-Haenszel 提出的计算方法,见式(7-11)、式(7-12)、式(7-13)。

$$\chi^2_{MH} = \frac{\left[\sum a_i - \sum E(a_i) \right]^2}{\sum V(a_i)} \tag{7-11}$$

式中,$\sum E(a_i)$ 为 $\sum a_i$ 的理论值。

$$\sum E(a_i) = \frac{\sum m_{1i} n_{1i}}{t_i} \tag{7-12}$$

式中,$\sum V(a_i)$ 为 $\sum a_i$ 的方差。

$$\sum V(a_i) = \sum_{i=1}^{I} \frac{m_{1i} m_{0i} n_{1i} n_{0i}}{t_i^2 (t_i - 1)} \tag{7-13}$$

式中,I 为分层的总层数,i 为第几层。

根据表 7-6 数据计算结果,$\chi^2_{MH} = 11.79$。

自由度 $\nu =$ 处理组 $-1 = 4-1 = 3$,查 χ^2 界值表,$P < 0.01$。

⑤估计总 OR 值 95% 的可信区间:可用 Miettinen 法计算。

$$(OR_U, OR_L) = OR_{MH}^{(1 \pm 1.96/\sqrt{\chi^2_{MH}})} = (1.55, 5.01)$$

由以上分析可以看出,分层后的 OR_{MH} 为 2.79,若不进行分层分析,则 OR 值为 2.20,说明混杂因素(年龄)的作用,使得避孕药与心肌梗死的关联被低估。

(3) 匹配资料的分析:本节主要介绍 1:1 配对资料的分析。

①将资料整理成四格表,见表 7-7。

表 7-7 1:1 配对病例对照研究资料整理表

对照	病例		对子数
	有暴露史	无暴露史	
有暴露史	a	b	a+b
无暴露史	c	d	c+d
对子数	a+c	b+d	t

案例 7-5 以 1997 年 Randall 等报告的肝大细胞性改变与肝癌关系的病例对照研究为例,结果见表 7-8。

表 7-8 肝大细胞性改变与肝癌关系的病例对照研究

对照	病例		合计
	有暴露史	无暴露史	
有暴露史	4(a)	3(b)	7(a+b)
无暴露史	12(c)	18(d)	30(c+d)
合计	16(a+c)	21(b+d)	37(t)

(Randall,1997)

②χ^2 检验:采用 McNemar 法计算。

$$\chi^2 = (b-c)^2/(b+c) \tag{7-14}$$

式(7-14)适用于较大样本,对子数较少时采用 McNemar 法校正式式(7-15)。

$$\chi^2 = (\mid b-c \mid -1)^2/(b+c) \tag{7-15}$$

本例 $\chi^2 = (\mid b-c \mid -1)^2/(b+c) = 4.27, P < 0.05$。病例组与对照组肝大细胞性改变差异有统计学意义,肝大细胞性改变与肝癌存在关联。

③计算 OR 值:见式(7-16)。

$$OR = \frac{c}{b} \tag{7-16}$$

本例 $OR = c/b = 4.0$,肝大细胞性改变者患肝癌的危险性是未改变者的 4.0 倍。

④计算 OR 的 95% 可信区间:仍采用 Miettinen 法。

$$(OR_U, OR_L) = OR^{(1\pm1.96/\sqrt{\chi^2})} = (1.07, 14.90)$$

OR 的 95%CI 为 1.07~14.90,可信区间不包括 1,且高于 1,说明研究所得的 OR=4.0 有统计学意义,并非抽样误差造成,即可认为肝大细胞性改变是肝癌的危险因素。

第三节 病例对照研究中的偏倚及其控制

病例对照研究是一种回顾性观察研究方法,在研究过程中会受到多种因素影响,比较容易产生偏倚。这些偏倚可以通过合理设计和采用一些分析方法加以减少或防止。常见的偏倚有选择偏倚、信息偏倚和混杂偏倚。

一、选择偏倚

选择偏倚(selection bias)是由于选入的研究对象与未选入的研究对象在某些特征上存在差异而引起的误差。这种偏倚常发生于研究的设计阶段。

1. 入院率偏倚(admission rate bias) 又称伯克森偏倚(Berkson's bias)。当利用医院病人作为研究对象时,疾病严重程度不同、医疗条件不同、人群对某一疾病的认知程度不同等原因而使患不同种类疾病的病人的住院率不同,从而导致病例组与对照组在某些特征上存在系统差异,歪曲了暴露因素的比例,引起偏倚。控制的方法是设计阶段尽量在多个医院随机选择病例,在人群中选择对照,以减少偏倚程度。

2. 现患病例-新发病例偏倚(prevalence-incidence bias) 又称奈曼偏倚(Neyman bias)。如果研究对象选自现患病例,得到的信息可能更多与存活有关,而非与发病有关,导致将存活因素误认为病因。另外,如果某病的幸存者因病改变了生活习惯,提供的暴露特征会与新发病例不同,从而错误地估计了某些暴露因素的病因作用。控制的方法是调查时明确规定研究对象为新发病例,以减少偏倚程度。

3. 检出症候偏倚(detection signal bias) 又称暴露偏倚(unmasking bias)。病人常因某些与致病无关的症状而就医,从而提高了早期病例的检出率,致使过高地估计了暴露程度,而产生系统误差。例如,针对服用雌激素与子宫内膜癌关系的病例对照研究,无症状早期子宫内膜癌病人服用雌激素后易致出血而就诊,故被发现患病的机会增多,从而得出雌激素与子宫内膜癌有关联的错误结论。但进一步研究发现,服用雌激素的病例中有 79% 为早期病例,而未服用者中只有 58%,说明检出症候偏倚导致了错误结论。控制的方法是收集病例时,包括早期、中期和晚期病人,则检出病例中暴露者的比例会趋于正常,偏倚因此得到控制。

二、信息偏倚

信息偏倚(information bias)又称观察偏倚或测量偏倚,是在收集整理信息过程中产生的系统误差。

1. 回忆偏倚(recall bias) 病例对照研究属于回顾性研究,由于被调查者记忆不正确或不完整造成结论的系统误差。回忆偏倚的产生与事件发生的久远程度、事件的重要性及调查者的询问技术有关。病例组和对照组的回忆认真程度不一样,病例组因疾病创伤可能记忆较为准确,而对照组可能已经记忆不清。控制的方法是尽量选择客观、重要和简单的指标完成调查,提高调查者的询问方式和调查技术。

2. 报告偏倚(reporting bias) 研究对象因某种原因故意夸大或缩小某些情况而导致的系统误差,例如,调查一些敏感性问题(如青少年性行为、酗酒)时,研究对象常因自我保护的需求未真实作答。控制的方法是应尽量选择合适的调查方式,创造良好的询问环境以减少报告偏倚。

3. 诱导偏倚(inducement bias) 在调查过程中,调查者询问技术不当,或者为取得阳性结论,诱导调查对象做某一倾向性的回答从而产生的系统误差。例如,仔细询问病例组的暴露情况,却对对照组的暴露情况草率敷衍。控制的方法是认真做好调查人员的培训,采取复查等方法以减少诱导偏倚。

三、混杂偏倚

当研究某个暴露因素与某种疾病的关联时,由于某个既与疾病有关联,又与所研究的暴露因素有关联的因素的影响,掩盖或夸大了暴露因素与疾病的真实关联,所产生的偏倚,称为混杂偏倚(confounding bias)。在设计时利用限制、配比的方法,资料分析阶段采用分层分析或多因素分析模型处理,可适当控制混杂偏倚。

第四节 病例对照研究方法的优点与局限性

此处的优点和局限性是传统的病例对照研究相对于队列研究而言。近年来一些新发展的研究类型,分别从不同角度克服了病例对照研究固有的缺陷。例如,巢式病例对照研究就不存在推论的真实性差的问题。可以说,病例对照研究是分析流行病学的重要工具之一,有着巨大的潜力及应用价值。

一、优点

(1) 特别适用于罕见病的研究,有时往往是罕见病病因研究的唯一选择,因为病例对照研究不需要太多的研究对象,此时队列研究需要的研究对象数量太大,难以开展。

(2) 在因果关系研究中,相比其他方法更节省人力、物力、时间,并且较易于组织实施,短时间内即可得到研究结果。

(3) 该方法广泛应用于许多方面,如暴发调查时验证假设。

二、局限性

(1) 不适于研究人群中暴露比例很低的因素,因为需要很大的样本量。

(2) 偏倚对研究结果影响较大。在选择研究对象时,难以避免选择偏倚。在获取既往信息时,难以避免回忆偏倚。

(3) 暴露与疾病的时间先后常难以判断,暴露信息通过研究对象回忆收集,且研究开始时疾病已经发生,难以判断其因果关系发生的时间顺序。

小结

病例对照研究是选择患病和未患病者作为研究对象,收集既往可疑因素暴露史,测量并比较两组暴露率的差别,进而评估暴露与疾病的关系以及关联强度大小的一种观察性研究方法,特别适用于罕见病的病因学研究。由于研究方向由"果"到"因",只能探索或检验病因假设,不能做出因果关联的结论。病例对照研究设计中,匹配设计控制了混杂因素的影响,较不匹配设计统计学检验效率高,通常采用1:1的配对设计。以医院为基础的病例对照研究,要注意研究对象的代表性,以社区为基础的病例对照研究,代表性好,但要注意可行性。尽量采用新发病例,诊断标准要统一,特别注意对照组的选择要注意代表性和可比性。不同设计类型资料分析方法不同。因此,资料分析时要区分研究设计类型。注意对比病例对照研究中关联强度指标 OR 与队列研究中 RR 的区别。通过分层分析了解对于混杂偏倚的控制。病例对照研究中选择偏倚、信息偏倚和混杂偏倚都有可能发生,在设计、实施、资料分析阶段要充分考虑偏倚的来源并尽力控制。

能力检测

一、单项选择题

1. 下列选项中(　　)是病例对照研究的优点。

A. 可同时研究一种可疑因素与多种疾病的联系　　B. 适用于常见病的病因研究

C. 样本小,节省人力、物力,获得结果快　　D. 偏倚少,结果可靠

E. 可计算发病率

2. 下列选项中(　　)在病例对照研究中不会出现。

A. 选择偏倚　　　B. 信息偏倚　　　C. 回忆偏倚　　　D. 混杂偏倚　　　E. 失访偏倚

3. 一项吸烟与肺癌关系的病例对照研究结果显示: $\chi^2 = 12.36, P < 0.05, OR = 3.3$,正确的结论为(　　)。

A. 病例组肺癌的患病率明显大于对照组

B. 病例组发生肺癌的可能性明显大于对照组

C. 对照组发生肺癌的可能性明显大于病例组

D. 对照组的患病率明显大于病例组

E. 不吸烟者发生肺癌的可能性明显少于吸烟者

4. 参照病例来源于医院的病例对照研究资料,一般只能计算(　　)指标。

A. RR　　　　　B. OR　　　　　C. AR　　　　　D. PAR　　　　　E. 以上均不对

5. 某研究者研究新生儿黄疸的病因,选择100例确诊的新生儿黄疸病例,和同期同医院确诊的没有黄疸的新生儿100例,然后调查产妇的分娩卡片,了解产前及产时各种暴露情况。这种研究方法是(　　)。

A. 病例对照研究　　　　　B. 前瞻性研究　　　　　C. 临床随访研究

D. 干预性研究　　　　　E. 现况调查研究

二、简答题

1. 病例对照研究中如何选择研究对象?

2. 病例对照研究中可发生哪几类偏倚? 应该如何控制?

能力检测答案

(刘　佳)

第八章 流行病学实验研究

教学PPT

案例导入

　　1956年《中华卫生杂志》第1期同时发表了2篇关于用痢疾杆菌噬菌体预防细菌性痢疾的研究论文,题目为"试用痢疾杆菌噬菌体预防杆菌痢疾"的论文认为痢疾杆菌噬菌体能够有效预防细菌性痢疾,题目为"痢疾杆菌噬菌体成品对预防家庭接触者续发痢疾的效果"的论文认为其没有显效(该论文由何观清教授等整理)。前一组研究者曾在《中华内科杂志》1955年第6期发表"痢疾杆菌噬菌体治疗成人杆菌痢疾之初步报告"的论文,也认为有效。基于以上互相矛盾的结论,加上当时全国有些单位正在开展应用痢疾杆菌噬菌体预防细菌性痢疾的工作,苏德隆教授在《中华医学杂志》1957年第4期发表了"痢疾杆菌噬菌体究竟有无治疗和预防痢疾的作用"一文,对前述的3篇研究论文进行了评价,认为"有效"的两篇论文设计不合理,结论不可靠,而认为"没有显效"的论文设计合理,结果较可信。为了进一步评价噬菌体预防细菌性痢疾的效果,何观清教授等采用随机分组、设立有安慰剂对照的现场试验再次进行研究,结果认为噬菌体无预防细菌性痢疾的效果。

第一节　概　　述

一、定义

　　流行病学实验是以人群为研究对象,将符合要求的研究人群随机分为实验组和对照组,研究者对实验组施加干预措施,对对照组不施加干预措施或给予干预措施以外的处理因素,然后前瞻性随访观察并收集相关数据资料,通过比较实验组和对照组研究人群中发生结局事件的差异,评价干预措施效果的一种流行病学研究方法。

　　与本书前述的流行病学观察性研究设计不同,流行病学实验研究对研究对象施加了干预措施。研究对象可以是健康人群、某疾病的高危人群、处于某疾病前期的人群或某病的病人。研究对象需要采用随机方法进行分组,可以设立一个实验组和一个对照组,也可以设立多个实验组和多个对照组。干预措施可以是某预防制剂,如某药物、微营养素添加剂、某种生物制品、某疾病的早期筛检手段或是健康教育措施等;也可以是去除或减少某危险因素的暴露,如吸烟、饮酒、环境污染、居民区噪声等。结局事件可以是疾病的发生、死亡或生理生化指标的改变,也可以是疾病的康复、好转、缓解或治愈。流行病学实验研究通常需要干预并随访一定时间才可以产生足够多的结局事件,从而用于评价干预措施的效果。

二、分类

　　根据不同的研究目的、研究对象及干预单位等特点,可以将流行病学实验分为现场试验、社区干预试验和临床试验三大类。研究目的为预防,研究对象是健康或高危人群,干预单位为个体的流行病学实验研究称为现场试验(field trial),而干预单位为群体者即为社区干预试验(community intervention trial)。如果研究目的是治疗,研究对象为高危人群、疾病前期人群、病人或健康志愿者,干预单位为个体,则称为临床试验(clinical trial)。三者间的区别与联系见表8-1。

表 8-1 现场试验、社区干预试验和临床试验的区别与联系

特　征	现场试验	社区干预试验	临床试验
研究设计	前瞻性干预研究	前瞻性干预研究	前瞻性干预研究
研究对象	健康、高危人群	健康、高危人群	高危人群、疾病前期人群、病人或健康志愿者
干预单位	个体	群体	个体
干预措施	预防制剂、健康教育、促进方法与技术(如生活方式干预)等	预防制剂、健康教育、促进方法与技术(如生活方式干预)等	药物、医疗器械、手术方法等
研究现场	社区人群	社区人群	医院、诊所
随机分组	是	是	是
设立对照	是	是	是
主要用途	评价疫苗、药物效果,验证病因假设	评价干预措施、卫生政策效果,验证病因假设	探索药物有效剂量及不良反应,评价药物、治疗措施疗效

(1) 现场试验和社区干预试验:现场试验和社区干预试验是在健康人群或高危人群中进行的干预试验。研究对象被随机分为实验组和对照组,对实验组施加相应的干预措施,对照组不施加干预措施,前瞻性随访观察一段时间后,比较两组人群某疾病的发病率、死亡率或其他指标的差异,进而评价干预措施的效果。两者间的不同之处在于,现场试验接受干预措施的基本单位为个体,而社区干预试验接受干预措施的基本单位为研究对象群体或社区。

(2) 临床试验:临床试验是将某病的高危人群、疾病前期人群或病人(有时可以是健康志愿者)作为研究对象,随机分为实验组和对照组,对实验组的研究对象采用某种新药、新器械或某治疗方法,对于对照组采用传统治疗方法或给予安慰剂(placebo),经过一定时间的治疗,评价实验组和对照组的疗效、安全性和(或)不良反应,也可以通过临床试验探索药物在人体内的吸收、分布、代谢和排泄规律等。安慰剂是指剂型、大小、颜色、重量、气味、口味等都与试验药物相似,但不含试验药物有效成分的制剂。

三、特征

(1) 对研究对象施加干预措施:流行病学实验的干预措施是研究者根据研究目的而人为施加于研究对象,以便获得干预因素与研究结局的关联,这是与观察性研究的本质区别。

(2) 设有对照:流行病学实验研究应设立与实验组均衡可比的对照组,使得研究结果的组间差别归之于干预措施的效应。

(3) 随机分组:与观察性研究不同,严格的流行病学实验研究应采用随机化方法将研究对象分配到实验组或对照组,以控制研究中影响干预措施效应的各种因素。

(4) 前瞻性:流行病学实验将研究对象随机分组后施加干预措施,并通过进行前瞻性随访,收集研究结局变量及其他相关数据,评价干预措施的效果。

(5) 由"因"及"果":流行病学实验的目的是评价干预措施对研究结局的影响,干预措施在前,结局事件在后,因此是由"因"及"果"的研究设计。

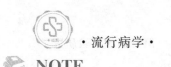

第二节 研究设计的基本要素与原则

一、流行病学实验研究设计的基本要素

在流行病学实验研究设计中有三个基本要素需要认真考虑,那就是研究对象、处理因素和效应指标。不同的实验研究类型不同,研究对象也不同。处理因素也称为干预措施(因素),是研究者施加(或去除)关于研究对象的某因素,该因素可以是一个因素,也可以是多个因素。在流行病学实验研究中对实验组(干预组)采取的措施即是处理因素,这里需要强调的是应该对处理因素进行明确的定义,包括剂量或强度、干预或暴露时间、研究期间是否有变动等。效应指标是处理因素作用于研究对象后发生的变化,也是研究的结局变量,可以是生理、生化、病理学指标,也可以是分子生物学标志物或者是疾病的发生或死亡。考虑好这三个要素就可以很好地回答研究的问题(研究假设),即采用什么样的处理因素(干预措施)?作用于什么样特征的研究人群?出现什么样的结局?

二、流行病学实验研究设计的基本原则

流行病学实验研究设计应遵循四项基本原则,分别为对照(control)、重复、随机(random)和盲法,下面将详细讨论这四项基本原则的意义和实施方法。

(一)对照

1. 设立对照的意义 有比较才有鉴别,对照是比较的基础,设立对照的意义在于使实验组和对照组在处理因素以外的其他因素(也称为非处理因素)方面基本保持一致,从而使研究因素的效应得以显现。其意义可用以下符号表达:

T(处理因素)$+S$(非处理因素)$=e$(实验效应)$+s$(非处理因素影响的结果)

$$
\begin{array}{lcccccc}
\text{实验组} & T & + & S_1 & \to & e & + & s_1 \\
 & & & & \| & & & \| \\
\text{对照组} & O & + & S_2 & \to & o & + & s_2 \\
\hline
\text{处理因素的效应} & T & & & \to & & e
\end{array}
$$

式中:T 表示处理因素;e 表示处理因素引起的效应指标的变化;S_1 表示非处理因素;s_1 表示非处理因素引起的效应指标变化。对照组没有处理因素(O),因此,不引起效应指标的变化,其效应值为零(表示为 o)。如果对照设置合理,即 $S_1=S_2$。那么两组由于非处理因素引起的效应指标变化也相等,即 $s_1=s_2$。从而使处理因素的效应 $T{\to}e$ 得以显露。对照组设立后,需要检验实验组和对照组研究对象在主要人口学及临床特征上的可比性,从而评价对照设立的合理程度。

临床试验中设立对照还具有以下特殊作用。

1)区分疾病的自然过程 临床试验中,许多疾病的自然史不能预测,设立对照有助于判断某种疾病的预后是干预措施的效果还是疾病本身的自然史变化导致的。例如,普通感冒可自行缓解,因此评价某药物对该疾病的疗效时,若无对照,会将病情的自然缓解误认为是药物的疗效。

2)消除安慰剂效应 临床试验中,研究对象对安慰剂的反应产生于研究对象对药品或医生信任的心理反应,即使安慰剂本身并不含有药物的活性成分,但由于研究对象依赖医药而表

现出一种正向心理效应,从而使安慰剂本身具有主观性疗效。因此,在评价某种药物时,如无对照,该药物的疗效中就包含安慰剂效应(高估药物疗效),或该疗效本身就是安慰剂效应(药物无疗效时)。因此,通过设立安慰剂对照,可以消除实验组和对照组由于安慰剂效应带来的非药物因素的影响。

3)确定治疗过程中的不良反应 在新药疗效评价时,部分病人可能会出现不良反应,如果没有对照,观察者就无法正确判断试验过程中的不良反应是疾病本身的表现,还是由药物引起的。

2. 设立对照的原则 设立对照的基本要求是除干预措施即处理因素外,研究对象的其他特征即非研究因素在比较的不同组别中分布均衡。非研究因素众多,如研究对象的人口学特征、经济收入、社会地位、生活方式、个人嗜好、膳食模式、精神心理特征、遗传因素、疾病特征等。如果这些因素在实验组或对照组分布不均衡,就会干扰研究结果。我们通常通过比较容易测量到的研究对象特征如性别、年龄、受教育水平、婚姻状况、社会经济地位等在实验组和对照组的分布情况来评价对照的均衡可比性,如果这些特征在实验组和对照组的分布没有统计学差异,就可以认为对照设立合理,具有较好的可比性。

3. 常见的对照形式

1)随机同期平行对照 流行病学实验研究设计时通常应用随机方法进行研究对象分组,对照组与实验组在同一时间以平行方式同时开展研究,这样的对照形式与历史对照不同,因此称为随机同期平行对照。

常用的随机同期平行对照类型如下。

(1)处理因素平行对照:也称为剂量-反应对照(dose-response control),是将干预措施例如试验药物设计成几个剂量组,将研究对象随机地分配到一个剂量组中,这样的对照方式称为剂量-反应对照。该种对照可以反映药物对疗效的剂量-反应关系,或与不良反应的关系。但可能无法确认低剂量组是否有效,因此,往往需要设置安慰剂对照,即零剂量,从而对整个治疗作用的大小有比较明确的认识。剂量-反应对照主要用于评价剂量-反应关系。

(2)安慰剂对照(placebo control):多项临床试验证实,服用安慰剂的病人虽然获得无效的治疗,但却"预料"或"相信"治疗有效,而产生主观性疗效,这种现象称为安慰剂效应。因此,在评价药物疗效时,如果对照组不进行治疗,就很难辨认实验组的疗效是由药物本身还是由于安慰剂效应而致。设置安慰剂对照可以排除安慰剂效应及其他非药物因素对试验药物评价的影响。

由于安慰剂不存在任何药物的有效成分,因此采用安慰剂对照往往会引发伦理学问题。安慰剂的使用应当谨慎,一般仅限于以下情况:①所研究的疾病尚无有效药物治疗时;②治疗慢性功能性疾病的药物;③轻度疾病,例如,精神抑郁的治疗,这类病人往往不需要特殊药物治疗;④诊断已明确不需要药物治疗的病人;⑤慢性疼痛病人,如证实有安慰剂效应,可以在药物治疗间歇给予安慰剂治疗。

(3)阳性药物对照:出于对伦理问题的考虑,安慰剂对照的使用受到限制,大多数临床试验通常采用已知有效的阳性药品作为试验药物的对照,称为阳性对照。临床试验中的阳性对照一般要求为本专业公认的、疗效明确的药物或治疗方案,通常为药典中收载的药物,或者是学术界认可的标准治疗方案。

(4)空白对照(blank control):将未施加任何干预措施的对照称为空白对照。空白对照一般适用于无法采用盲法设计的处理措施,如外科手术、放射治疗等。由于该方法涉及伦理问题且不利于盲法的实施,一般不适宜设立空白对照。

2)历史对照(historical control) 将研究者本人或他人过去的研究结果作为对照组,与实验组进行比较。当所研究的疾病特别严重(如 AIDS、恶性肿瘤等)或非常稀有,目前没有满意的治疗方法,且根据药物作用机制、动物实验及早期经验已能推荐所研究的新药时,可以使用历史对照。历史对照由于选择的病人和治疗方法不在同一个时期,实验组和对照组的可比性较差,其应用十分有限。

3) 匹配对照(matched control) 在临床试验中通常按照符合要求的受试病人的特征,选择与这些特征一致或相近的病人作为对照,匹配成对子,通过随机技术,将其中一人分配入实验组,另一人作为对照,这样的对照形式即为匹配对照,通常采用 1∶1 匹配,也可以是多个对照的匹配形式。有关匹配对照的更多论述请参考本书病例对照研究一章的讨论。

4) 自身对照(own control) 以同一研究对象做试验前后对比,例如,评价某药物的效果,在试验前,需要规定一个合理的疗效观察期限,然后比较治疗前后某结局指标的改变情况。

5) 交叉对照(crossover control) 将研究对象随机分为两组,对两组受试者使用两种不同的处理措施,然后互相交换处理措施,最后分析和比较疗效。交叉设计中每例病人先后要接受两种不同的处理措施,在两个阶段之间应有一个洗脱期,以消除第一阶段治疗药物对第二阶段的影响。洗脱期结束后,开始第二阶段的治疗。

采用交叉对照有如下优点:①每例研究对象先后接受治疗组或对照组治疗,能够控制个体差异和时间对处理因素的影响,故效率较高;②所需样本量较少;③可研究药物应用先后顺序对治疗结果的影响。但该设计存在以下不足:①只适合症状反复发作的慢性病,如高血压、风湿性关节炎等,对于各种急性严重疾病或不能恢复到第一阶段治疗前状况的疾病(如心肌梗死、胃溃疡等)及那些不允许停止治疗(洗脱期)的疾病(如心力衰竭、休克等),不能采用交叉设计;②当研究对象的状态发生根本变化时,如死亡、治愈等,后一阶段的处理将无法进行,因此交叉设计也不适用于具有自愈倾向或病程较短的疾病;③整个研究观察期较长,研究对象的依从性难以保证;④研究对象一旦在某一阶段退出实验,就会造成该阶段及其以后的数据缺失,增加统计分析的困难。

(二)重复

重复是指在相同实验条件下进行多次研究或多次观察,以提高实验的可靠性(reliability)。重复最主要的作用是估计误差,只有在相同研究条件下对同一观测指标进行多次重复测定,才能计算出误差大小;重复的另一作用就是减小抽样误差,多次重复测定的均数或大样本率的误差较小,提高了研究的精确性(precision)。重复的原则在流行病学研究设计中体现为样本量的大小,可以通过样本量的估计,确保样本量足够。满足流行病学研究设计要求的样本量可以保证研究的流行病学和统计学功效,使得研究能够检测出不同比较组别间较小的统计学差异,并获得效应值变异较小的 95% 可信区间。

(三)随机

随机就是每一个受试对象都有同等的机会被分配到不同的实验组和对照组,是保障大量不可控制的(包括已知的和未知的、可测量的与不可测量的)非处理因素在各组间分布均衡可比的一种统计学措施,也是对实验结果进行外推的重要前提,它贯穿于实验设计和实施的全过程中。在流行病学实验研究设计中通过对照的设立及随机化技术,就能够很好地做到各个相互比较组别间的均衡可比性。

常用的随机分组方法如下。

1. 简单随机化(simple randomization) 最常用的方法是通过查阅随机数字表或采用计算机产生的随机数字,将研究对象随机分配入实验组或对照组。该方法操作简单,但分配到各组的研究对象人数可能不等。此外,在同一时间段内可能会出现大多数研究对象集中入选同一组别的现象,形成不均匀分布,从而影响研究结果。

2. 区组随机化（block randomization） 也称均衡随机化，其基本方法是将条件（如年龄、性别、病情等）相近的一组研究对象作为一个区组（block），区组间研究对象的特征应尽可能相似，每个区组的长度必须是治疗组数的整数倍，每个区组内的干预措施和对照措施随机分配。与简单随机化分组相比，区组随机化分组的各比较组间更均衡、可比。

3. 分层随机化（stratification randomization） 按照对治疗效果影响较大的特征（如性别、年龄、病情、临床分型等）进行分层，再运用简单随机化方法将每层内的研究对象分到实验组和对照组。分层随机化方法的目的是将影响疗效的因素按影响程度的大小依次分层加以考虑，使得实验组和对照组的临床特征比较接近，增加组间可比性。其优点是所用样本量小，效率高；缺点是分层越多，选择可比性的研究对象越难，需要的样本量越大。

4. 整群随机化（cluster randomization） 以社区或群组为单位进行随机分组，群组可以是家庭、学校、机关、工厂、村庄或居民区等。该随机化方法要求除干预措施外，不同群组间的特征的变异度要小。此方法简便易行，研究对象的依从性相对较高，常用于现场或社区干预试验，但因其所需样本量较大，抽样误差较大，设计精度较低。

（四）盲法

流行病学实验研究中的偏倚可以来自研究的参与者及研究过程的各方面和各个环节，通过随机化和设立对照消除控制了很多影响研究结果的非处理因素，但是来自研究对象和研究者的疗效评价、检测结果判断、数据分析方面的不客观和不公正态度甚至心理因素也会引入很大的偏倚。那么研究者需要进一步采取措施来消除这些偏倚，即让研究对象、研究观察者和数据的分析者部分或全部不知道研究的分组情况，这样就消除了他们因为个人主观倾向带来的偏倚，这样的方法称为盲法。如果不让研究对象知道研究的分组情况，例如，在某一生物制品的现场试验中实验组注射受试的生物制品，对照组注射安慰剂（假设是生理盐水），以消除研究对象带来的偏倚，这种方法称为单盲（single blind）。如果想进一步消除研究者如预防接种效果的评价者带来的偏倚，而不让其知道研究的分组情况就是双盲（double blind）。研究中还有一类人员负责结果的评判和数据的分析，他们如果带有主观的对研究有利或不利的倾向性尤其是对于那些结果不明显的案例的处理，就有可能引入偏倚，影响其评价的客观性。所以，必要时也要对他们实行盲法，即为三盲（triple blind）。

盲法应用的常见形式归纳于表 8-2 中。

表 8-2 盲法应用的常见形式

研究中牵涉的人员	盲法应用的形式		
	单盲	双盲	三盲
研究对象	×	×	×
研究的观察者	√	×	×
研究的评价/分析者	√	√	×
研究的设计者	√	√	√

注："×"表示不知道试验的分组情况；"√"表示知道试验的分组情况。

我们通常将满足随机、对照、重复、盲法设计要求的试验类型称为真实验，但是在实际工作中因条件限制，在设计阶段或实施过程中不设立对照组或有对照组但不遵守随机分配原则，仅做自身前后对照或与已知结果比较，该类研究设计为类实验。

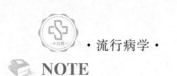
第三节　研究设计与实施

一、研究设计

(一) 研究现场和研究对象的选择

针对不同的研究目的,研究人群和现场的选择不尽相同,其选择原则一般需满足以下条件:①预期发病率较高和基础条件较好。现场试验涉及较多的不可控因素,其人力、物力、财力消耗较大,失访率较高。若在研究设计阶段选择预期发病率高的人群,则可在较小样本量的人群中获得足够的研究功效。另外,对于基础条件较好的人群,其社区医疗卫生设施和人员配备情况理想,社区合作支持,研究对象依从性较高,能有效地降低研究成本和失访率,提高研究结果的可靠性。例如,要评估某种疫苗的预防效果,应选择在目标疾病流行率高的人群中进行。②干预措施对其无害且能获益。若干预对其有害,不应选作研究对象。例如,要评价新药疗效,应将高龄老人、幼儿及孕妇排除,因为这些人易对药物产生不良反应。③具有代表性。研究人群具有代表性是流行病学研究的必要条件之一。在研究对象的选择过程中,样本应具备总体的某些基本特征,例如性别、年龄、民族、文化程度、经济水平等。④避免"沾染(contamination)"和"干扰(co-intervention)"的发生。沾染和干扰是指实验组或对照组额外地接受了类似试验药物的某种制剂,从而人为地夸大疗效的假象。现场试验和社区干预试验干预措施的实施对象是人群,不同研究对象之间难免会相互交流,同时由于伦理学的限制,研究对象的行为难以控制,因此"沾染"和"干扰"的现象极易发生,同时,与现场试验相比,社区干预试验更容易发生"干扰"的问题。因此在选择研究现场时,尤其是社区干预试验,对照人群的选择应尽量远离干预人群,且与干预人群的基本特征具有可比性,同时人群应具有较好的依从性,以期避免"沾染"和"干扰"的发生。

临床试验中需要十分明确地规定研究对象的纳入标准,例如,研究对象的人口学特征(性别、年龄、种族、受教育程度、婚育情况)要求是什么? 纳入的病人应该经过"金标准"诊断方法确诊,还需要明确疾病的病期、病程、先前的治疗情况等,并具有良好的依从性。在纳入研究对象时,须得到本人的知情同意。同时也有必要制订排除标准,制订排除标准时一般考虑以下因素:①研究对象同时患有其他疾病,需要同时服用治疗其他疾病的药物或已接受有关治疗,可能会影响效应指标观察的情况,应当排除;②研究对象有影响效应指标观察、判断的其他病理状况,例如,一般有心、肝、肾等器官损伤而影响药物体内代谢的研究对象应排除在外;③由于伦理原因,某些特殊人群如果入选可能对其健康造成危害,如孕妇、婴幼儿、老人、危重或晚期病人等一般不作为研究对象;④临床试验中的某些特殊检查或处理,可能会额外增加某些病人的风险,例如,如果需要服用造影剂,对造影剂过敏的病人就应当排除;⑤不愿签订知情同意书、依从性不好或者有可能退出的研究对象,为避免收集数据缺失应当排除。

(二) 样本量计算

样本量过小会降低研究功效使结果不稳定,样本量过大又会导致人力、物力、财力的浪费和试验质量的难以控制。因此,恰当的样本量既是试验研究能够顺利进行的前提,也是研究证据真实可靠的保障。以下将介绍流行病学实验研究中要求干预组和对照组样本量相等的计算公式,特殊设计类型或两组例数不等的试验设计的样本量计算请参阅其他相关医学统计学书籍。

1. 非连续变量样本量计算　结局变量为发病率、感染率、死亡率、病死率、治愈率等,干预

组和对照组样本量的计算式为

$$N = 2\left(\frac{Z_{\alpha/2} + Z_\beta}{P_1 - P_2}\right)^2 P(1 - P)$$ (8-1)

式中：N 为一个组所需样本量；P_1 为对照组发生率；P_2 为干预组发生率；P 为$(P_1 + P_2)/2$；$Z_{\alpha/2}$ 为与 α 水平相应的标准正态差（双侧）；Z_β 为与 β 水平相应的标准正态差。

2. 连续变量样本量计算 结局变量为身高、体重、血压、血糖、血脂、胆固醇等，按样本均数进行比较时样本量计算式为

$$N = 2\left[\frac{(Z_{\alpha/2} + Z_\beta)S}{d}\right]^2$$ (8-2)

式中：N 为一个组所需样本量；d 为两组连续变量均值之差；S 为两样本所在总体标准差的估计值，一般假设其相等；$Z_{\alpha/2}$ 为与 α 水平相应的标准正态差（双侧）；Z_β 为与 β 水平相应的标准正态差。

在实际工作中因研究对象失访和不依从现象的存在，严格按照计算公式获得的样本量进行干预试验不能达到既定的研究功效，实际需要在公式计算的干预样本量的基础上增加 10%～20%。另外，样本量也与研究对象的分组数量有关，分组数量越多，所需要的样本量也越大。

（三）设立对照

对照的设立在流行病学实验研究中具有重要意义，只有设立了合理的对照，才可以回答研究提出的问题，正确鉴别出来干预措施的"净效应"。在实际的实验研究中，读者可以根据具体的研究目的，设立适宜的对照类型。

（四）随机分组

现场试验与临床试验的干预单位通常是个体，而社区干预试验的单位是群体，因此，在研究对象随机分组时也会有所不同，如果干预单位是基于个体，那么随机分组的单位也是个体，而社区干预试验则通常是基于群体或社区进行随机分组。

（五）实验组与对照组处理因素的安排

通过实验组与对照组的设立，加上合理的干预措施及对照措施的安排，就能够保障研究结束后可以鉴别出来干预措施的效果，回答研究提出的问题。在实际的研究工作中首先需要定义好干预措施包括干预措施的性质、强度，干预持续的时间及实施方式。如果有必要，还需要考虑设立不同干预强度、不同干预方法的多个实验组，同时，需要同等认真程度地设计对于对照组的处理是设立安慰剂对照、标准对照、传统药物对照、交叉对照、空白对照或是采用历史对照形式？

（六）确定研究变量

在流行病学实验研究中需要收集的研究变量包括以下几大类。

1. 研究对象的人口学特征 包括性别、年龄、种族或民族、宗教信仰、受教育程度、职业、婚育状况、经济收入等。

2. 处理因素 处理因素即施加于研究对象的干预措施（实验组）和对照措施（对照组）。在研究实施期间，需要收集研究对象暴露于处理因素的情况，包括暴露的方式、强度（剂量）、时间等。

3. 结局变量 不同的干预研究其结局变量不同，结局变量又可分为直接结局变量和间接结局变量，前者包括疾病的发生、死亡、治愈等；后者是指干预措施和疾病发生之间的那些中间变量，例如，如果直接结局变量是冠心病的发生，那么血脂的各项测量指标、血压及血糖水平就是间接结局变量。直接结局变量提供的证据级别高，但通常需要随访较长时间才可获得。如果不易得到直接结局变量，也可以应用间接结局变量。

临床试验中尤其要注意全面收集与疗效评价相关的结局变量,不仅仅收集相关的临床症状、体征、实验室检测指标等变量,要特别注意直接结局变量即终点变量(例如死亡及疾病的发生)的收集。因为采用不同的结局变量,评价疗效的结论不同,例如,曾广泛应用于治疗高血压的硝苯地平等短效第一代二氢吡啶类钙拮抗剂,虽然能够有效降低血压,却增加高血压病人心肌梗死的发生率及死亡率。

4. 与结局事件发生相关的其他协变量 常见的与结局事件发生相关的其他协变量包括行为危险因素暴露、营养/膳食因素、体力活动、精神/心理因素、家族/遗传因素、职业/环境特殊暴露因素、社会经济因素、生理、生化和分子生物学标志物等。临床试验中要注意收集反映治疗前疾病的严重程度的变量,如疾病的临床表现、疾病的严重程度、病期、病理学类型、治疗情况及实验室和特殊检测指标情况等。

5. 可能的不良反应事件 流行病学实验研究尤其是临床试验研究中,可能发生未知的与干预措施相关的不良反应事件,如药物的毒副作用、各种临床表现情况及发生的疾病及死亡等,都需要认真收集,通过与对照组的比较,可以鉴别出来是否与干预措施相关。

（七）确定研究期限

在试验设计时研究者必须明确研究期限。一般来说,研究期限根据研究目的、试验自身特点、疾病发生或流行规律及干预措施对机体的作用规律等确定。研究的周期应该确保干预组与对照组有足够的结局事件发生,能够充分评价和鉴别出两组是否有差别,要避免研究周期不够长,从而不能合理评价干预措施效果的情况发生。

临床试验的研究期限一般分为四期。Ⅰ期临床试验主要为人体耐受性和药物代谢动力学试验。通过耐受性试验可确定药物的有效剂量和安全剂量。通过药物代谢动力学试验,可掌握药物在人体内的吸收、代谢、转化和排出的特点和规律。Ⅱ期临床试验在小部分特定病人中进行,确定试验药物的有效性与安全性。Ⅲ期临床试验的目的是进一步评价药物的有效性、安全性及最佳剂量。采用随机对照试验的方法进行,必要时采用多中心随机对照试验。Ⅳ期临床试验(也称为上市后监测)是药物上市后在更大的病人群体中观察疗效,并监测不良反应事件的发生情况。

二、研究实施

（一）社区动员、研究对象招募

现场试验和社区干预试验与临床试验相比,面临着更加复杂的社区动员和研究对象招募工作。为保证干预研究的顺利进行,研究者首先必须获得社区和当地政府的许可和支持,并联络当地卫生保健人员参与现场干预研究的计划和实施。其次,研究者应获得试验地区的人口资料,编辑人口登记册,绘制试验对象分布图,以便于目标人群的确定和随访。最后,研究者应通过研究对象易于接受的方式包括广播、电视、报纸、宣传栏、传单、网络、手机短信等充分宣传干预研究的意义、内容和方法,以及参与研究的对象能从中获得的益处和需要配合的地方。欺骗包括信息保留都应避免。

临床试验的研究现场通常为医疗机构,可以在一个或多个医疗机构招募研究对象,并进行宣传动员。

（二）依从性监测与维护

研究对象的依从性(compliance)主要指研究对象是否按试验方案的要求接受干预措施、是否按要求接受随访等。研究对象对治疗是否有较好的依从性,对是否提高疗效、改善病人预后等都有重要的影响。在实际工作中,由于各种原因,研究对象的依从性不佳。若实验组成员不遵守试验规程,相当于退出实验组,而对照组成员不遵守对照规程私下接受实验组的干预措施,相当于加入实验组。此外,研究对象由于各种原因中途退出试验也是依从性低的表现。临床依从性降低,会破坏研究样本的代表性,影响试验结果的真实性。良好的依从性是保证获得真实效应的重要条件之一,因此必须加以控制。

可以通过多种方式提高研究对象的依从性,例如在研究对象签署知情同意书时,应向研究对象解释清楚有关试验的详细情况,使其对试验的风险和受益有足够的了解,也使其了解应当在哪些方面给予配合;耐心、详细地向研究对象解释用药方法及注意事项,避免研究对象特别是老年或受教育程度较低的研究对象因不清楚用药方法而带来的低依从性;加强宣传教育、加强研究对象对疾病的认识、对该干预研究工作重要性的认识,强调遵从医嘱的重要性;提供良好的研究服务,提高医疗服务质量,增加研究对象对医护人员的信任感;尽量提供方便的措施,合理简化干预方案和治疗方案。

临床试验中对研究对象依从性的监测方法有直接法和间接法两种。①直接法:监测依从性最基本的方法,具有较高的准确性。直接法可以是研究对象在研究执行者的直接观察下接受干预措施;或者采用生物学标志物,即通过测定血或尿中药物浓度来判断病人是否按规定用药;对于不能直接测定干预药物的情况,可在干预药物中加入某种无毒、无害、理化性质稳定且便于检测的指示剂,如维生素 B_2、荧光素等,通过检测指示剂的浓度监测研究对象的依从性。②间接法:一般通过定期询问病人的用药情况、计数发给病人的药品消耗量、检查药房的发药量等方法进行监测。

研究对象依从性可采用下式计算:

$$依从性 = \frac{研究对象实际服用的药量}{研究设计应服用的药量} \times 100\% \qquad (8-3)$$

（三）盲法状态保持

在临床试验或现场试验实施的过程中,从随机数的产生、试验用药物的编码、研究对象入组用药、试验结果的记录和评价、试验过程的监察、数据管理直至统计分析,都必须保持盲态。如果发生了任何非规定情况所致的盲底暴露(盲法状态无法保持的现象),并影响到试验结果的客观性,则该试验将被视作无效。

（四）结局事件确认、监测与报告

研究实施过程中,需要按照研究设计的要求,在研究人群中或临床受试病人中,建立敏感、及时的结局事件发现、确诊及报告系统。结局事件需要应用规范、标准的方法诊断,如果是疾病发生或死亡结局,需要采用"金标准"(如病理学诊断方法)确诊。

（五）研究质量控制

流行病学实验研究涉及的样本量大、研究周期较长、参与单位多及研究人员多等,严格的质量控制至关重要,因此,研究者应在研究设计阶段把可能发生的降低研究质量的事件看作研究设计的一个组成部分,分析在每个环节可能产生的误差或偏倚的可能性,充分估计在研究中可能出现的各种问题,特别注重研究参与人员的培训,精准测量所有研究变量,还要注意控制不同研究阶段引入的偏倚,制订详细的质量控制对策与措施。

对于临床试验,研究人员应依据质量管理规范制订临床试验的标准操作规程(standard operating procedure),规范临床试验的整个过程、各个环节、每个步骤和各项操作,严格控制临床试验中存在的或出现的各种影响试验结果的主观或客观因素、尽可能地降低误差或偏倚,确保得到真实可靠的研究数据。

三、干预效果的评价

(一)现场试验及社区干预试验

现场试验及社区干预试验常用的评价指标有抗体阳转率、保护率、效果指数、相对危险度、特异危险度及需治疗(或干预)人数等。

1. 抗体阳转率(antibody positive conversion rate,APCR) 如果干预措施是某生物制品对疾病预防效果的评价,需要首先评价干预对象接种后机体的免疫反应情况,通常计算相应抗体阳性情况即抗体阳转率(计算式如下),然后通过计算保护率及效果指数来评价对疾病发病率的影响情况。

$$APCR = \frac{抗体阳转人数}{疫苗接种人数(原抗体为阴性)} \times 100\% \tag{8-4}$$

2. 保护率(protective rate,PR) 通过比较干预组和对照组的发病率或死亡率计算出保护率,用于说明干预措施的效果。保护率越高,说明干预措施的效果越好,如式(8-5)、式(8-6)所示。

$$PR = \frac{对照组发病(死亡)率 - 干预组发病(死亡)率}{对照组发病(死亡)率} \times 100\% \tag{8-5}$$

$$PR\ 95\%可信区间 = PR \pm 1.96\sqrt{\frac{1}{p_1^2} \times \frac{p_2^2}{p_1^4} \times \frac{p_1 q_1}{n_1} \times \frac{p_2 q_2}{n_2}} \times 100\% \tag{8-6}$$

式中:n_1、n_2分别代表对照组和干预组的人数;p_1、p_2分别代表对照组和干预组的发病率。$q_1 = 1 - p_1$,$q_2 = 1 - p_2$。

3. 效果指数(index of effectiveness,IE) 该指标的计算式如下,其数值越大,说明干预效果越好。

$$IE = \frac{对照组发病(死亡)率}{干预组发病(死亡)率} \tag{8-7}$$

4. 需治疗(或干预)人数(number needed to treat,NNT) 在评价疾病预防措施效果的试验研究中,NNT 表示在特定时间内,为防止 1 例结局事件发生,需要干预的人数,NNT 值越小,说明干预效果越好,如式(8-8)所示。

$$NNT = \frac{1}{对照组发病(死亡)率 - 干预组发病(死亡)率} \tag{8-8}$$

在现场试验及社区干预试验研究中,也可以计算相对危险度、特异危险度等指标,其计算方法和意义与队列研究中的应用相同。

(二)临床试验

1. 统计分析集 在临床试验数据的统计分析中,哪些病人应当包括在内,哪些病人不应当包括在内,这是分析试验结果时首先要考虑的问题,即"分析集"的问题。用于统计的分析集在试验方案中就应明确定义。

常用的统计分析集有以下三类。

(1)全分析集:指尽可能接近符合意向性治疗(ITT)原则的理想受试者数据集。意向性治疗原则即要求对所有随机化分组的病人进行统计分析,而不论其是否依从计划完成治疗过程。该分析集是从所有随机化的研究对象中,以最少和合理的方法剔除研究对象后得出的分析结果。从全分析集中剔除少数研究对象的情况包括:不满足主要入选标准(违反合格性)、没有用过一次药以及在随机化后没有任何数据。

(2)符合方案集:也称"有效病例",指全分析集中更加符合临床试验方案的病例,是全分析集的一个子集。这些病例服药的依从性好,即完成最小治疗量,主要变量可以测定并且没有

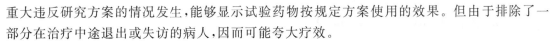

重大违反研究方案的情况发生,能够显示试验药物按规定方案使用的效果。但由于排除了一部分在治疗中途退出或失访的病人,因而可能夸大疗效。

(3) 安全分析集:是指所有经过随机化分组后至少接受一次治疗的研究对象,用于药物不良反应事件发生情况的安全性分析。

2. 疗效评价指标 临床试验主要是评价某种药物或治疗方法的效果,常用的疗效评价指标包括有效率、治愈率、病死率、生存率、不良事件发生率、相对危险度、特异危险度及需治疗人数等。在临床试验实施之前,需要制订治疗有效、治愈及不良事件的判断标准,然后分别计算以上指标并进行假设检验,从而得出治疗药物的效果评价。

已如前面研究变量确定与收集中的论述,在疗效评价时要特别注意正确合理选择评价疗效的结局变量,我们可以使用临床中间变量(如血压和血脂等临床表现、实验室及特殊检查变量),但终点变量(不良事件的发生、死亡事件等)作为疗效评价指标将更加重要。

常用的疗效评价指标的计算式如下。

(1) 有效率(effective rate):

$$有效率 = \frac{治疗有效例数}{治疗的总例数} \times 100\% \tag{8-9}$$

(2) 治愈率(cure rate):

$$治愈率 = \frac{治愈例数}{治疗的总例数} \times 100\% \tag{8-10}$$

(3) 病死率(fatality rate):

$$病死率 = \frac{因该病死亡人数}{某病病人数} \times 100\% \tag{8-11}$$

(4) 生存率(survival rate):

$$N \text{ 年生存率} = \frac{N \text{ 年存活的病例数}}{随访满 N \text{ 年的病例数}} \times 100\% \tag{8-12}$$

(5) 不良事件发生率(adverse event rate):

$$不良事件发生率 = \frac{发生不良事件病例数}{可供评价不良事件的总病例数} \times 100\% \tag{8-13}$$

需治疗人数的计算方法与现场试验及社区干预试验中的介绍一致;相对危险度及特异危险度的计算方法和意义与队列研究中的论述相同,请参考这些章节的论述。

第四节 偏倚及其控制

偏倚可以发生在流行病学实验研究过程的各个阶段,不同的研究类型有不同的偏倚存在,从而影响研究结果的正确性,需要及时识别并加以控制。

一、选择偏倚(selection bias)

选择偏倚是由于纳入的研究对象的主要人口学及临床特征与应该纳入研究对象的目标人群特征存在显著不同而产生的系统误差。选择偏倚容易发生在入选研究对象时,例如,研究者有意或无意地选择自己感兴趣的病例纳入实验组,破坏了实验组和对照组间的可比性。选择偏倚也可产生于已入选的研究对象在试验进行中的退出或失访,例如,研究对象因迁移或由于其他疾病死亡等原因而造成失访,从而破坏了原始研究对象的代表性。选择偏倚的控制方法为严格掌握研究对象的入选标准,并使用随机抽样和随机分组方法;严格控制随访率,随访率低于85%的研究引入选择偏倚的可能性将会显著增加。

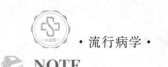

二、信息偏倚(information bias)

信息偏倚是在研究实施过程中,获取研究所需要的信息时产生的系统误差。信息偏倚可来自研究对象、研究者,也可来自测量仪器、设备、方法等。①研究对象所引起的偏倚:研究对象因为回忆不清楚或故意隐瞒而提供不真实的信息所致。②研究者偏倚:研究者在收集、记录和解释来自调查对象的信息时所发生的偏倚。来自调查者的偏倚有两种情况,一种是不同研究者间的,例如不同医生对同一病人的诊断意见不同;一种是研究者自身的,即同一调查者对同一对象的几次调查结果不同。③测量偏倚:仪器不准确、操作程序有误等均可引起系统误差。如应用的血压计未经校准,袖带的宽度不合适,则所有的测量结果均存在偏倚。主要是从加强研究者的培训与考核,规范试验操作规程,提高检查的精确度,提高研究对象的依从性(compliance)等方面控制信息偏倚的产生。

三、临床依从性降低

临床依从性是指纳入观察的研究对象按照研究设计,进行服药、膳食管理、活动等行为的依从程度。完全执行医嘱时,依从性较好,反之为依从性不好。临床研究的依从性包含两层含义:一是指临床研究在实施过程中按照研究设计方案执行的程度,即有无偏离原先设计的方案以及偏离的程度;二是指纳入研究的病例是否接受干预措施以及治疗和随访的完整性。前者实际上是临床研究执行者的依从性,后者为研究对象的依从性。在实际工作中,由于各种原因,研究对象的依从性不容乐观。若实验组成员不遵守试验规程,相当于退出实验组,而对照组成员不遵守对照规程而私下接受实验组的干预措施,相当于加入实验组。临床依从性降低,会破坏研究样本的代表性,影响试验结果的真实性。研究对象的依从性可通过宣传教育,加强互相沟通与联系,提供良好的研究服务,尽量简化治疗方案等措施进行改善。

四、安慰剂效应(placebo effect)

在临床试验中,有一部分研究对象没有使用治疗药物,而仅因为使用安慰剂而表现出一种正向心理效应,这样的效应甚至可以不同程度地影响到生理效应,这就是前面已经讨论过的安慰剂效应。因此,当以主观感觉的变化情况作为干预措施效果的结局评价指标时,其"效应"中往往包括有安慰剂效应在内,这样的安慰剂效应将会夸大干预措施或药物的疗效,在临床试验中需要加以控制。设立对照组、实施盲法即可有效控制安慰剂效应引入的偏倚。

五、霍桑效应(Hawthorne effect)

在临床试验中,与对照组相比,研究者对自己感兴趣的实验组更加关心,而被关照的研究对象由此产生某种心理变化,改变了他们的行为,这样也会夸大治疗效果,这种现象称为霍桑效应。实施盲法设计可以有效消除霍桑效应的影响。

六、"沾染"和"干扰"

在第三节研究对象的选择部分讨论了现场试验及社区干预试验中的"沾染"和"干扰"问题及其控制方法。临床试验中同样存在该问题,例如,实验组接受了"干扰"药物,导致疗效提高,引起实验组与对照组的疗效差异增大;反之,如果对照组接受了"干扰"药物,则可引起对照组疗效增高,使两组间的疗效差异缩小。临床试验中"沾染"和"干扰"的控制办法就是使用盲法,并且严格按研究方案进行,不可以随意增加和减少药物种类。

NOTE

第五节 伦理学问题

流行病学实验以人为研究对象且实施了相应的干预措施,为了确保研究对象的人身安全、项目的顺利进行并防止试验过程中不道德行为的发生,研究内容必须遵循伦理学的规定。

流行病学实验研究与常规的医疗工作不同,在流行病学实验中,研究对象接受干预措施的有效性和安全性尚有待证明,受试者可能不仅不是受益者,还可能遭受未知的风险。因此,在开始试验前应对试验药物及拟采用的干预方法给受试者带来的风险和受益进行充分的评估,受试者的受益必须大于其可能承受的风险。另外,每项人体试验的设计与实施均应在试验方案中明确说明,并将试验方案提交伦理委员会,伦理委员会依据试验方案是否符合人体试验的伦理道德标准及是否符合《赫尔辛基宣言》进行审核。在进行药物试验时,药物首先需要获得开展临床试验的资格,然后向医学伦理委员会递交相应的申请,通过后,研究对象需签署知情同意书,同时对Ⅰ期临床试验中健康志愿者所承受的风险还应当通过严格监护进行保护并给予合理的经济补偿。

基于目前伦理学的理论发展和流行病学实验的实践总结,研究者必须遵守以下基本的伦理学原则:①研究遵从普遍接受的科学原则,实验设计和实施的科学依据充分,研究结果具有较好的社会效益或指导性的科学价值;②研究对象对其所参加研究项目涉及的内容知情,并且自愿同意参与研究;③受试人群应从研究中获益;④尊重受试者保护自身的权利,保护受试者的隐私;⑤公平、公正地处理研究者、研究对象、合作者及资助者的关系,避免利益冲突的发生。基于以上基本原则,相应的研究结果在科学的基础上才是可信赖的,同时这种有益于社会且增进人们健康水平提升的试验研究才是可以去做且值得去做的。

小结

1. 流行病学实验以人群为研究对象,分为现场试验、社区干预试验和临床试验三大类,它们之间既有区别,也有联系。

2. 在流行病学实验研究设计中有三个基本要素,那就是研究对象、处理因素和效应指标。不同类型的流行病学实验,研究对象不同。

3. 流行病学实验研究设计应遵循对照、重复、随机和盲法四个基本原则。流行病学实验的研究设计有不同要求。

4. 偏倚可以发生在流行病学实验研究过程的各个阶段,不同的研究类型有不同的偏倚。

能力检测

一、单项选择题

1. 临床试验的研究对象是(　　　)。
   A. 病人个体　　　　　　　　B. 病人群体　　　　　　　　C. 未患病的个体
   D. 未患病的人群　　　　　　E. 抗体阴性的人群

2. 流行病学实验的特征不包括(　　　)。
   A. 前瞻性　　　B. 随机化　　　C. 对照　　　D. 匹配　　　E. 干预

3. 临床试验的设计原则不包括(　　　)。
   A. 随机化　　　B. 对照　　　C. 大样本量　　　D. 盲法　　　E. 重复

能力检测答案

4. 一项随机对照试验的研究目的不受以下哪种因素的影响？（　　）

A. 研究对象　　　　　　　　B. 干预措施　　　　　　　　C. 偏倚控制措施

D. 对照干预　　　　　　　　E. 结局指标

二、简答题

1. 什么是流行病学实验研究？有哪些研究类型？不同研究类型的区别与联系是什么？

2. 流行病学实验研究设计应该遵循哪些基本原则？

3. 流行病学实验研究设计的要点是什么？

4. 流行病学实验研究中存在哪些偏倚？如何进行控制？

（张　明　胡东生）

第九章 筛检试验设计与评价

教学PPT

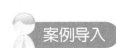

结直肠癌是全球发病率较高的消化道恶性肿瘤。结直肠癌的早期筛检、早期诊断和早期治疗对于降低病人死亡率、延长生存时间、提高病人生存质量具有重要意义。对高危人群进行筛查，以发现结直肠息肉、腺瘤等癌前病变个体，以及未出现主观症状的早期结直肠癌病人，并予以积极治疗，阻断癌变发生或进一步进展，实现"三早"预防的目标。由于结直肠癌前病变衍化为恶性肿瘤的潜隐期较长，目前主要的筛检试验方法有粪便潜血试验、纤维乙状结肠镜检查、结肠镜检查等。虽然全球结直肠癌的高危人群筛检已经取得一定的成效，但适合我国、简便可靠的结直肠癌的筛检组合方案需要进一步完善。

随着经济的发展和人们生活水平的提高，人们对健康越来越关注，同时，医疗水平快速发展，出现了较多医学方法和手段，帮助我们发现高危人群及处于临床前期的病人，通过采取针对性的预防措施，可以预防疾病发生，控制疾病进展，促进人群健康。筛检试验（screening test）便是在这样的背景下发展起来的一种流行病学研究方法，它是描述性研究的一个组成部分，属于观察性研究。

第一节 筛检概述

一、筛检的定义

筛检或筛查（screening）是运用快速、简便的试验、检查或其他方法，将健康人群中那些可能有病或缺陷但表面健康的个体，同那些无病者鉴别开来。它被用来进行疑似某种疾病的初步检查，筛检试验不是诊断试验，筛检试验结果阳性或异常者须进一步利用诊断试验确诊，并积极治疗或进行预防性干预。疾病筛检试验流程图见图9-1。

二、筛检的目的

筛检主要有以下几个方面的目的。

1. 疾病的早期发现、早期诊断和早期治疗　以可识别的疾病标志为筛检指标，查出那些处于疾病潜伏期、临床前期和临床初期的病人，以便进一步确诊，达到早期治疗并提高治愈率的目的，属于疾病二级预防的范畴，如对糖尿病、高血压、乳腺癌、甲状腺癌等筛检。还可对传染病进行控制，如餐饮人员的乙型肝炎病毒和痢疾杆菌等感染标志的筛检。

2. 发现某些疾病的高危人群　高胆固醇血症为冠心病的高危因素，通过测量人群中的血胆固醇水平，筛检出高危个体，从病因学的角度实施相应干预，以减缓或阻止疾病的发生和发展，降低疾病的发病率，属于疾病一级预防的范畴。

3. 用于合理分配有限的卫生资源　例如，对孕妇按照高危指标筛选，将高危产妇分配到

·流行病学·
NOTE

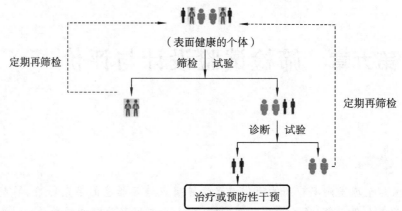

图 9-1　疾病筛检试验流程图

医疗条件较好的县(市)级医院进行分娩,其他产妇则留在当地乡镇卫生院或卫生室进行分娩。

三、筛检的类型

1. 按照筛检的目的　分为治疗性筛检(therapeutic screening)和预防性筛检(preventive screening),如:筛检早期的高血压或糖尿病人群属于治疗性筛检,高危人群的筛检属于预防性筛检。

2. 按照筛检对象的范围　分为整群筛检(mass screening)和选择性筛检(selective screening)。整群筛检是指对某种患(发)病率较高的疾病开展的针对一定范围内的全部人群进行的普遍筛检,也称为普查,如社区结核病的筛检。选择性筛检是指根据流行病学特征选择高危人群进行筛检,如对油漆工人、制鞋工人白血病的筛检。

3. 按照筛检项目的多少　分为单项筛检(single screening)和多项筛检(multiple screening)。单项筛检是指运用一项筛检试验在人群中筛检一种疾病,如利用餐后 2 小时血糖筛检糖尿病。多项筛检是指运用多项筛检试验筛检一种疾病,如同时进行胸透、血沉检查及痰中结核杆菌检查等发现可疑肺结核。

4. 按照筛检的个人能动性　分为主动性筛检(active screening)和机会性筛检(opportunistic screening)。主动性筛检是指机构有组织的宣传介绍,群众主动到筛检服务地点接受筛检试验。机会性筛检属于一种被动筛检,即将日常性医疗服务与目标疾病的病人筛检结合,如目前在各级医院门诊中给首诊病人测血压,目的就是发现其中的血压升高者或隐匿的高血压病人。

第二节　筛检试验的设计与实施

一、确定金标准

金标准(gold standard)又被称为标准诊断,即当今最权威、最可靠、最准确的诊断某种疾病的方法,如病理学检查(肿瘤诊断的金标准为病理学检查)、尸体解剖、某些特殊的影像学检查(冠心病诊断的金标准为冠状动脉造影)等。值得注意的是,金标准应能特异性地区分受试对象是否为病人。但是,随着医学的发展,目前的金标准不代表未来其一定为金标准,金标准会随着时代的变迁而发生变化,对于目前尚无金标准的疾病,亦可采用由临床专家共同制定的、公认的综合诊断标准,如诊断风湿热的 Johes 标准等。

二、确定研究对象

筛检试验的研究对象包括病例组和对照组,病例组和对照组的选择应遵循随机化的原则,以保证其代表性。病例组应为采用金标准诊断为患有某种疾病的病例,对照组应为采用金标准排除某种疾病的人群。病例组应包括疾病的不同阶段、不同严重程度、不同临床表现者,并且各种病人构成要尽可能接近该疾病病人的总体特征。对照组应该不仅包括健康志愿者,还应该包括易与某病产生混淆的疾病病人。

三、确定样本含量

基于试验设计的重复原则,筛检试验同样需足够的样本含量,以达到外推的效果。影响样本含量的要素包括:①待估试验或预实验的灵敏度;②待估计诊断试验的特异度;③检验水准 α;④容许误差 δ。

如果灵敏度和特异度接近 50%,可用式(9-1)估计样本含量。

$$n = \left(\frac{Z_\alpha}{\delta}\right)^2 p(1-p) \tag{9-1}$$

式中,n 为样本含量;Z_α 为标准正态曲线下双侧累积概率为 α 时所对应的 Z 值;p 为待估计诊断试验的灵敏度或特异度,通常采用灵敏度估计病例组的样本含量,特异度估计对照组的样本含量;δ 为容许误差,一般设定为 $0.05 \sim 0.1$。

案例 9-1 欲评价的筛检试验的灵敏度为 75%,特异度为 70%,$\alpha = 0.05$,$\delta = 0.08$,试估计筛检试验的病例组和对照组各需多少人。

$$n = \left(\frac{Z_\alpha}{\delta}\right)^2 p(1-p) = \left(\frac{1.96}{0.08}\right)^2 \times 0.75 \times (1-0.75) \approx 113$$

$$n = \left(\frac{Z_\alpha}{\delta}\right)^2 p(1-p) = \left(\frac{1.96}{0.08}\right)^2 \times 0.7 \times (1-0.7) \approx 126$$

因此病例组约需 113 人,对照组约需 126 人。

如果灵敏度和特异度小于 20% 或大于 80%,资料不再服从正态分布,需要对率采用平方根反正弦变换。可用式(9-2)估计样本含量。

$$n = \left\{\frac{57.3\,Z_\alpha}{\sin^{-1}\left(\dfrac{\delta}{\sqrt{p(1-p)}}\right)}\right\}^2 \tag{9-2}$$

案例 9-2 欲评价的筛检试验的灵敏度和特异度均为 82%,$\alpha = 0.05$,$\delta = 0.05$,试估计筛检试验的病例组和对照组各需多少人。

$$n = \left\{\frac{57.3\,Z_\alpha}{\sin^{-1}\left(\dfrac{\delta}{\sqrt{p(1-p)}}\right)}\right\}^2 = \left\{\frac{57.3 \times 1.96}{\sin^{-1}\left(\dfrac{0.05}{\sqrt{0.82(1-0.82)}}\right)}\right\}^2 \approx 226$$

因此病例组和对照组均约需 226 人。

四、双盲法同步测试

为了使对研究结果的判读不受研究者及受试者主观因素的影响,应采用双盲法同步测试,即受试者同步接受新筛检试验和金标准的测试,受试者和研究人员均不知道受试者属于病例组还是对照组。

五、诊断指标及截断值的选择

尽量选择客观的指标来区分病人和非病人,通常计量的诊断指标比等级的和计数的指标客观。

开展筛检工作的目的即正确区分病人和非病人,以便对筛检出来的病人进行早干预、早治疗。当测定结果为计数资料时,可将研究对象分为阳性和阴性。当测定结果为计量资料或等级资料时就需要确定一个指标值,即以该值为界将参与筛检试验的对象分为病人和非病人。该界值称为截断值(cut off value)。当病人和非病人的测量值呈两个独立的分布曲线,无重叠处时,该截断值可选择病人的最小值,见图 9-2(a);当病人和非病人的测量值呈一连续分布曲线时,仍然可以病人的最小值作为截断值,见图 9-1(b);图 9-1(c)中病人和非病人有一部分重叠区域,L 为病人的最低值,H 为非病人的最高值,如果把截断值确定在 L 点,固然不会漏掉病人,但会把一部分非病人划入病人的范畴;如果把截断值确定为 H 点,则非病人判断正确,但是会把部分病人划入非病人的范畴,确定截断值需根据具体的研究目的确定(具体确定方法见本章计量资料及等级资料截断值的确定及 ROC 曲线)。

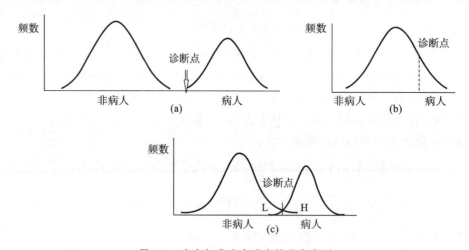

图 9-2 病人与非病人观察值分布类型

六、筛检试验的资料整理形式

将参与筛检试验的对象按照筛检试验结果(阳性和阴性)及金标准判断结果(病人和非病人)列为四格表形式,见表 9-1,由该表可看出筛检试验和金标准对某种疾病判断结果的异同,表中,A 为金标准确诊的病人且经筛检试验确定为阳性的例数,也称为真阳性;B 为金标准判断为非病人,但筛检试验确定为阳性的例数,也称为假阳性;C 为金标准确诊的病人,但经筛检试验确定为阴性的例数,也称为假阴性;D 为金标准判断为非病人,且筛检试验确定为阴性的例数,也称为真阴性,A、D 为筛检试验和金标准一致的情况。

表 9-1 筛检试验资料整理表

筛检试验	金标准		合计
	病人	非病人	
阳性	A(真阳性)	B(假阳性)	$A+B$
阴性	C(假阴性)	D(真阴性)	$C+D$
合计	$A+C$	$B+D$	$A+B+C+D=n$

第三节 筛检试验的评价

案例 9-3 34 例疑似乳腺疾病病人经病理诊断,28 例为乳腺癌病人,6 例为良性肿瘤病人,现欲采用 MRI(magnetic resonance imaging)技术对其进行筛检,筛检结果见表 9-2,请对筛检试验进行评价。

表 9-2 筛检试验资料整理表

筛检试验(MRI检查)	金标准		合计
	乳腺癌病人	良性肿瘤病人	
乳腺癌病人	24	2	26
良性肿瘤病人	4	4	8
合计	28	6	34

一、灵敏度

灵敏度(sensitivity)又称为敏感度,或真阳性率(true positive rate,TPR),是指按金标准诊断为患病的人中,筛检试验阳性所占的比例,它反映筛检试验发现病人的能力,用式(9-3)表示为

$$灵敏度 = \frac{A}{A+C} \times 100\%$$ (9-3)

对于本例,灵敏度 $= \frac{A}{A+C} \times 100\% = \frac{24}{24+4} \times 100\% = 85.7\%$。

二、特异度

特异度(specificity)又称为真阴性率(true negative rate,TNR),是指按金标准诊断为非患病的人中,筛检试验阴性所占的比例,它反映筛检试验确定非病人的能力,用式(9-4)表示为

$$特异度 = \frac{D}{C+D} \times 100\%$$ (9-4)

对于本例,特异度 $= \frac{D}{C+D} \times 100\% = \frac{4}{2+4} \times 100\% = 66.7\%$。

三、误诊率

误诊率又称为假阳性率(false positive rate,FPR),是指金标准诊断为非患病的人中,筛检试验阳性所占的比例,即不患病但被筛检试验判为阳性的百分比,误诊率 = 1−特异度,用式(9-5)表示为

$$误诊率 = \frac{B}{B+D} \times 100\%$$ (9-5)

对于本例,误诊率 $= \frac{B}{B+D} \times 100\% = \frac{2}{2+4} \times 100\% = 33.3\%$。

四、漏诊率

漏诊率又称为假阴性率(false negative rate,FNR),是指金标准诊断为患病的人中,筛检试验阴性所占的比例,即本来患病但被筛检试验判为阴性的百分比,漏诊率 = 1−灵敏度,用

式(9-6)表示为

$$漏诊率 = \frac{C}{A+C} \times 100\% \tag{9-6}$$

对于本例,漏诊率$= \frac{C}{A+C} \times 100\% = \frac{4}{24+4} \times 100\% = 14.3\%$。

以上的四个指标为评价筛检试验的基本指标,它们从不同侧面反映了筛检试验的真实性,且均具有不受患病率影响的优点,筛检试验的灵敏度和特异度越高,真实性越好,但是假阳性率和假阴性率越高,真实性越差。

当比较两个筛检试验时,会出现一个筛检试验的灵敏度高、特异度低,而另外一个筛检试验灵敏度低、特异度高的情况,无法确定哪个筛检试验的效果较优,可采用诊断指数、正确指数、阳性似然比、阴性似然比等综合指标进行评价。

五、诊断指数

诊断指数(diagnostic index,DI)是灵敏度与特异度之和。DI 值越大,筛检效果越好,一般DI>170 可认为诊断效果较优,用式(9-7)表示为

$$诊断指数 = 灵敏度 + 特异度 \tag{9-7}$$

对于本例,诊断指数=灵敏度+特异度$=85.7\% + 66.7\% = 152.4\%$。

六、正确指数

正确指数又称约登指数,是筛检试验中灵敏度和特异度之和减去 1,表示筛检试验能正确发现病人和非病人的总能力,用式(9-8)表示为

$$正确指数 = 灵敏度 + 特异度 - 1 \tag{9-8}$$

对于本例,正确指数=灵敏度+特异度$-1 = 85.7\% + 66.7\% - 1 = 52.4\%$。

七、似然比

似然比(likelihood ratio,LR)是有病者中得出某一筛检试验结果的概率与无病者得出这一概率的比值,因为筛检试验结果包括阳性和阴性两种情况,故似然比包括阳性似然比(positive likelihood ratio,+LR)和阴性似然比(negtive likelihood ratio,-LR)。似然比的计算只和灵敏度、特异度有关,与患病率无关,可全面反映筛检试验的诊断价值。

(1)阳性似然比是筛检试验的真阳性率与假阳性率之比,反映了筛检试验正确判断阳性是错误判断阳性的倍数。用式(9-9)表示为

$$+LR = \frac{真阳性率}{假阳性率} = \frac{灵敏度}{1-特异度} \tag{9-9}$$

(2)阴性似然比是筛检试验的假阴性率与真阴性率之比,反映了筛检试验错误判断阴性是正确判断阴性的倍数。用式(9-10)表示为

$$-LR = \frac{假阴性率}{真阴性率} = \frac{1-灵敏度}{特异度} \tag{9-10}$$

+LR 的取值范围为$(0, \infty)$,其值越大,筛检试验确定病人的能力越强。-LR 的取值范围也为$(0, \infty)$,其值越小,筛检试验排除病人的能力越强。

对于本例,$+LR = \frac{真阳性率}{假阳性率} = \frac{灵敏度}{1-特异度} = \frac{85.7\%}{1-66.7\%} = 2.6$,

$-LR = \frac{假阴性率}{真阴性率} = \frac{1-灵敏度}{特异度} = \frac{1-85.7\%}{66.7} = 0.2$。

NOTE

八、符合率与 Kappa 指数

符合率(agreement rate)又称粗符合率(crude accuracy)、一致率(consistency rate),是筛检试验正确诊断为病人和非病人的例数之和占所有参与筛检试验例数的比值。用式(9-11)表示为

$$符合率 = \frac{A+D}{A+B+C+D} \times 100\% \tag{9-11}$$

对于本例,符合率 $= \frac{A+D}{A+B+C+D} \times 100\% = \frac{24+4}{24+2+4+4} = 82.4\%$。

Kappa 指数亦是通过判断筛检试验与金标准结果的一致程度来评价筛检试验的指标。它考虑了机遇因素对一致性的影响。Kappa 指数的取值在 $-1 \sim 1$ 之间,Kappa 指数 <0,说明由偶然所致一致率大于观察一致率;Kappa 指数 $=0$,说明观察一致率完全由偶然所致;Kappa 指数 >0,说明观察一致率大于因偶然所致一致的程度;Kappa 指数 $=1$,表明筛检试验与金标准完全一致,筛检试验效果达到最优,完全可作为诊断试验对某种疾病确诊。一般认为 Kappa 指数 ≤ 0.4,一致性较差;$0.4 <$ Kappa 指数 < 0.75,一致性较好;Kappa 指数 ≥ 0.75,一致性极好。

Kappa 指数的计算可采用式(9-12)。

$$\text{Kappa} = \frac{P_0 - P_c}{1 - P_c} \tag{9-12}$$

式中,P_0 为观察一致率,可由式(9-13)计算。

$$P_0 = \frac{\sum_{i=1}^{m} A_{ii}}{N} \times 100\% \tag{9-13}$$

P_c 为偶然一致率,可由式(9-14)计算。

$$P_c = \frac{\sum_{i=1}^{m} n_{R_i} n_{R_i}}{N^2} \times 100\% \tag{9-14}$$

$P_0 - P_c$ 为实际一致率,$1 - P_c$ 为非偶然一致率。

Kappa 指数也可直接基于四格表的观察频数计算,用式(9-15)表示为

$$\text{Kappa} = \frac{N(A+D) - \sum_{i=1}^{m} n_{R_i} n_{R_i}}{N^2 - \sum_{i=1}^{m} n_{R_i} n_{R_i}} \tag{9-15}$$

对于本例,$P_0 = \dfrac{\sum_{i=1}^{m} A_{ii}}{N} \times 100\% = \dfrac{24+4}{34} \times 100\% = 82.4\%$

$$P_c = \frac{\sum_{i=1}^{m} n_{R_i} n_{R_i}}{N^2} \times 100\% = \frac{26 \times 28 + 8 \times 6}{34^2} \times 100\% = 67.1\%$$

$$\text{Kappa} = \frac{P_0 - P_c}{1 - P_c} = \frac{82.4\% - 67.1\%}{1 - 67.1\%} = 46.5\%$$

或

$$\text{Kappa} = \frac{N(A+D) - \sum_{i=1}^{m} n_{R_i} n_{R_i}}{N^2 - \sum_{i=1}^{m} n_{R_i} n_{R_i}} = \frac{34 \times (24+4) - (26 \times 28 + 8 \times 6)}{34^2 - (26 \times 28 + 8 \times 6)} = 46.3\%$$

NOTE

九、预测值

(一) 预测值的计算及意义

预测值是临床和社区医生更关心的指标,大家关注的是筛检试验阳性的研究对象中患某病的可能性有多大,筛检试验阴性是非病人的可能性有多大。但是预测值由于会受到患病率的影响,因此,较不稳定。

所谓预测值(predictive value)是应用筛检试验结果估计受试者患某病可能性大小的指标,因为筛检试验结果包括阳性和阴性两种可能,因此,预测值也分为阳性预测值和阴性预测值。阳性预测值(positive predictive value,PV+)是指筛检试验阳性者中病人所占的比例,表示筛检试验阳性者患病的可能或概率,可由式(9-16)计算得出。

$$阳性预测值 = \frac{A}{A+B} \times 100\% \tag{9-16}$$

阴性预测值是筛检试验阴性者中非病人所占的比例,表示筛检试验阴性者中实际无病的比例,可由式(9-17)计算得出。

$$阴性预测值 = \frac{D}{C+D} \times 100\% \tag{9-17}$$

对于本例,阳性预测值 $= \frac{A}{A+B} \times 100\% = \frac{24}{24+2} \times 100\% = 92.3\%$

阴性预测值 $= \frac{D}{C+D} \times 100\% = \frac{4}{4+4} \times 100\% = 50\%$

(二) 预测值与患病率的关系

在筛检试验灵敏度和特异度不变的情况下,筛检试验的预测值与患病率呈现一定的关系,患病率升高时,筛检试验的阳性预测值增加,阴性预测值降低;患病率降低时,筛检试验的阳性预测值降低,阴性预测值增加。其关系可用式(9-18)、式(9-19)表示。

$$阳性预测值 = \frac{灵敏度 \times 患病率}{灵敏度 \times 患病率 + (1-特异度) \times (1-患病率)} \times 100\% \tag{9-18}$$

$$阴性预测值 = \frac{特异度 \times (1-患病率)}{特异度 \times (1-患病率) + (1-灵敏度) \times 患病率} \times 100\% \tag{9-19}$$

对于本例,阳性预测值 $= \frac{0.857 \times 0.824}{0.857 \times 0.824 + (1-0.667) \times (1-0.824)} \times 100\% = 92.3\%$

阴性预测值 $= \frac{0.667 \times (1-0.824)}{0.667 \times (1-0.824) + (1-0.857) \times 0.824} = 49.9\%$

与式(9-16)、式(9-17)计算结果一致。

案例 9-4 有研究者采用超声检查在不同人群中筛查乳腺癌,灵敏度为88%,特异度为93%,研究结果见表9-3。

表 9-3 不同人群乳腺癌的患病率与预测值

筛检对象	患病率/(1/10 万)	阳性预测值/(%)	阴性预测值/(%)
一般人群	30	0.38	100.00
50~55 岁	260	3.17	99.97
有可疑乳腺结节病人	8000	52.26	98.89

由表9-3可见,在筛检灵敏度和特异度不变的情况下,针对不同的患病率人群进行筛检,阳性预测值随着患病率的增加而增加,而且增加较明显,阴性预测值随着患病率的增加而减小,但是下降幅度不明显。所以,患病率对阳性预测值的影响比较大,且筛检试验在患病率较

高的人群中开展的意义比较大。

（三）预测值与灵敏度、特异度的关系

案例 9-5 某研究者欲观察生化指标对胃癌的诊断价值，以病理检查为金标准划分胃癌和非胃癌，然后测定两组人群的指标值，分析灵敏度、特异度与预测值的关系，研究结果见表 9-4。在同一目标人群中，胃癌的患病率是一定的，但所确定的血糖测定的阳性界值不同，筛检试验的灵敏度和特异度就会发生变化，阳性预测值和阴性预测值也会随之发生变化。表 9-4 资料显示，当某指标界值取 2.28、1.84、1.34 时，其灵敏度分别为 45.0%、70.0%、80.0%，逐渐变大，其特异度分别为 90.0%、80.0%、60.0%，逐渐减小，其阳性预测值分别为 81.8%、77.8%、66.7%，逐渐减小，其阴性预测值分别为 62.1%、72.7%、75.0%，逐渐增大。由此可以发现，当患病率一定时，提高灵敏度，特异度将降低，阴性预测值将升高，阳性预测值将减小。

表 9-4 某指标不同取值所对应的灵敏度、特异度及预测值

某指标阳性界值	灵敏度/(%)	特异度/(%)	阳性预测值/(%)	阴性预测值/(%)
2.28	45.0	90.0	81.8	62.1
1.84	70.0	80.0	77.8	72.7
1.34	80.0	60.0	66.7	75.0

十、计量资料及等级资料截断值的确定及 ROC 曲线

截断值的确定应从以下几个方面考虑。

（1）如果疾病的预后差，漏诊病人可能带来严重后果，且目前有可靠、有效的治疗方法，则截断值可左移，以提高灵敏度，尽可能多地发现可疑病人。但是，这会使误诊率增加，误诊的受试对象可在进一步的诊断试验中予以排除。

（2）如果疾病的预后不严重，且目前无有效治疗方法，则截断值可右移，以提高特异度，尽可能将非病人鉴别出来，以减小误诊率，但是，这会增加漏诊率，而增加的漏诊率可通过今后的筛检试验被检出。

（3）如果误诊（假阳性），进一步诊断费用太高，为节约成本，也可将截断值向右移动。

（4）如果灵敏度和特异度同等重要，可将截断值确定为病人和非病人的分布曲线交界处。

另外，也可采用受试者工作特征曲线（receiver operating characteristic curve，ROC curve）决定其最佳截断值。ROC 曲线用于计量资料和等级资料，筛检试验需以某个截断值将研究对象划分为病人和非病人，当取不同的值作为截断值时，对应不同的灵敏度和特异度，ROC 曲线即为以 1－特异度为横坐标，相应的灵敏度为纵坐标绘制出来的曲线，曲线上的点表示以某值作为截断值进行筛检试验相对应的假阳性率和真阳性率（灵敏度）。

案例 9-6 某研究者欲观察生化指标对胃癌的诊断价值，以病理检查为金标准划分胃癌和非胃癌，然后测定两组人群的生化指标值，当取不同的指标值作为截断值时，得出不同的灵敏度和特异度，见表 9-5。

表 9-5 不同截断值时胃癌筛检试验的灵敏度和特异度

诊断界值	灵敏度	特异度	诊断界值	灵敏度	特异度
5.10	0.05	1.00	1.70	0.75	0.70
4.94	0.10	1.00	1.66	0.75	0.65
4.32	0.15	1.00	1.60	0.75	0.60
3.84	0.20	1.00	1.34	0.80	0.60

续表

诊断界值	灵敏度	特异度	诊断界值	灵敏度	特异度
3.48	0.25	1.00	1.26	0.85	0.60
3.28	0.30	1.00	1.24	0.85	0.55
2.74	0.35	1.00	1.22	0.90	0.50
2.54	0.35	0.95	1.20	0.90	0.45
2.50	0.35	0.90	1.16	0.90	0.40
2.34	0.40	0.90	1.12	0.90	0.30
2.28	0.45	0.90	1.10	0.90	0.25
2.24	0.45	0.85	1.06	0.95	0.25
2.14	0.45	0.80	0.96	0.95	0.20
2.10	0.50	0.80	0.86	0.95	0.10
2.04	0.55	0.80	0.84	1.00	0.10
1.90	0.60	0.80	0.42	1.00	0.05
1.86	0.65	0.80	0.30	1.00	0.00
1.84	0.70	0.80	0.30	1.00	0.00
1.72	0.75	0.75			

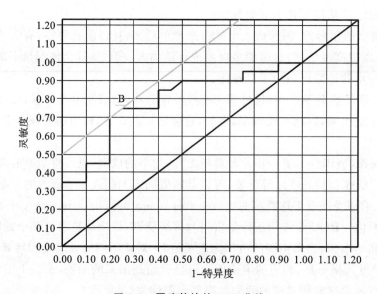

图 9-3　胃癌筛检的 ROC 曲线

依据表 9-5 数据绘制 ROC 曲线(图 9-3),从该图可得出,随着灵敏度的增加,1−特异度值增加,即特异度降低,反之亦然。通常将最接近 ROC 曲线左上角那点作为最佳临界值,在该临界值可同时满足灵敏度和特异度均最佳,如图 9-3 中 B 点,该点所对应的灵敏度和特异度均为 0.75。

当比较多个筛检试验的效果时,由于多个筛检试验对应多个灵敏度和特异度,因此,不能综合去比较,这时可计算 ROC 曲线下面积 AUC(area under curve),它是客观地评价筛检试验准确度的综合性指标。ROC 曲线必然通过(0,0)(1,1)点,图 9-3 中从左下至右上,即对角线,称为机会线,该线上的各点灵敏度=1−特异度,即真阳性率=假阳性率,表示筛检试验对病人和非病人检出阳性的概率相同,因此,通常 AUC 取值为 0.5~1,ROC 曲线越接近机会线,

AUC 越接近 0.5,筛检准确度越低,反之,越远离机会线,曲线下面积越接近 1,筛检准确度越高。一般 AUC<0.7 表示筛检价值较低,0.7≤AUC≤0.9 表示筛检价值为中等,AUC>0.9 表示筛检价值较高。

第四节 筛检效果的评价

筛检作为一项公共卫生医疗服务,只有给群众带来益处或者益处大于害处时才能实施,否则不宜开展。无害但对健康没有任何益处的筛检,也不宜开展,否则只会造成经济的浪费。因此,在开展筛检前有必要对其有效性加以评价,在确认效果后,才可以在医疗卫生实践中推广应用。具体可从收益、生物学效果和卫生经济学效果三方面评价。

一、收益评价

收益(yield)又称收获量,指经筛检后能使多少原来未发现的病人(或临床前期病人、高危人群)得到诊断和治疗,常用评价指标为阳性预测值和阴性预测值。

为了达到较大的收益,可采取以下三方面措施。

(1) 前述采用患病率、灵敏度、特异度估计预测值的式(9-18)、式(9-19)中,当灵敏度、特异度不变时,阳性预测值随患病率的增加而增加。阳性预测值越大,医师诊断的把握性也越大,筛检试验的价值和效率越高。因此,可选择患病率高的人群(高危人群)开展筛检试验。

(2) 选择灵敏度高的筛检试验:一项好的筛检试验应能筛检出相当数量的高危人群或病例。如灵敏度低的筛检试验,只能检出少量对象,不管其他因素如何,其收益同样是低的。

(3) 采用联合试验:联合试验是指采用两种或两种以上筛检试验检查同一受试对象,以提高筛检的灵敏度和特异度,增加筛检的收益,根据联合的形式分为并联试验(parallel test)和串联试验(serial test)。并联试验又称平行试验,即几个试验同时进行,只要有一个试验出现阳性就认定为阳性。其优点是灵敏度较高,漏诊率较低,但也造成了较高的误诊率。串联试验又称系列试验,即几个试验全部为阳性才认定为阳性。其优点是特异度较高,但灵敏度较低。

案例 9-7 采用乳腺钼靶 X 线摄片和乳腺超声对乳腺癌进行联合筛检,结果见表 9-6。

表 9-6 乳腺钼靶 X 线摄片和乳腺超声联合诊断乳腺癌结果

试验结果		乳腺癌病人	非乳腺癌病人
乳腺钼靶 X 线摄片	乳腺超声		
阳	阴	4	10
阴	阳	7	2
阳	阳	11	1
阴	阴	3	2
合计		25	15

独立试验:

乳腺钼靶 X 线摄片:

$$灵敏度:\frac{4+11}{25}\times100\%=60.0\%$$

$$特异度:\frac{2+2}{15}\times100\%=26.7\%$$

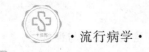

乳腺超声：

$$灵敏度：\frac{7+11}{25}\times100\%=72.0\%$$

$$特异度：\frac{10+2}{15}\times100\%=80.0\%$$

联合试验：
并联试验：

$$灵敏度：\frac{4+7+11}{25}\times100\%=88.0\%$$

$$特异度：\frac{2}{15}\times100\%=13.3\%$$

串联试验：

$$灵敏度：\frac{11}{25}\times100\%=44.0\%$$

$$特异度：\frac{10+2+2}{15}\times100\%=93.3\%$$

二、生物学效果评价

生物学效果评价的指标包括病死率、死亡率、生存率、效果指数、绝对危险度降低率、相对危险度降低率及需要筛检人数。

（1）病死率：可比较经筛检的病人的病死率是否低于未经筛检的病人，来评价筛检的生物学效果，使用该指标时，应考虑时间性，否则比较的意义不大。

（2）死亡率：虽然也可比较经筛检病人和未筛检人群的死亡情况，但是该指标由于受观察时间长短的影响，因此，并不是一个很好的指标。

（3）生存率：评价筛检效果的一项比较好的指标，常用1、3、5年生存率评价癌症的筛检效果。

（4）效果指数（index of effectiveness，IE）：未筛检组的事件发生率与筛检组的事件发生率之比。

（5）绝对危险度降低率（absolute risk reduction，ARR）：未筛检组的事件发生率与筛检组的事件发生率之差。

（6）相对危险度降低率（relative risk reduction，RRR）：未筛检组的事件发生率与筛检组的事件发生率之差，再除以未筛检组的事件发生率。

（7）需要筛检人数（number needed to be screened，NNBS）：将需治疗人数的基本思想引入评价筛检项目效果的一个新指标。其基本原理如下：在为评价筛检效果而开展随机对照试验时，通常将研究对象随机分为筛检组和对照组，以目标疾病的死亡率作为结局测量指标，随访一定期限后，将对照组和筛检组的某病死亡率之差取倒数后，得需要筛检人数 NNBS＝1/ARR。

三、卫生经济学效果评价

一项好的筛检计划应符合效率高和经济廉价的原则，效率高是指筛检试验灵敏度和特异度高，阳性预测值高。具体包括成本效果分析、成本效益分析、成本效用分析。

（1）成本效果分析（cost-effectiveness analysis，CEA）：实施筛检计划投入的费用及其获得的生物学效果的分析。成本包括各种筛检试验的花费、所需人力及设备折算。通常可估计平均每个病例的筛查成本及其在健康改善方面取得的效果（如临床指标的改善和生存期的延

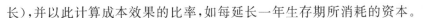

长)，并以此计算成本效果的比率，如每延长一年生存期所消耗的资本。

（2）成本效益分析(cost-benefit analysis，CBA)：实施筛检计划所投入的费用及所获经济效益的比值。投入费用和经济效益均以货币单位衡量，可用直接和间接投入的成本与直接和间接获得的效益进行比较。经济效益包括早期诊断疾病所节约的医疗费用及由于早期发现而延长的生命及工作年限等多方面折算。效益除以成本，可计算出单位成本上所获收益大小，供卫生决策部门考虑是否对某病筛检。

（3）成本效用分析(cost-utility analysis，CUA)：筛检所投入的成本与取得的生命质量的改善情况之间的分析评价方法。生命质量包括生理、心理等健康状况和社会幸福感(对社会环境状况的满意程度)，以评分法进行定量测量。

第五节　筛检过程中存在的偏倚

一、领先时间偏倚

领先时间偏倚(lead time bias)主要发生于慢性病的筛检过程中，是指由于筛检发现了那些处于临床症状出现前的病人，从而使得被筛检的病人看似生存时间长于未被筛检的病人，其实长出来的时间是由提前诊断疾病所造成的，即长出来的生存期为从诊断疾病到出现症状的这段时间。而实际上两者的生存期并没有不同。

二、病程长短偏倚

病程长短偏倚(length bias)是指由于疾病的发展速度不同，使得有些病程长的疾病容易被筛检发现，从而使得其生存期长于未被检出的病人。例如，同种肿瘤有两种表型，第一种发展速度快，临床前期较短，在临床前期被发现的可能性较小，而第二种发展速度慢，很容易在其临床前期被筛检出来，从而造成筛检者比未筛检者生存时间长的假象。

三、志愿者偏倚

志愿者偏倚(volunteer bias)属于选择偏倚，这种偏倚的产出是由参与筛检者和不参与筛检者的文化水平、经济条件不同所造成的，一般参与筛检的人群文化水平相对较高，经济条件较好，比较重视自己的健康状况，治疗依从性较好，从而表现为参与筛检的人群存活时间长于未参与筛检的人群。

四、频谱偏倚

频谱偏倚(spectrum bias)是指研究对象不包括病人特征的完整频谱，如病人总体的病理学、临床表现、病人的基本特征等。例如，某些影像学诊断癌症的试验中，体积大的癌肿或某解剖部位的癌肿比较容易被发现，因此，如果研究对象中只包括大癌肿病例或某解剖部位的癌肿病例，会高估该筛检试验发现病例的能力。

五、评阅偏倚

评阅偏倚(review bias)是由于事先知道研究对象属于何种分类，在判断筛检试验或金标准时产生的偏倚。包括试验评阅偏倚、金标准评阅偏倚和评阅顺序偏倚。试验评阅偏倚是指研究人员事先知道金标准的诊断结果，影响了筛检试验结果的判断，从而高估了两者的一致率。金标准评阅偏倚是指研究人员在判断金标准结果时，事先知道筛检试验的结果从而产生的偏倚。评阅顺序偏倚是指当评价两个筛检试验时，研究人员对后一个筛检结果的判断往往会受前一个筛检结果的影响，从而产生的偏倚。

小结

1. 筛检或筛查（screening）是运用快速、简便的试验、检查或其他方法，将健康人群中那些可能有病或缺陷但表面健康的个体，同那些可能无病者鉴别开来。

2. 筛检的目的：(1)疾病的早期发现、早期诊断和早期治疗；(2)发现某些疾病的高危人群；(3)用于合理分配有限的卫生资源。

3. 金标准（gold standard）又被称为标准诊断，即当今最权威、最可靠、最准确的诊断某种疾病的方法。

4. 截断值（cut off value）：当测定结果为计量资料或等级资料时就需要确定一个指标值，即以该值为界将参与筛检试验的对象分为病人和非病人。该界值称为截断值。

5. 筛检试验的评价指标包括：灵敏度、特异度、误诊率、漏诊率、诊断指数、正确指数、似然比、符合率与 Kappa 指数、预测值。

6. ROC 曲线即为以 1-特异度为横坐标，相应的灵敏度为纵坐标绘制出来的曲线，曲线上的点表示以某值作为截断值进行筛检试验相对应的假阳性率和真阳性率（灵敏度）。

7. 筛检效果从收益、生物学效果、卫生经济学效果三方面评价。

能力检测

能力检测答案

一、单项选择题

1. 筛检试验的灵敏度越高，则（ ）。
A. 漏诊率越大 　　B. 特异度越大 　　C. 阳性预测值越大
D. 阴性预测值越大 　　E. 误诊率越大

2. 在某肿瘤的影像学筛检中，研究对象中的病人多数为癌肿体积较大的病人，这时可能产生（ ）。
A. 不完善金标准偏倚 　　B. 频谱偏倚 　　C. 评阅偏倚
D. 证实偏倚 　　E. 合并偏倚

3. 筛检试验评价指标中，（ ）指标受人群患病率的影响。
A. 灵敏度和特异度 　　B. 似然比 　　C. 符合率
D. 约登指数 　　E. ROC 曲线

4. 筛检试验的测量结果为计量资料时，（ ）指标不受诊断界值的影响。
A. 灵敏度和特异度 　　B. 似然比 　　C. 符合率
D. 约登指数 　　E. ROC 曲线

5. 并联试验和串联试验相比，下列不正确的是（ ）。
A. 灵敏度提高 　　B. 特异度提高 　　C. 阳性预测值降低
D. 误诊率增加 　　E. 阴性预测值提高

6. 为了普查、普治病人，一般要提高（ ）。
A. 漏诊率 　　B. 灵敏度 　　C. 特异度
D. 误诊率 　　E. 以上都不对

7. 某个筛检试验 Kappa 指数为 0.66，筛检一致性评价为（ ）。
A. 无一致性 　　B. 一致性差 　　C. 中、高一致

· 116 ·

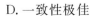

D. 一致性极佳　　　　　　E. 以上都不对

二、简答题

1. 如何对筛检试验进行评价？

2. 筛检试验测量结果为计量资料时，如何确定其截断值？

（侯瑞丽）

第十章 传染病流行病学

教学 PPT

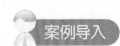

某市在 2005—2013 年共报告学校传染病 31 种,病例数 71450 例,年平均发病率 99.57/10 万。其中呼吸道传染病构成占 53.97%,发病数居前 5 位的传染病依次为手足口病、水痘、流行性腮腺炎、肝炎和肺结核,占报告发病总数的 84.85%。各年累计发病高峰为 5~6 月。其中在托幼机构发病数构成占 51.07%,小学占 24.07%。

传染病(communicable diseases)是指由特异病原体(或它们的毒性产物)所引起的一类疾病。病原体及其毒性产物可以通过感染的人、动物或储存宿主以直接或间接方式(经由中介的动物宿主、植物宿主或其他环境因素)传染给易感宿主。

第一节 概 述

传染病的流行性和可传播性对人类的健康构成巨大威胁。虽然近些年,随着经济水平的提高、人类社会的进步和医疗卫生事业的发展,传染病的传播和流行受到了遏制。但近年来,全球传染病发病又有回升现象,且一些已控制的传染病又卷土重来,同时新发传染病不断出现。因此,传染病的预防和控制在全球范围内仍然重要。

一、我国传染病流行现状

随着社会的进步和医疗水平的提高,我国传染病发病率已由 20 世纪 50 年代末的 2000/10 万下降到近来的 200/10 万左右,死亡率由 50/10 万下降到 1/10 万左右,传染病的死因构成比由约 20% 下降到不足 1%,死因顺位从前两位降到第 10 位之后。但经血液传播和性传播的传染病的发病有逐年增多的趋势,如丙型肝炎、艾滋病、梅毒等。此外,全球范围内出现了结核病的死灰复燃,尤其是结核病的耐药现象日趋严重,中国也不例外。

继 2003 年的 SARS 暴发后,我国在传染病的预防与控制方面有了很大的提高。从 2004 年 1 月到 2013 年 12 月,共有 54984661 例传染病的案例被报道,发病率较高的有肺结核(80.33/10 万)、乙型肝炎(81.57/10 万)和手足口病(114.48/10 万),这些病人中有 132681 例死亡(死亡率 1.01/10 万,病死率 2.4‰)。

我国 2014—2016 年法定传染病报告发病率和死亡率见表 10-1。其中乙类传染病报告发病数居前 5 位的病种依次为病毒性肝炎、肺结核、梅毒、细菌性和阿米巴性痢疾、淋病,占乙类传染病报告发病总数的 90% 以上;报告死亡数居前 5 位的病种依次为艾滋病、肺结核、狂犬病、病毒性肝炎和人感染 H7N9 禽流感,占乙类传染病报告死亡总数的 98% 以上。丙类传染病报告发病数居前 5 位的病种依次为手足口病、其他感染性腹泻病、流行性感冒、流行性腮腺炎和急性出血性结膜炎,占丙类传染病报告发病总数的 99% 以上;报告死亡数居前 3 位的病种为手足口病、流行性感冒和其他感染性腹泻病,占丙类传染病报告死亡总数的 97% 以上。

表 10-1 我国 2014—2016 年法定传染病报告发病率与死亡率(1/10 万)

项　　目	2014 年	2015 年	2016 年
法定传染病报告发病率/死亡率	530.15/1.23	470.35/1.23	506.59/1.33
甲类传染病报告发病率/死亡率	0.0020/0.0002	0.0010/0.0000	0.0020/0.0000
乙类传染病报告发病率/死亡率	226.98/1.18	223.60/1.22	215.67/1.31
丙类传染病报告发病率/死亡率	303.17/0.042	246.76/0.010	290.91/0.020

二、新发传染病

随着社会经济的发展,人们生活水平的普遍提高,一些严重威胁人们健康的传染病得到了有效控制甚至被消灭;但与此同时,随着环境的改变以及国际、国内交流的日益便捷、频繁,一些老的传染病死灰复燃,一些新的传染病不断出现。新发传染病(emerging infectious disease,EID)指由新出现或发现的病原体,或已知病原体经过变异而具有新的生物学特性所引起的人和动物传染性疾病。该定义中实际包括了新发生的传染病和重新暴发的传染病(reemerging infectious disease,RID),合称为 ERI 或 EID(emerging and reemerging infectious disease)。

20 世纪 80 年代以来,全球新发传染病 30 余种。其中包括人工 T 淋巴细胞病毒 I 型引起的淋巴瘤白血病、伯氏疏螺旋体引起的莱姆病、朊病毒引起的克雅病和大肠杆菌 O157∶H7 引起的出血性肠炎、人类免疫缺陷病毒(HIV)引起的艾滋病、幽门螺杆菌引起的消化性溃疡、丁型肝炎病毒引起的丁型肝炎、环孢子虫引起的环孢子虫病、丙型肝炎病毒引起的丙型肝炎、戊型肝炎病毒引起的戊型肝炎、O139 霍乱弧菌引起的新型霍乱、巴尔通体引起的猫抓病、细菌性血管瘤病、Sin nombre 病毒引起的汉坦病毒肺综合征、人类疱疹病毒 8 型(HHV-8)引起的卡波西肉瘤、体腔淋巴瘤、庚型肝炎病毒引起的庚型肝炎、禽流感病毒 H5N1 引起的禽流感、流感病毒新型 H1N1 引起的流感、禽流感病毒 H7N9 引起的禽流感等。

第二节 传染病的流行过程

一、传染过程及感染谱

（一）传染过程(infection process)

传染过程指病原体进入机体后,与机体相互作用的过程。作用的结果有多种,可以表现为不同程度的感染或发病,也可以表现为免疫。

（二）感染谱(infection spectrum)

感染谱指当机体感染病原体后,机体出现不同程度病变的频率,包括隐性感染(体内有病原体,无该疾病的临床表现)、显性感染(轻、中、重型疾病)和死亡(病例极少),这种感染谱就是传染病的"冰山现象"(iceberg phenomenon)。

1. 以隐性感染为主 隐性感染不易被发现,在传染病的播散上起了很大的作用,有重要的公共卫生学意义,如脊髓灰质炎、流行性乙型脑炎等。

2. 以显性感染为主 这类传染病中多数感染者均表现出明显的症状和体征。以显性感染为主的疾病有水痘、麻疹等。

3. 隐性感染与显性感染比例相近 如流行性腮腺炎。

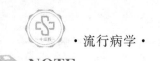
4. 以重症或死亡为主　如狂犬病。

二、传染病流行过程的三个环节

流行过程(epidemic process)指传染病在人群中发生、蔓延的过程。传染源、传播途径和易感人群是传染病在人群流行的三个基本环节。

(一)传染源

传染源(source of infection)指体内有病原体生长、繁殖并且能排出病原体的人或动物,包括传染病病人、病原携带者和受感染的动物。传染期(communicable period)指传染源能排出病原体的整个时期,传染期是决定传染病病人隔离期限的重要依据。

1. 病人 (case)　传染病的病程一般包括潜伏期、临床症状期和恢复期。潜伏期(incubation period)指病原体从侵入机体到最早临床症状出现的这一段时期。有些传染病从潜伏期末就开始排出病原体,如甲型肝炎,而大多数传染病则是临床症状期排出病原体,不同时期的病人作为传染源的意义有所不同。另外,重症病人排出的病原体数量较大,传染力相对较强。此外,病人的活动范围越大,作为传染源意义就越大。

2. 病原携带者(carrier)　指没有任何临床表现却能排出病原体的人,包括带菌者(体内携带细菌者)、带毒者(体内携带病毒者)和带虫者(体内携带寄生虫者)。病原携带者按其携带状态和疾病分期分为健康病原携带者、潜伏期病原携带者和恢复期病原携带者。

(1)健康病原携带者:指整个感染过程中均无明显临床症状与体征而排出病原体者,如脊髓灰质炎、白喉。

(2)潜伏期病原携带者:指在潜伏期内携带并排出病原体者,如百日咳、麻疹。

潜伏期的公共卫生学意义:①根据潜伏期判断病人受感染时间,用于追踪传染源,查找传播途径。②根据潜伏期确定接触者的留验、检疫和医学观察期限。一般为平均潜伏期增加1～2天,危害严重者按该病的最长潜伏期予以留验和检疫。③根据潜伏期确定免疫接种时间。④根据潜伏期评价预防措施效果。⑤潜伏期长短还可影响疾病的流行特征。一般潜伏期短的传染病,常呈现暴发流行。

(3)恢复期病原携带者:指临床症状消失后继续携带和排出病原体者,如伤寒、乙型肝炎等。凡临床症状消失后,三个月以内的病原携带者,称为暂时性病原携带者;超过三个月的病原携带者,称为慢性病原携带者。少数人甚至终生携带。慢性病原携带者携带病原时间长,具有重要的公共卫生学意义。

病原携带者由于没有临床症状,不容易被人们认识发现,其作为传染源的意义相对于病人来说更为重大。病原携带者对人群的威胁不仅取决于其排出的病原体数量、频度、携带病原体时间的长短,还与病原携带者的职业、个人卫生习惯、社会活动范围、环境卫生条件等密切相关。

3. 受感染的动物　以动物为传染源,病原体在自然界的动物间传播的疾病称为动物传染病(zoonosis),在特定条件下,动物传染病病原体可传播给人类,所致疾病称为人畜共患病或自然疫源性疾病,如狂犬病、鼠疫等。动物传染病是人类新发传染病的重要来源。

动物能否作为传染源主要取决于人与受感染的动物接触的机会和密切程度,环境中是否有适宜该疾病传播的条件等,另外与动物的种类和密度也有关系。

(二)传播途径

传播途径(route of transmission)指病原体从传染源排出后,至侵入新的易感宿主前,在外环境中所经历的全部过程。常见的传播途径如下。

1. 经空气传播(air-borne transmission)　包括经飞沫、飞沫核和尘埃传播。

（1）经飞沫传播：病人在呼气、谈话、咳嗽、吐痰、打喷嚏时，可以将含有大量病原体的飞沫排入环境。通过飞沫传播只能将病原体传播给传染源周围的密切接触者。百日咳杆菌、流感病毒常经此方式传播。

（2）经飞沫核传播：病人排出的飞沫，水分蒸发后剩余的蛋白质和病原体形成飞沫核。飞沫核形成的气溶胶可漂至远处，使易感者吸入，引发感染，这种传播方式称为经飞沫核传播。耐干燥的白喉杆菌和结核杆菌可经此方式传播。

（3）经尘埃传播：含有病原体的飞沫或分泌物落在地面，干燥后形成尘埃。此外，尘埃还可来源于土壤、被褥、衣物等。易感者吸入后可引发感染，这种传播方式称为经尘埃传播。抵抗力较强、耐干燥的病原体如炭疽杆菌芽孢和结核杆菌可通过此方式传播。

经空气传播传染病的流行特征如下：①冬春季节发病率升高；②传播广泛，传播途径易实现，病例常可连续发生；③儿童、少年多发；④流行强度受居住条件和人口密度的影响；⑤在未免疫预防人群中发病率周期性升高。

2. 经水传播（water-borne transmission） 许多肠道传染病和某些寄生虫病都是经水传播的，包括经饮用水和疫水传播。

（1）经饮用水传播：指通过饮用被病原体污染的水导致的病原体传播。痢疾、霍乱、伤寒、甲型肝炎均可通过此方式进行传播。经饮用水传播传染病的流行特征如下：①常呈现为暴发；②病例分布与供水范围一致；③除哺乳婴儿外，发病无年龄、性别、职业差别；④停用污染水源或对污染水源采取消毒、净化措施后，暴发或流行即可平息。

（2）经疫水传播：疫水指被病原体污染的具有传染性的水源。人们接触疫水后，病原体经过皮肤、黏膜侵入机体发生的病原体传播统称为经疫水传播。如钩端螺旋体病、血吸虫病可经此方式传播。经疫水传播传染病的流行特征如下：①病人接触过疫水；②发病有地方性、季节性和职业性；③大量易感者进入疫区接触疫水后可导致经疫水传播传染病暴发或流行；④对疫水进行处理或加强个人防护后，可控制经疫水传播传染病发生或流行。

3. 经食物传播（food-borne transmission） 当食物本身含有病原体或被病原体污染时，可经胃肠道传播，这种传播方式称为经食物传播。许多肠道传染病、某些寄生虫病以及个别呼吸道传染病都可以经食物传播。有些经食物传播传染病是由于食物本身含有病原体，如食用未经煮熟或未消毒的感染旋毛虫的猪肉类食物。另有一些经食物传播传染病是由于食物在其生产、加工、运输、贮存及销售的过程中被病原体污染。

经食物传播传染病的流行病学特征主要如下：①病人有进食某一食物史，不食者不发病；②食物在短时间内大量被污染，可导致经食物传播传染病的暴发或流行；③潜伏期较短，临床症状较重；④停止供应被污染食物后，暴发或流行即可终止。

4. 接触传播（contact transmission） 接触传播包括直接接触传播和间接接触传播。

（1）直接接触传播：指在没有外环境因素参与下，传染源与易感者直接接触（包括触摸、接吻、抓咬或性行为等）所导致的疾病传播，如性传播疾病、狂犬病等。

（2）间接接触传播：指易感者接触被传染源的排出物或分泌物等污染的日常生活用品所造成的传播。被污染的手在此传播中起重要作用。许多肠道传染病、一些呼吸道传染病及某些人畜共患病常可通过间接接触传播，如甲型肝炎、细菌性痢疾、结核等。经间接接触传播传染病一般呈散发；无明显季节性；卫生习惯不良的个人和卫生条件较差的地区发病较多；加强管理和消毒，注意个人卫生，可减少疾病发生。

5. 经媒介节肢动物传播（vector-borne arthropod transmission） 经媒介节肢动物传播包括机械性传播和生物性传播。

（1）机械性传播：指媒介节肢动物与病原体之间没有生物学依存关系，媒介节肢动物携带、搬运病原体传染给易感者。如苍蝇、蟑螂等携带病原体污染食物或餐具等造成的传播。伤寒、痢疾等肠道传染病的病原体可经此途径传播。

(2) 生物性传播：指病原体进入媒介节肢动物体内，在其肠道或体腔内经过发育或繁殖，然后传给易感者。病原体与媒介节肢动物之间有生物学依存关系，且一种病原体只能通过一定种属的媒介节肢动物传播，具有特异性。例如，疟原虫只能通过按蚊进行有性生殖，然后才能传播感染给易感者。病原体在媒介节肢动物体内必须经过一段时间的发育和繁殖后才具有传染性，这段时间称为外潜伏期。疟疾、流行性乙型脑炎、登革热等均可经此途径传播。

经媒介节肢动物传播的传染病的流行特征如下：①有一定地方性；②有职业性特征；③有季节性升高现象；④暴露机会多的人群发病较多，如特殊职业人群和儿童；⑤一般无人与人之间的传播。

6. 经土壤传播(soil-borne transmission)　易感人群接触了被病原体污染的土壤所致的相应疾病的传播。一些能形成芽孢的病原体，如炭疽杆菌、破伤风杆菌等，污染土壤后可保持传染性达数十年之久。有些寄生虫(如蛔虫、钩虫、鞭虫等)的卵从宿主排出后，需在土壤中发育到一定阶段，才具有感染易感者的能力。

经土壤传播的传染病与病原体在土壤中的存活时间、个体与土壤接触的机会和个人卫生有关，例如，赤脚下地劳动容易感染钩虫病，皮肤破损接触土壤可能会感染破伤风等。

7. 医源性传播(iatrogenic transmission)　在医疗、预防工作中，由于未能严格执行规章制度和操作规程，而人为地造成某些传染病的传播。医源性传播的主要方式包括与污染的医疗用品接触传播和通过污染的药物、血液或生物制剂传播。如医疗器械消毒不严，病人在接受诊疗服务时受到感染，可造成产褥热、尿路感染等；药物、血液或生物制剂被污染，病人在输血时感染艾滋病、丙型肝炎等。

8. 垂直传播(vertical transmission)　病原体通过母体直接传给子代，又称母婴传播。传播的主要方式如下。

(1) 经胎盘传播：是指受感染的孕妇经胎盘血液将病原体传给胎儿引起宫内感染。风疹病毒、梅毒螺旋体等均可通过此途径传播。

(2) 上行传播：是指病原体从孕妇阴道经子宫颈口到达绒毛膜或胎盘引起胎儿宫内感染。单纯疱疹病毒、白色念珠菌等均可通过此途径传播。

(3) 经产道传播：是指如孕妇产道严重感染，在分娩过程中，胎儿通过产道时，污染的母血、羊水、阴道分泌物等经胎儿口腔吸入或皮肤黏膜渗入，使胎儿感染。淋球菌、乙肝病毒、疱疹病毒等均可通过此途径传播。

(三) 易感人群

易感人群(susceptible population)指有可能发生传染病感染的人群。人群作为一个整体对传染病的易感程度称为人群易感性(herd susceptibility)。人群易感性的高低取决于该人群中每个个体的易感状态。

1. 能使人群易感性升高的主要因素

(1) 新生儿比例增大：未进行预防接种的 6 个月以上的婴儿，由于其从母体获得的抗体逐渐消失，而自身获得性免疫尚未形成，对多种传染病易感。

(2) 易感人口迁入：大量非流行区居民进入，由于其缺乏相应免疫力，从而使流行区人群的易感性升高。

(3) 免疫人群的免疫力自然消退：大部分传染病病后获得的免疫或免疫接种后获得的人工免疫都会随时间逐渐消退，从而导致人群的易感性升高。

(4) 免疫人口死亡：免疫人口的死亡使人群中免疫个体所占的比例下降，从而使人群免疫力下降，相对使人群易感性增高。

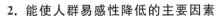
2. 能使人群易感性降低的主要因素

（1）预防接种：预防接种可提高人群的特异性免疫力，是降低人群易感性的重要措施。

（2）传染病流行：当传染病流行过后，人群中相当部分易感者因发病或隐性感染而获得免疫力，从而人群中易感者比例下降，人群易感性降低。

（四）疫源地与流行过程

1. 疫源地　传染源排出的病原体可能波及的范围，也即易感者可能受到感染的范围。范围较小的疫源地称为疫点，如有传染源的某一住户。范围较大的疫源地称为疫区，如一个或几个村子。

2. 流行过程　一系列相互联系的疫源地相继发生的过程。新的疫源地不断产生则流行过程得以延续。一旦疫源地全部被消灭，流行即终止。

3. 疫源地消灭的条件　①传染源不存在或不再传播病原体，如被隔离、死亡、移走、治愈；②传染源播散在环境中的病原体被彻底消灭，如通过消毒、杀虫；③所有易感接触者经该病最长潜伏期没有新病例或新感染发生。

三、传染病流行过程的影响因素

传染源、传播途径和易感人群是传染病的流行的三个必要环节，是传染病流行的生物学基础。这三个环节的变化、衔接往往受到自然因素和社会因素的影响。

（一）自然因素

自然因素包括气候因素、地理因素以及动物、媒介生物的分布。近年来全球气候变暖，气温升高，有利于媒介昆虫如蚊子等的孳生繁殖；有利于携带病原体的动物如老鼠等的繁衍与活动；有利于病原体活动增强，致病力增高。气温升高促进了疟疾、霍乱、乙型脑炎等的暴发和流行，气温升高使原本属寒冷、温带、亚热带的地区变成了温带、亚热带和热带，致使原本局限于热带、亚热带流行的一些肠道传染病、虫媒传染病和寄生虫病逐渐蔓延至温带甚至是寒冷地区。

此外，地形、地貌和植被等对动物传染源有很大影响。某些传染病媒介昆虫和宿主动物的特异性栖息习性也影响其传播和流行，如以鼠类为传染源的疾病（如鼠疫、流行性出血热）主要在草原和沙土地区流行。

（二）社会因素

社会因素包括社会制度、经济水平、医疗卫生状况、卫生条件、人们的卫生习惯、生活居住条件、受教育水平、人口流动、风俗习惯、宗教信仰、战争、药物滥用等。社会因素对传染病流行的三个环节都可以造成一定程度的影响。

1. 对传染源的影响　随着社会制度的完善和经济水平的提高，绝大多数国家均建立有各级卫生防疫机构和传染病医院，并颁布、执行传染病防治法和国境卫生检验检疫条例等从而能及时发现传染源，并对传染源采取必要的隔离、留验、医学观察和应急接种等措施。此外，还能有效防止传染病的进一步蔓延和输入病例的传入。

但与此同时，随着社会发展、人口流动性增加，传染源流动更为频繁，尤其是对于一些不容易被发现的隐性感染者来说。战争、动乱、难民潮和饥荒促进了传染病的传播和蔓延。

2. 对传播途径的影响　随着经济水平的提高、环境的改善，以及人们的受教育水平普遍提高，卫生习惯不断改善，有效阻断了传播途径的实现，对控制传染病流行起到了至关重要的作用。

但与此同时，城市化进程加速、人口爆炸及战争、动乱均可造成大量贫民窟的形成。抗生素和杀虫剂的滥用使病原体和传播媒介耐药性日益增强。环境污染和破坏造成生态环境的恶

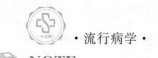

化,森林砍伐改变了媒介昆虫和动物宿主的栖息习性。

3. 对易感人群的影响　社会因素对易感人群的保护性影响主要体现在对易感人群进行有效的预防接种。在很多国家都有针对儿童的计划免疫,并且随着经济水平和医疗技术水平的提高,WHO还提出扩大免疫接种规划,提高群体免疫水平的号召。

但与此同时,人口流动性的增加,如外来务工者涌入城市,导致儿童计划免疫实施难度增大,导致疫苗存在漏种现象。并且人口流动频繁,导致易感人群有更多机会接触传染源。

第三节　传染病的预防与控制措施

传染病预防要想以较小投入获得较好效果必须要讲求策略。传染病预防策略如下:首先要以预防为主,改善环境卫生,加强人群免疫,进行健康教育等;其次要建立、健全传染病监测、预警制度,进一步加强国际合作;然后充分发挥各级疾病预防控制机构的作用,坚持不懈地与传染病进行长期斗争。

传染病预防措施是指在传染病未发病或暴发、流行前采取的预防措施。传染病控制措施是指传染病疫情发生后,为防止疫情扩散,尽快平息疫情所采取的措施。传染病的防制必须围绕传染病流行过程的"三环节两因素",核心内容是要控制传染源、切断传染途径、保护易感人群。

一、常规措施

(一) 普及推广健康教育知识,提高传染病预防意识

健康教育可帮助人们建立或养成有利于健康的生活方式或卫生习惯,从而达到减少传染源、切断传播途径、保护易感人群的目的。

(二) 改善卫生条件,消除传染病病原体并抑制其孳生

保护水源,改善饮用水卫生条件,提供安全的饮用水;改善居民的居住条件,加强粪便、垃圾、污水的管理和无害化处理,建立和改造公共卫生设施;加强食品卫生监督管理,防止病从口入。

(三) 建立并完善传染病监测和预警系统

我国的传染病监测包括常规报告和哨点监测。

1. 传染病报告　我国法定报告传染病包括甲、乙、丙三类,共39种。

(1) 甲类传染病包括鼠疫、霍乱。

(2) 乙类传染病包括传染性非典型肺炎、艾滋病、人感染高致病性禽流感、病毒性肝炎、脊髓灰质炎、麻疹、流行性乙型脑炎、登革热、炭疽、细菌性和阿米巴性痢疾、肺结核、伤寒和副伤寒、狂犬病、流行性脑脊髓膜炎、百日咳、白喉、新生儿破伤风、流行性出血热、猩红热、布鲁氏菌病、淋病、梅毒、钩端螺旋体病、血吸虫病、疟疾、人感染 H7N9 禽流感,共 26 种。其中,对乙类传染病中传染性非典型肺炎、炭疽中的肺炭疽和人感染高致病性禽流感,采取甲类传染病的预防和控制措施。

(3) 丙类:流行性感冒(包括甲型 H1N1 流感)、流行性腮腺炎、风疹、急性出血性结膜炎、麻风病、流行性和地方性斑疹伤寒、黑热病、丝虫病、包虫病,除霍乱、细菌性和阿米巴性痢疾、伤寒和副伤寒以外的感染性腹泻病、手足口病,共 11 种。其中,对手足口病,采取乙类传染病的预防和控制措施。

任何人发现传染病病人或者疑似传染病病人时,都应当及时向附近的医疗保健机构或者

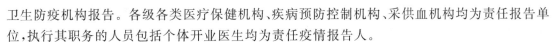

卫生防疫机构报告。各级各类医疗保健机构、疾病预防控制机构、采供血机构均为责任报告单位,执行其职务的人员包括个体开业医生均为责任疫情报告人。

责任报告单位和责任疫情报告人发现甲类传染病和乙类传染病中的肺炭疽、传染性非典型肺炎、脊髓灰质炎、人感染高致病性禽流感的病人或疑似病人时,或发现其他传染病和不明原因疾病暴发时,应于 2 小时内将传染病报告卡通过网络报告;未实行网络直报的责任报告单位应于 2 小时内以最快的通信方式向当地疾病预防控制机构报告,并于 2 小时内寄送出传染病报告卡。对其他乙、丙类传染病病人、疑似病人和规定报告的传染病病原携带者在诊断后,应于 24 小时内进行网络报告;未实行网络直报的责任报告单位应于 24 小时内寄送出传染病报告卡。

2. 传染病预警 国家规定国务院卫生行政部门和省、自治区、直辖市人民政府应根据传染病发生、流行趋势的预测,及时发出传染病预警,根据情况予以公布。县级以上地方人民政府应当制定传染病预防、控制预案,报上一级人民政府备案。

（四）预防接种,进一步扩大免疫接种规划

1. 预防接种(prophylactic vaccination) 将含有病原微生物的抗原或特异性抗体的生物制品接种于易感者体内,使机体获得对传染病的特异性免疫力,降低易感性,预防相应传染病。

（1）人工自动免疫(active immunity):将具有免疫原性的生物制品接种于人体,使其自行产生抗体从而进行特异性免疫的方法。用于人工自动免疫的生物制剂主要包括:①全病原体疫苗,包括减毒活疫苗和灭活疫苗;②成分疫苗,是用生物、化学方法提取或基因工程菌表达病原体的某种(些)抗原成分,制备成的疫苗;③DNA 疫苗,是利用基因工程技术制成的疫苗。影响宿主免疫反应的因素包括免疫制剂因素如抗原成分、抗原量等,宿主因素如年龄、遗传易感性等,免疫途径如肌内注射、口服等。

（2）人工被动免疫(passive immunity):将含有抗体的血清或其制剂直接注入机体,使机体立即获得抗体,抵抗某种传染病的方法。常用的人工被动免疫制剂有:①免疫血清、抗菌和抗病毒血清、抗毒素。②免疫球蛋白,包括丙种球蛋白和胎盘球蛋白。

（3）人工被动自动免疫(passive active immunity):先进行被动免疫,然后进行自动免疫,使机体迅速获得自身特异性抗体,产生持久的免疫力。例如,注射白喉抗毒素实施被动免疫的同时,接种白喉类毒素疫苗。

2. 计划免疫(planned immunization) 根据传染病疫情监测结果和人群免疫状况,按规定免疫程序,有计划地对人群进行的预防接种。计划免疫的主要目标是使易感人群中相当大部分的人在可能暴露于病原微生物之前的生命早期获得免疫力。

我国原有计划免疫内容主要是儿童基础免疫,即对 7 周岁及 7 周岁以下儿童进行脊髓灰质炎三价疫苗、卡介苗、百白破(百日咳、白喉、破伤风)混合制剂、麻疹疫苗和乙型肝炎疫苗免疫接种,以及以后的适时加强免疫,使儿童获得对脊髓灰质炎、结核、百日咳、白喉、破伤风、麻疹和乙肝的免疫力,概括为"接种五苗,预防七病"。随着国家经济水平的提高,生物学技术的迅速发展,疫苗种类越来越多,可预防的疾病也越来越广泛。

3. 扩大免疫接种规划(expanded programme immunization,EPI) 1974 年,WHO 提出根据消灭天花和不同国家控制麻疹、脊髓灰质炎的经验,开展了全球扩大免疫接种规划活动。1977 年,WHO 批准 EPI 的总政策,主要内容包括:①不断增加免疫接种的疫苗种类;②不断扩大免疫接种的覆盖面。

我国 1981 年正式加入 EPI 活动。1992 年将乙肝疫苗正式纳入儿童基础免疫,从之前的"接种四苗,预防六病"发展成"接种五苗,预防七病"。2007 年,我国进一步提出"扩大国家免疫接种规划"。2008 年将流行性乙型脑炎、流行性脑脊髓膜炎、甲型肝炎、流行性腮腺炎、风疹、炭疽、流行性出血热和钩端螺旋体病 8 种传染病纳入国家扩大免疫接种规划中,按照"突出重点、分类指导、注重实效、分步实施"的原则进行。EPI 疫苗免疫接种程序见表 10-2。

表 10-2　EPI 疫苗免疫接种程序

接种途径	疫苗名称	接种年(月)龄	接种剂次
口服	脊髓灰质炎疫苗	2、3、4 月龄,4 周岁	4
皮内注射	卡介苗	出生时	1
肌内注射	百白破混合制剂	3、4、5 月龄,18～24 月龄	4
	白破疫苗	6 周岁	1
	乙型肝炎疫苗	0、1、6 月龄	3
	甲肝灭活疫苗	18 月龄,24～30 月龄	2
	出血热疫苗(双价)	16～60 周岁	3
皮下注射	麻风疫苗(麻疹疫苗)	8 月龄	1
	麻腮风疫苗(麻腮疫苗、麻疹疫苗)	18～24 月龄	1
	乙脑减毒活疫苗	8 月龄,2 周岁	2
	A 群流脑疫苗	6～18 月龄	2
	A＋C 群流脑疫苗	3 周岁,6 周岁	2
	乙脑灭活疫苗	8 月龄(2 剂次),2 周岁,6 周岁	4
	甲肝减毒活疫苗	18 月龄	1
	钩体疫苗	流行地区可能接触疫水的 7～60 岁高危人群	2
皮上划痕	炭疽疫苗	炭疽疫情发生时,病例或病畜间接接触者及疫点周围高危人群	1

4. 疫苗的效果评价

(1)免疫学效果:通过测定接种后人群抗体阳转率、抗体平均滴度和抗体持续时间来评价,如脊髓灰质炎中和抗体≥1∶4 或有 4 倍及以上增高、麻疹血凝抑制抗体≥1∶2 或有 4 倍及以上增高等。

(2)流行病学效果:可用随机对照双盲的现场试验结果来计算疫苗保护率和效果指数。

$$疫苗保护率(\%) = \frac{对照组发病率 - 接种组发病率}{对照组发病率} \times 100\%$$

$$疫苗效果指数 = \frac{对照组发病率}{接种组发病率}$$

(3)计划免疫管理评价指标:计划免疫工作考核内容包括组织设置和人员配备、免疫规划和工作计划、计划免疫实施的管理和各项规章制度、冷链装备及运转情况、人员能力建设及宣传动员、监测及疫情暴发控制等。具体考核指标为:建卡率、接种率、覆盖率、冷链设备完好率等。

5. 国境卫生检疫　为了防止传染病由国外传入国内或由国内传出国外,国家在国际通航的机场、港口,陆地边境和国界江河口岸设立国境卫生检疫机关,依法对出入国境人员、货物、行李、邮件和交通工具等进行传染病检疫、监测、卫生监督和采取必要的卫生处理,称为国境卫生检疫。

检疫传染病是指鼠疫(6 天)、霍乱(5 天)、黄热病(6 天)及国务院确定和公布的其他传染病。

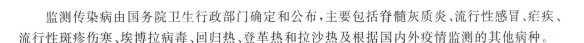

监测传染病由国务院卫生行政部门确定和公布,主要包括脊髓灰质炎、流行性感冒、疟疾、流行性斑疹伤寒、埃博拉病毒、回归热、登革热和拉沙热及根据国内外疫情监测的其他病种。

二、针对传染源的措施

(一)病人

应做到早发现、早诊断、早报告、早隔离、早治疗,即"五早"。病人一经诊断为传染病或可疑传染病,就应按《中华人民共和国传染病防治法》规定进行报告并实行分级管理。

甲类传染病病人和乙类传染病中的人感染高致病性禽流感、肺炭疽、传染性非典型肺炎病人必须在医院实施隔离治疗。乙类传染病病人,根据病情可在医院或家中隔离,通常隔离至临床或实验室证明病人已痊愈。

(二)病原携带者

早发现、早诊断、早治疗,加强教育,定期检查,随访至其病原体检查2~3次阴性后。病原携带者在饮食、托幼和服务行业工作,应对其登记,进行健康教育,及时治疗,必要时须暂时离开工作岗位。久治不愈的病毒性肝炎或伤寒病原携带者不得从事威胁性职业。乙型和丙型病毒性肝炎、艾滋病、疟疾病原携带者严禁做献血员。

(三)接触者

有可能感染的传染源接触者应接受检疫。检疫期为最后接触日至该病的最长潜伏期。根据病种及接触者接触时的免疫状态,采取以下不同检疫措施。

(1)留验:即隔离观察。甲类传染病接触者应留验,即在指定场所进行观察,限制活动范围,实施诊察、检验和治疗。

(2)医学观察:乙类和丙类传染病接触者可正常工作、学习,但需接受体检、测量体温、病原学检查和必要的卫生处理等医学观察。

(3)应急接种和药物预防:对潜伏期较长的传染病,可对接触者施行预防接种。有些疾病还可采用药物预防,如服用氯喹预防疟疾。

(四)动物传染源

根据感染动物的经济价值和病种采取不同的措施。对危害大且经济价值不大的动物传染源应予彻底消灭,如捕杀、焚烧或深埋。对危害不大且有经济价值的动物传染源可予以隔离治疗。此外还要做好宠物和家畜的预防接种和检疫。

三、针对传播途径的措施

疫情发生后,要根据传染病的传播途径、疫源地的范围,采取不同的措施,包括消毒、杀虫、灭鼠和一般卫生措施,目的是消除外环境中传播媒介上的病原体和能传播传染病的医学节肢动物。

(一)消毒(disinfection)

消毒是用化学、物理、生物的方法杀灭或消除环境中致病性微生物的一种措施,包括预防性消毒和疫源地消毒两大类。

1. 预防性消毒(prophylactic disinfection) 针对可能受到病原微生物污染的场所和物品实施消毒。如空气消毒、饮用水消毒等。

2. 疫源地消毒(disinfection of epidemic focus) 为了消灭传染源排出的致病性微生物对现有或曾经有传染源存在的场所进行消毒,分为随时消毒和终末消毒。① 随时消毒(current disinfection):当传染源还存在于疫源地时,随时对传染源的排泄物、分泌物、污染物及其污染

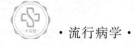

的场所进行的消毒。②终末消毒(terminal disinfection):当传染源被移走,如痊愈、死亡或离开后,为了完全清除传染源播散的病原微生物,对疫源地所做的一次性彻底消毒,如对其使用过的衣服、日用品和所住房间等彻底消毒。只有对外界抵抗力较强的致病性病原微生物才需要进行终末消毒,如伤寒、霍乱、鼠疫、结核、白喉、病毒性肝炎、炭疽等。对外界抵抗力较弱的病原体(如流感、水痘、麻疹等)一般不需要进行终末消毒。

(二)杀虫

杀虫指杀灭能传播疾病、危害人类健康的医学节肢动物,以预防、控制虫媒病的重要措施。

(三)灭鼠

灭鼠指杀灭能作为传染源和造成经济损失的啮齿类动物(主要是鼠类),是防制鼠源性疾病和减少经济损失的重要措施。

(四)一般卫生措施

一般卫生措施主要包括搞好饮用水消毒、饮食卫生、环境卫生、居住卫生、粪便无害化处理、个人卫生等。

四、针对易感人群的措施

传染病的免疫预防包括主动免疫和被动免疫。计划免疫是预防传染病流行的重要措施。

(一)药物预防

药物预防也可以作为一种应急措施来预防传染病的播散。对于某些有特效防治药物的传染病,在易感人群中可以采用药物预防,如疟疾。

(二)个人防护

对有可能暴露于传染病生物传播媒介的个人采取防护措施,如穿戴口罩、手套、护腿、鞋套等。

五、传染病疫情暴发、流行的紧急措施

根据《中华人民共和国传染病防治法》的规定,在有传染病暴发、流行时,县级以上地方人民政府应当立即组织力量,按照预防、控制预案进行防制,切断传染病的传播途径,必要时,报经上一级人民政府决定,可以采取下列紧急措施并予以公告。

(1)限制或者停止集市、影剧院演出或者其他人群聚集的活动。

(2)停工、停业、停课。

(3)封闭或者封存被传染病病原体污染的公共饮用水源、食品以及相关物品。

(4)控制或者扑杀染疫野生动物、家畜、家禽。

(5)封闭可能造成传染病扩散的场所。

小结

1.传染病是指由特异病原体(或它们的毒性产物)所引起的一类疾病。

2.传染过程指病原体进入机体后,与机体相互作用的过程。作用的结果有多种,可以表现为不同程度的感染或发病,也可以表现为免疫。

3.感染谱指当机体感染病原体后,机体出现不同程度病变的频率,包括隐性感染、显性感染和死亡。

4.流行过程指传染病在人群中发生、蔓延的过程。传染源、传播途径和易感人群是传

病在人群流行的三个基本环节。

5. 传染源指体内有病原体生长、繁殖并且能排出病原体的人和动物,包括传染病病人、病原携带者和受感染的动物。

6. 传播途径指病原体从传染源排出后,至侵入新的易感宿主前,在外环境中所经历的全部过程。常见的传播途径包括经空气传播、经水传播、经食物传播、接触传播、经媒介节肢动物传播、经土壤传播、医源性传播、垂直传播。

7. 易感人群指有可能发生传染病感染的人群。能使人群易感性升高的主要因素包括新生儿比例增大、易感人口迁入、免疫人群的免疫力自然消退、免疫人口死亡。能使人群易感性降低的主要因素包括预防接种、传染病流行。

8. 传染病流行过程的影响因素包括自然因素和社会因素。

能力检测

一、单项选择题

1. 病原体侵入人体能否致病主要取决于(　　)。

A. 病原体的毒力　　　　　　　　B. 病原体的数量

C. 机体的天然屏障　　　　　　　D. 病原体的致病力与机体的免疫功能

E. 病原体的耐药性

2. 流行过程的基本条件是(　　)。

A. 病人、病原携带者、受感染动物　　　　　B. 传染源、传播途径、易感人群

C. 自然因素、社会因素　　　　　　　　　　D. 环境因素

E. 人群易感性增高

3. 可作为传染病检疫和留验接触者时间依据的是(　　)。

A. 前驱期　　　　B. 潜伏期　　　　C. 免疫期　　　D. 隔离期　　　E. 恢复期

4. 属于甲类传染病的是(　　)。

A. 伤寒、霍乱　　　　　　　　B. 鼠疫、霍乱　　　　　　　　C. 鼠疫、SARS

D. 艾滋病、霍乱　　　　　　　E. 流感、肺结核

二、简答题

1. 影响人群易感性的因素有哪些?

2. 潜伏期在流行病学工作中的作用有哪些?

3. SARS 的病原体、传染源、传播途径、易感人群是什么?

（王颖芳）

能力检测答案

第十一章 慢性非传染性疾病流行病学

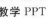

教学 PPT

案例导入

根据《中国居民营养与慢性病状况报告(2015)》数据,2012 年我国居民慢性病死亡率为 533/10 万(约 731 万人),占总死亡人数的 86.6%,其中,男性(611.2/10 万)高于女性(452.6/10 万),农村(594.5/10 万)高于城市(449.4/10 万)。心脑血管疾病、癌症和慢性呼吸系统疾病为主要死因,占总死亡的 79.4%,其中,心脑血管疾病死亡率为 271.8/10 万,癌症死亡率为 144.3/10 万(前五位分别是肺癌、肝癌、胃癌、食管癌和结直肠癌),慢性呼吸系统疾病死亡率为 68/10 万。从不同区域来看,各省慢性病死亡水平存在差异,呈西部高于中部,中部高于东部的特点,青海最高(866.7/10 万),上海最低(413.5/10 万)。

随着我国工业化、城镇化、人口老龄化进程不断加快,居民生活方式、生态环境、食品安全状况等对健康的影响逐步显现,慢性非传染性疾病发病、患病和死亡人数不断增多,群众疾病负担日益沉重。慢性非传染性疾病已经成为影响国家经济社会发展的重大公共卫生问题。2011 年 9 月,第六十六届联合国大会预防和控制非传染性疾病高级别会议在纽约举行,会议通过了《关于预防和控制非传染性疾病的政治宣言》,各国领导人首次对攻克心脑血管疾病、癌症、糖尿病和慢性呼吸系统疾病等重大慢性病所采取的具体行动达成共识。作为联合国慢性病防控高级别会议的后续活动,世界卫生组织在实施 2008—2013 年行动计划基础上,编制了《预防控制非传染性疾病全球行动计划(2013—2020)》,并在 2013 年 5 月召开的第六十六届世界卫生大会上通过,以落实联合国大会《关于预防和控制非传染性疾病的政治宣言》中的承诺。2017 年,国务院办公厅印发了《中国防治慢性病中长期规划(2017—2025 年)》,为我国未来5～10 年的慢性病防治工作指明了方向。本章将概述慢性非传染性疾病的主要危险因素、流行状况、主要的预防策略和措施,以及社区防控原则和主要任务。

第一节 概　　述

一、基本概念

慢性非传染性疾病(noncommunicable disease,NCD),下文简称慢性病,是指一类病因复杂、起病隐匿、病程长且病情迁延不愈的疾病的概括性总称。慢性病主要包括心脑血管疾病、癌症、慢性呼吸系统疾病、糖尿病和口腔疾病,以及内分泌、肾脏、骨骼、神经等疾病。与传染病不同,该类疾病一般无传染性,但某些慢性病的发生可能与传染因子有关或由慢性传染病演变而来,如肝癌、胃癌、宫颈癌等。目前,世界卫生组织重点关注的重大慢性病是心脑血管疾病(如心脏病和脑卒中)、癌症、慢性呼吸系统疾病(如慢性阻塞性肺疾病和哮喘)及糖尿病。

二、慢性病的病因

病因与发病机制是慢性病流行病学研究的重要内容,包括运用流行病学的方法从宏观上研究目标人群的慢性病发病危险因素;在流行病学研究确定为危险因素的基础上,运用遗传学、分子生物学、病理学和病理生理学等相关学科知识进行一系列实验、临床和干预研究,证明慢性病与危险因素的因果联系。

慢性病不同于传染性疾病,绝大多数慢性病的病因复杂,病因与发病机制尚不明确。大部分疾病的发生与诸多因素相关,是多种危险因素共同作用的结果,具有病因复杂、多基因致病、多阶段、长期性等特点。传统的生物医学模式不能很好地解释这些疾病的发生和发展,要用现代的生物-心理-社会医学模式从多维的角度去探究疾病的病因。

三、慢性病的危险因素

慢性病的危险因素大致可以分为三类:遗传因素、社会因素和生活方式。遗传因素,如遗传基因变异,占15%;社会因素,如医疗条件、气候条件及社会条件等因素,占25%;生活方式,主要包括膳食不合理、身体活动不足、烟草使用和有害使用酒精等,占60%。其中,社会环境决定生活方式,生活方式决定基因表达,而生活方式是最可被控制并且最有影响力的因素。

(一)生活方式和行为习惯

1. 不合理膳食 合理营养是人体在整个生命进程中提高和保持健康状况的重要物质基础。平衡膳食是合理营养的重要途径。人体通过多种食物的摄入及合理搭配、互补,以达到营养素的全面吸收,促进健康的目的。

不合理膳食是慢性病的重要危险因素。同一种膳食成分可以影响不同的慢性病,同一种慢性病又受多种膳食成分的影响。2007年,WHO制订的《饮食、身体活动与健康全球战略草案》指出,不健康饮食主要包括:摄入过多高热量食物(高脂、高糖食物)、饱和脂肪(主要为动物性脂肪)、食盐,摄入较少复杂碳水化合物(如全谷类食物)、膳食纤维、蔬菜、水果。大量的科学研究已证实,不健康的饮食行为是肥胖、心血管疾病、2型糖尿病等慢性病的重要危险因素,是开展人群膳食营养干预的重点。

2. 缺乏身体活动 随着生活水平的提高、工作和生活环境的改善,人们进行身体活动的机会越来越少,缺乏身体活动的情况相当普遍。身体活动不足是造成超重和肥胖的重要原因,也是冠心病、高血压、脑卒中、糖尿病、恶性肿瘤等多种慢性病的主要危险因素之一。研究显示,缺乏身体活动已成为全球范围死亡的第4位主要危险因素(占全球死亡归因的6%),它可以增加肥胖、心血管疾病和2型糖尿病的风险。有数据证实,21%~25%的乳腺癌和直肠癌、27%的糖尿病和30%缺血性心脏病可以归因于缺乏身体活动。

适宜、适量的身体活动与健康指标的改善相关。有规律的身体活动可提高身体素质(增强心肺健康和肌肉力量)、减少体脂、降低心血管和代谢性疾病风险、减少结肠癌和妇女中乳腺癌的危险、提高骨骼健康水平、减轻抑郁症状。通常每周150分钟中等及以上强度的身体活动即可使疾病风险降低。

3. 吸烟 吸烟是一种有害健康的行为,是导致一系列慢性病的主要危险因素之一。吸烟时产生的烟雾中包含很多能引起组织炎症、致癌以及其他危及身体健康的毒性成分,有害物质主要包括尼古丁、烟焦油和一氧化碳等。其中,尼古丁是能作用于神经系统的高度成瘾性物质。焦油是多种烃类及烃的氧化物、硫化物和氮化物的混合物,可引起多种癌症。一氧化碳与氧气结合,引起机体缺氧,加速动脉粥样硬化。研究证实,吸烟是导致人们失能和早死的主要原因。吸烟是肺癌的首要危险因素,也是心血管疾病的主要危险因素之一。很多国家和地区的实践都证明了戒烟不但可以减轻个体的临床症状,缓解与吸烟相关疾病(如心脑血管疾病、呼吸系统疾病、糖尿病等)的病情,还可使与吸烟相关的疾病在人群中的发病率和死亡率下降。

4. 过量饮酒 过量无节制地饮酒,会伤害胃肠黏膜,并会影响肝脏和胰脏的功能,进而影响营养素的消化吸收及利用。一次性大量饮酒会造成肝脏代谢紊乱,并会导致脂肪肝、肝硬化等问题。过量饮酒还会增加心血管病、癌症、慢性肺病、糖尿病及骨质疏松的危险。即使少量饮酒也会增加罹患某些疾病的风险。

饮酒对健康的影响与酒精摄入量有关。研究表明,饮酒与冠心病呈 U 形剂量-反应关系,即少量饮酒时冠心病死亡率有所下降,而大量饮酒时则使冠心病死亡率呈上升趋势。但考虑到饮酒与高血压、出血性脑卒中、恶性肿瘤的风险关系,WHO 认为饮酒是越少越好。

5. 精神心理因素　情绪与负性生活事件既可以直接致病,也可以作为诱发或促进因素。长期精神紧张、工作压力大被认为是高血压、恶性肿瘤等慢性病发生的重要心理因素。由于精神心理因素与政治、经济、文化等社会因素紧密相关,其与慢性病的关系十分复杂,更多的是一种关联,研究时不宜直接说明因果关系或机制。

(二)生物遗传因素

1. 年龄与性别　年龄与性别是慢性病发病的重要影响因素,也是无法改变的危险因素。多数慢性病发病率和死亡率随年龄的增加而升高。近年来,随着社会的发展和生活方式的变化,慢性病发病呈年轻化的趋势。

慢性病还存在性别差异。如:女性在绝经期前由于有雌激素的保护作用,动脉粥样硬化的发病率低于同年龄组男性,但在绝经期后这种差异消失;男性由于社会工作压力较大、吸烟、饮酒等不健康行为较为普遍,高血压、糖尿病等患病率高于同年龄组女性。

2. 遗传因素　遗传是多种慢性病(如恶性肿瘤、心脑血管疾病、糖尿病等)的重要危险因素(图 11-1),在慢性病发病过程中起着一定的作用。现代遗传学研究表明,大部分慢性病属多基因遗传病,即由两对以上微小基因共同作用于发病过程,每对基因作用较小,但有累积效应,即致病基因越多,患病的可能性越大。与此同时,慢性病的发病还受到环境条件的影响,遗传因素与环境因素作用的总和决定一个人是否易于患病,即易患性。这种易患性高到一定的程度(超过阈值)才会发病。因此多基因遗传病多表现为晚发,即致病因素随着个体发育作用到一定年龄后才表现出疾病效应。

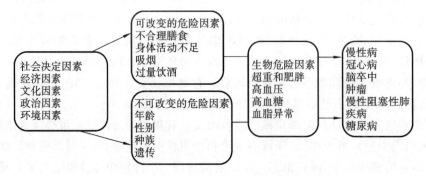

图 11-1　慢性病及其危险因素关系链条

(三)环境因素

环境污染、职业暴露和病原体感染与慢性病的关系也很密切。例如,化工企业排放的有害污染物,煤、木材、禽畜粪便、农作物废料等固体的燃烧,机动车排放的尾气等造成的空气、水、土壤的环境污染,可增加呼吸系统疾病(哮喘、慢性阻塞性肺疾病等)、肿瘤等的发病风险。工作环境中暴露于致癌物(如石棉)可增加患恶性肿瘤的风险。某些感染性病原体也可增加特定慢性病的发病风险,如:幽门螺杆菌在胃部的慢性感染能引起胃溃疡,也是胃癌的主要危险因素;乙肝病毒(HBV)与丙肝病毒(HCV)慢性感染是肝癌的主要危险因素;呼吸道反复病毒感染和继发性细菌感染是导致慢性阻塞性肺疾病(COPD)病变发展和加重的重要原因。另外,从宏观角度看,全球化对商品营销和贸易的影响、快速城市化及人口老龄化都是加剧慢性病负担的重要驱动因素,而这些因素不会因个人意志转移。因此需要政府发挥主导作用开展慢性病防控。

第二节 慢性非传染性疾病的流行特征

一、主要慢性病的流行特征

(一)全球慢性病流行状况

从世界范围来看,恶性肿瘤、心血管疾病等慢性病发病率和死亡率总体呈上升趋势。据WHO估计,2012年全球死亡5600万人,其中有3800万人死于慢性病;其中,心脑血管疾病、恶性肿瘤、慢性呼吸系统疾病和糖尿病这四类疾病约占所有慢性病死亡人数的82%;有近1400万人的死亡发生在30~70岁,主要是在低收入和中等收入国家。

全球疾病负担研究(GBD)研究显示,2016年全球全死因死亡数为5470万人,死于慢性病的约3953万人,占72.3%,其中心脑血管疾病占32.2%、肿瘤占16.3%、慢性呼吸系统疾病占6.5%。这三类最主要的慢性病合计导致约55%的慢性病病人死亡。慢性病导致的死亡人数是死于传染性疾病(包括HIV/AIDS、结核病、疟疾等传染病)、孕产期及围产期疾病以及营养不良的人数总和的3倍多。2006年到2016年,全球慢性病导致的死亡人数增加了16.1%,从3405万上升到3953万。其中,心脑血管疾病造成的死亡人数增加了14.5%,从2006年的1541万上升到2016年的1765万;缺血性心脏病导致的总死亡人数增加了19.1%,从796万上升到948万,是心脑血管疾病总死亡人数增加的主要原因;糖尿病导致的死亡绝对数增加了30.9%,从110万上升到144万;肿瘤(主要是胰腺癌和前列腺癌)导致的死亡人数增加了17.8%,从758万上升到893万。全球的疾病谱已经从传染病、孕产妇、婴幼儿死亡为主转向慢性病死亡为主。

(二)我国慢性病流行状况

心脑血管病、恶性肿瘤、糖尿病、慢性阻塞性呼吸系统疾病等慢性病已成为我国居民的主要死因。我国第四次国家卫生服务调查显示,估计全国明确诊断的慢性病例数已达到2.6亿,过去十年平均每年新增近1000万例。

近年来,我国慢性病的发病率和患病率呈现出显著上升的趋势。目前确诊慢性病病人近3亿人,其中,一半慢性病发生在65岁以下人群。与2002年相比,2013年我国18岁及以上成人肥胖率(BMI≥24)由4.5%上升到了14.1%。我国成人糖尿病患病率由2002年的2.6%上升到了2013年10.4%,11年间增加了3倍。中国在1958—1959年、1979—1980年、1991年和2002年进行过4次全国范围内的高血压抽样调查,15岁以上人群高血压的患病率分别为5.1%、7.7%、13.6%和17.7%;2013年中国慢性病及其危险因素监测结果显示,我国18岁及以上成人高血压患病率为27.8%,即超过1/4的成人检出有高血压。与2002年相比,2013年我国居民高胆固醇血症和高甘油三酯血症分别由2.9%和11.9%上升至7.1%和13.8%。2013年,我国40岁及以上人群慢性阻塞性肺疾病患病率为9.9%。根据2013年全国肿瘤登记结果分析,我国癌症发病率为235/10万,肺癌和乳腺癌分别位居男、女性发病首位。

二、慢性病主要危险因素的流行特征

(一)全球慢性病危险因素流行状况

2013年,导致全球伤残调整生命年(DALYs)的最主要的六个(或组)危险因素依次为:膳

食因素(包括水果、蔬菜、全谷类、肉类、食盐等 14 种成分)、高血压、儿童和孕母营养不良等。男女略有差异。男性中导致 5% 以上的 DALYs 的危险因素有膳食因素、高血压、吸烟、饮酒与药物滥用、空气污染、高血糖和高 BMI;女性为膳食、儿童和孕母营养不良、高血压、高 BMI 和空气污染。导致疾病负担的主要危险因素存在区域差异,如撒哈拉以南非洲为儿童和孕母营养不良、不安全的性行为,以及不安全饮用水、卫生和洗手问题。对于女性来说,高 BMI 是美洲、北非和中东国家及许多其他高收入国家最主要的危险因素,而高血压是多数中欧和东欧、南亚和东亚国家的主要危险因素;对于男性来说,高血压或吸烟是北非、中东、欧洲以及亚洲国家的最主要的危险因素。

(二)我国慢性病危险因素流行状况

2010 年,导致中国 DALYs 最主要的危险因素是膳食因素(16.3% 的 DALYs),其中最重要的是水果摄入不足、高盐摄入、全谷类摄入不足。其次是高血压(12% 的 DALYs)和吸烟(9.5% 的 DALYs)。户外空气污染和室内固体燃料燃烧导致的空气污染分别位于第四和第五位。2010 年,我国归因于不合理膳食、吸烟、饮酒和身体活动的疾病负担已超过总负担的 1/3(33.7%),倡导合理膳食、减盐,增加身体活动与减少有害饮酒作为全球应对慢性病危机的优先措施,理应作为我国公共卫生政策和干预的重点。

随着生活水平的提高和生活方式的转变,我国居民慢性病相关行为危险因素流行水平总体呈现上升趋势。

1. 膳食 与 2002 年相比,2012 年我国居民膳食脂肪供能比有所上升,尤其城市居民脂肪供能比(36.1%)已超过《中国居民膳食指南(2007)》推荐的上限(35%)。虽然居民烹调用盐摄入量由 2002 年的 12 g 下降至 2012 年的 10.5 g,但仍高于 WHO 推荐标准的 2 倍多。城乡居民蔬菜和水果的摄入量均有所增加,城市居民红肉的摄入量有所减少,但农村居民红肉摄入量则明显增多。

2. 身体活动 我国居民经常锻炼比例偏低,2010 年 18 岁及以上居民经常锻炼的比例仅为 11.9%,城市(19.9%)高于农村(8.2%),男性(13.1%)高于女性(10.6%);至 2013 年小幅上升至 15.0%,城市(21.6%)高于农村(9.3%),男性(15.7%)高于女性(14.3%)。

与此同时,我国居民每日总静态行为时间呈上升趋势。2010 年,我国 18 岁及以上居民每日静态行为时间为 2.7 小时,其中男性 2.9 小时,女性 2.6 小时,城市 3.3 小时,农村 2.5 小时;至 2013 年显著上升至 4.9 小时,其中男性 4.9 小时,女性 4.8 小时,城市 5.5 小时,农村 4.4 小时。

3. 吸烟 《2015 中国成人烟草调查报告》显示,我国人群吸烟率与五年前相比没有显著变化,为 27.7%。其中男性吸烟率为 52.1%,女性为 2.7%。吸烟者每日平均吸烟 15.2 支,与五年前相比,增加了 1 支。

与 2010 年相比,在室内工作场所、公共场所的二手烟暴露率均有所下降。调查表明,五年间,公众对各类公共场所和工作场所室内全面禁烟有很高的支持度。然而,公众对吸烟危害的认识没有提高,知晓吸烟导致肺癌的比例接近 80%,但知晓吸烟导致其他疾病(脑卒中、心肌梗死和勃起障碍)的比例分别只有 31.0%、42.6% 和 19.7%。

4. 饮酒 历年监测结果比较显示,我国成年人总体饮酒率呈现下降趋势。饮酒人群中,每日饮酒者比例达到 1/5,且该比例随年龄增长而上升,年龄 ≥60 岁的男性饮酒者每日饮酒率高达 48.5%;在饮酒者中危险饮酒和有害饮酒者比例合计超过了 15%。农村地区不论男性或女性,整体饮酒强度均高于城市地区。

| 第三节　慢性非传染性疾病的预防与控制 |

从 2002 年世界卫生报告以及 WHO 近年发布的公告、主持的会议项目中我们可以看到，慢性病预防控制策略的重点发生了转移。WHO 强调：一级预防优于二级预防；全人群策略优于高危人群策略；整合的危险因素管理优于单个危险因素的干预。

全球已经认识到，慢性病防控不是卫生部门一家能解决的问题，应该是政府主导、多部门协作、社会动员、全民参与的系统工程。针对慢性病的共同、可改变、可干预的危险因素（包括吸烟、饮酒、不合理膳食和身体活动不足等），从国家层面采取联合行动，是减少慢性病发生和发展的低成本、高效益解决措施。

一、WHO 的慢性病防治策略与行动

20 世纪 90 年代以来，国际社会对全球慢性病防控工作日益关注，WHO 针对慢性病及其危险因素陆续制定、发布了多项防控行动和行动目标（表 11-1）。其中，2011 年第六十六届联合国大会预防和控制非传染性疾病高级别会议在纽约联合国总部召开，是继联合国大会艾滋病防控会议后，联合国历史上第二次就健康问题举行高级别会议。本次会议为各国政府凝聚共识、制定国别战略、遏制慢性病的增长势头提供了一个重要的契机；会议发表的政治宣言向全世界吹响了防控慢性病的进军号。

表 11-1　WHO 对慢性病的防控行动

时间	内　容	慢性病防控行动
2000 年	第五十三届世界卫生大会	通过《预防和控制非传染性疾病全球战略》
2002 年	联合国各成员国与 WHO 宣布合作	制订全球膳食、运动和健康策略
2003 年	第五十六届世界卫生大会	通过《烟草控制框架公约》
2004 年	第五十七届世界卫生大会	WHO 发布《预防慢性病一项至关重要的投资》
2008 年	WHO	通过《减少有害使用酒精全球战略》和《关于身体活动有益健康的全球建议》
2010 年	联合国大会	通过"关于预防和控制非传染性疾病的决议"
2011 年	联合国召开非传染性疾病高级别会议	通过"关于预防和控制非传染性疾病问题高级别会议的政治宣言"
2011 年	WHO	出版《2010 年全球非传染性疾病现状报告》
2013 年	第六十六届世界卫生大会	通过《2013—2020 年预防控制非传染性疾病全球行动计划》和《全球非传染性疾病预防和控制综合监测框架（含指标）和一套自愿性全球目标》

（一）战略目标

通过在国家、地区和全球层面开展多部门协作与合作，减少慢性病发病、死亡和疾病负担，从而使所有人都能获得其年龄水平能够达到的健康和生产力水平，最终控制慢性病的发生，使慢性病不再是影响人类幸福和社会经济发展的制约因素。

（二）工作目标

为实现慢性病防控战略目标，任何地区和国家在制订 NCD 防治措施时，应努力实现以下

工作目标。

（1）加强和倡导国际合作，在全球、区域和国家层面的发展目标中加强对慢性病预防控制工作的重视。

（2）加强国家能力，领导、协调多部门行动和合作伙伴关系，促进国家对慢性病的预防控制。

（3）通过创建促进健康的环境，减少可改变的慢性病危险因素和潜在的社会决定因素。

（4）通过以人为本的初级卫生保健服务和全面健康覆盖，重新调整卫生系统，开展慢性病防控，应对潜在的慢性病及其社会决定因素。

（5）推动和支持国家能力建设，开展高质量的慢性病防控研究与开发工作。

（6）监测慢性病流行趋势和决定因素，评估防控效果。

（三）原 则

任何地区和国家在制订 NCD 防治策略和选择防制措施时，应考虑以下原则。

（1）生命全程策略：即慢性病的预防应该从育龄妇女的健康开始，贯穿受孕前、产前、婴幼儿、儿童、青少年、成年和老年全过程。其中，生命早期是一级预防的最佳时间。

（2）动员全社会参与慢性病防控行动。慢性病防治是一个涉及面极广、专业性和群众性都很强的工作，除了专业部门，还需要非政府组织、媒体、企事业单位及老百姓的共同参与，从多角度、全方位开展慢性病防控活动。

（3）慢性病防控策略和实践应该基于最新的科学证据和（或）最佳实践，同时考虑成本效益、支付能力、公共卫生服务能力及文化因素等。

（4）实现健康广覆盖，即所有人都能平等地获得基本公共卫生服务以及基本、安全、可负担、有效的药品，尤其是贫困人群、社会弱势群体也能够在无经济压力下获得相应服务。

（5）全社会参与慢性病防控实践过程中，必须保护公共卫生政策、策略，保证多部门行动不受到任何形式的既定利益方不恰当的影响。

（6）享有最高的健康标准是每个人的基本权利之一，不应受到性别、国家、民族、语言、宗教信仰、社会经济状况等的影响。

（7）慢性病的不均衡分布最终是由社会决定因素的不均衡分布导致的。因此，针对社会决定因素采取的行动就是创造包容、平等、生产力高和健康的社会。

（8）应充分认识到政府在慢性病防控中的主导作用和责任，同时发挥国际协作的重要作用。

（9）有效的慢性病防控需要多部门行动。各部门在决策过程中应该充分考虑不同决策对健康及其决定因素的影响，保证决策对人群健康是无害或有益的。

（四）优先行动

2011 年 Lancet 慢性病行动小组和慢性病联盟（国际抗癌联盟、国际肺结核与肺部疾病联合会、国际糖尿病联盟和世界心脏病联盟）发表了重要报告。报告提出了五项优先行动和优先干预措施，设定了明确的目标，制订了实现目标的措施及成本效益评估方案。报告强调全人群健康促进和一级预防。五项优先行动包括加强领导力、预防、治疗、国际合作、监测和责任担当。五项优先干预措施的成本效益评估见表 11-2。

1. 领导力 持续的全球和各国的政治承诺是推进慢性病防控的最优先行动。

2. 预防 控烟和减盐是最优先行动，加速履行《烟草控制框架公约》，在 2040 年实现无烟世界的目标（吸烟率小于 5%），到 2025 年将人均每天盐摄入量减少到 5 g。联合农业、贸易、工业及运输等各方面来改善人群膳食、增加体力活动和减少有害饮酒。

3. 治疗 推广成本低廉、效果良好且可负担的基本药物和技术，从初级保健开始在各级

NOTE

医疗系统中推广以病人为中心的医疗保健。

4. 国际合作 在世界范围内列出慢性病优先领域并增加资金投入,促进慢性病项目和其他卫生优先领域项目间的协同合作。

5. 监测和责任担当 建立国内及国际监督、报告与责任担当制度框架,识别不切实际的目标,评估优先行动和干预进程。

表 11-2 五项优先干预措施的成本效益评估

干预	干预措施	每年人均成本/(美元/(人·年))		
		中国	印度	俄罗斯
烟草控制	加速履行《烟草控制框架公约》	0.14	0.16	0.49
控盐	大众媒体宣传和食品行业自发控盐行动	0.05	0.06	1.16
肥胖,不合理膳食和身体活动不足	大众媒体宣传,征收食品税,发放补助,使用食品标签,市场准入限制	0.43	0.35	1.18
有害饮酒行为	增加税收,严禁广告,限制酒类购买或获取	0.07	0.05	0.52
减少心血管疾病风险	慢性病高危人群联合用药	1.02	0.90	1.73
人均成本总计*		1.71	1.52	5.08

注:* 不包括未来治疗需要的费用。

(五)监测和评价

2011 年,根据世界卫生大会决议,WHO 启动全球非传染性疾病预防控制综合监测框架(含指标)和 9 个自愿性全球目标制定工作,这一框架将在所有区域和国家应用,用以监测慢性病发展趋势,评估国家战略和计划取得的进展。提出的 9 个自愿性全球目标如能在 2025 年实现,则表明该国家慢性病的预防控制取得了重大进展。

全球非传染性疾病预防控制综合监测框架包含 25 项指标,涵盖了全球监测框架的三个组成部分:死亡率和发病率、危险因素及国家系统的应对,具体指标见表 11-3。

9 个自愿性全球目标如下。

(1)心脑血管疾病、癌症、糖尿病或慢性呼吸系统疾病总死亡率相对降低 25%。

(2)有害酒精使用比例相对减少至少 10%。

(3)身体活动不足流行率相对减少 10%。

(4)人群平均食盐摄入量/钠摄入量相对减少 30%。

(5)15 岁以上人群目前烟草使用流行率相对减少 30%。

(6)血压升高患病率相对减少 25%。

(7)遏制糖尿病和肥胖的上升趋势。

(8)至少 50% 的符合条件人群接受心脏病和脑卒中的药物治疗及咨询(包括控制血糖)。

(9)80% 的公立和私营医疗卫生机构提供廉价、有效的慢性病诊治基本设备和药物。

表 11-3 全球非传染性疾病预防控制综合监测指标

指 标	指 标
死亡率和发病率	30~70 岁人群因心血管疾病、癌症、糖尿病或慢性呼吸系统疾病死亡的(无条件)概率。
	每十万人口癌症发病率(按癌症类别)

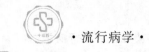
指　　标	指　　标
危险因素	有害使用酒精:在国家范围内,视情况,15 岁及以上人群每年人均酒精总消费量。
	有害使用酒精:在国家范围内,视情况,青少年和成人中短暂性狂饮的年龄标化流行率。
	有害使用酒精:在国家范围内,视情况,青少年和成人中酒精相关发病率和死亡率。
	18 岁及以上人群每天水果和蔬菜消费量少于 5 份(400 g)的年龄标化流行率。
	青少年身体活动不足的流行率(定义为每天中等到剧烈强度活动时间不足 60 min)。
	18 岁及以上人群身体活动不足的年龄标化流行率(定义为每周中等强度活动时间不足 150 min,或相当量)。
	18 岁及以上人群年龄标化平均每天食盐(氯化钠)摄入量(以 g 为单位)。
	18 岁及以上人群从饱和脂肪酸摄入的能量占总能量的年龄标化平均比例。
	青少年目前烟草使用流行率。
	18 岁及以上人群目前烟草使用年龄标化流行率。
	18 岁及以上人群血糖升高/糖尿病(定义为空腹血糖≥7.0 mmol/L(126 mg/dL)或因血糖升高接受药物治疗)的年龄标化患病率。
	18 岁及以上人群血压升高(定义为收缩压≥140 mmHg 和/或舒张压≥90 mmHg)的年龄标化患病率以及平均收缩压。
	青少年超重和肥胖(根据世界卫生组织生长参考标准进行定义,超重指按年龄和性别计算的体重指数高于+1 标准差;肥胖指按年龄和性别计算的体重指数高于+2 标准差)的年龄标化患病率。
	18 岁及以上人群超重和肥胖(体重指数大于 25 定义为超重,大于 30 定义为肥胖)的年龄标化患病率。
	18 岁及以上人群总胆固醇升高(定义为总胆固醇≥5.0 mmol/L 或 190 mg/dL)的年龄标化患病率以及平均总胆固醇
国家系统的应对	30~49 岁妇女接受宫颈癌筛查(至少 1 次)的比例,以及根据国家规划或政策,更低年龄组或更高年龄组接受宫颈癌筛查的比例。
	符合条件者应当为预防心脏病发作和脑卒中接受药物治疗和咨询服务(包括血糖控制)者(定义为 10 年心血管疾病风险≥30% 的 40 岁及以上人群,包括心血管疾病现病人)。
	在公立和私营医疗卫生机构提供可负担的优质、安全和有效的,用于治疗非传染性疾病的基本药物(包括非专利药物)和基本技术。
	通过为婴儿接种的乙肝疫苗第三剂的数量来监测乙肝病毒疫苗接种覆盖率。
	根据国家规划和政策,在具有成本效益和能够负担的情况下,酌情提供人乳头状瘤病毒疫苗。
	制定政策,减少富含饱和脂肪、反式脂肪酸、游离糖或盐的食品及非酒精饮料市场营销对儿童的影响。
	根据每例癌症死亡病人强阿片类镇痛药吗啡当量消耗量(不包括美沙酮)评估姑息疗法的可及性。
	酌情在国家范围和国家规划内,制定国家政策,在食品供应中限制饱和脂肪酸,并且不使用部分氢化植物油

NOTE

二、我国慢性病防控策略与措施

为积极应对慢性病的严峻挑战,在充分借鉴国际经验并立足国情的基础上,我国政府积极制定防控策略,并采取行动。早在 1998 年,卫生部(现更名为国家卫生健康委员会)就明确提出要更新观念,调整措施,积极促进慢性病防控策略的"六个转变",即从专家行为向政府行为转变,从以科研临床治疗为主向以预防为主转变,从高层向基层转变,从以城市为主向城乡并举转变,从专业行动向群众运动转变,从卫生部门向全社会转变。2001 年,卫生部提出了慢性病防治"十个转移",即以疾病为主导转为以健康为主导,以病人为中心转为以人群为中心,以医疗为重点转为以预防保健为重点,以医院为基础转为以社区为基础,从重疾病防治转为身心健康和环境协调统一,从卫生部门转为多部门和社会参与,从专科医生转为专科与全科医生互动,从医生管理转为医生、护士、公共卫生人员共同参与的团队管理,从治疗为主转为管理为主,从强调治愈转为强调医疗照顾。2012 年,卫生部、国家发展改革委、财政部等 15 个部委联合印发了《中国慢性病防治工作规划(2012—2015 年)》,这是我国政府针对慢性病制定的第一个国家级的综合防治规划,为我国"十二五"期间慢性病防治工作指明了方向,在慢性病防治历程中具有里程碑式的意义。2017 年 1 月,国务院办公厅发布了《中国防治慢性病中长期规划(2017—2025 年)》(以下简称《规划》),这是首次以国务院名义印发慢性病防治规划,是今后 5～10 年做好慢性病防治工作、提高居民健康期望寿命、推进健康中国建设的纲领性文件,是贯彻落实全国卫生与健康大会精神和努力全方位、全周期保障人民健康的重大举措,对于全面建设小康社会、推进健康中国建设具有重大意义。《规划》强调,要坚持统筹协调、共建共享、预防为主、分类指导的原则,完善政府主导、部门协作、社会动员、全民参与的慢性病综合防治机制,建立自我为主、人际互助、社会支持、政府指导的健康管理模式。《规划》将降低重大慢性病过早死亡率作为核心目标,提出到 2020 年和 2025 年,力争 30～70 岁人群因心脑血管疾病、癌症、慢性呼吸系统疾病和糖尿病导致的过早死亡率分别较 2015 年降低 10% 和 20%,并提出了16 项具体工作指标。

在上述工作基础上,我国慢性病综合防控策略可以归纳为"一—二—三—四"策略,一是以人民健康为中心,围绕这一中心,将健康融入所有政策;二是供给侧(如简政放权,促进企业创新等)和需求侧(如加大公共卫生投入和建设)两端发力,从行业、社会和个人三个层面统筹做好慢性病防制工作,提高服务的公平性和可及性,增强群众获得感,切实维护人民群众的健康;三是面向三类人群(一般人群、高危人群、患病人群),关注三个环境(控制危险因素、早诊早治、规范性治疗)和运用三种手段(健康促进、健康管理、疾病管理);四是提供政策、体系、技术和社会四项支持。具体的防控策略和措施可概括为以下 8 点。

(1) 加强健康教育,提升全民健康素质。开展慢性病防治全民教育,倡导健康文明的生活方式。发挥中医治未病优势。

(2) 实施早诊早治,降低高危人群发病风险。促进慢性病早期发现,开展个性化健康干预。

(3) 强化规范诊疗,提高治疗效果。优先将慢性病病人纳入家庭医生签约服务范围,落实分级诊疗制度,提高诊疗服务质量。

(4) 促进医防协同,实现全流程健康管理。推进慢性病防、治、管整体融合发展,建立健康管理长效工作机制。

(5) 完善保障政策,切实减轻群众就医负担。完善医保和救助政策,保障药品生产供应。发挥中医药在慢性病防治中的作用。

(6) 控制危险因素,营造健康支持性环境。建设健康的生产生活环境,完善政策环境,推

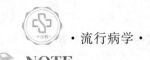

动慢性病综合防控示范区新发展。

（7）统筹社会资源，创新驱动健康服务业发展。动员社会力量开展防治服务，促进医养融合发展，推动互联网创新成果应用。

（8）增强科技支撑，促进监测评价和研究创新。完善监测评价体系，推动科技成果转化和适宜技术应用。

第四节　慢性非传染性疾病社区综合防治

社区综合防治是慢性病预防控制的最佳途径。国内外实践经验证明，要通过慢性病社区综合防治措施达到降低慢性病危险因素水平、控制慢性病发病和死亡目标，需要医防整合，即疾控系统、医疗系统和社区等专业部门的协同，更涉及非医疗类措施，如政策、法律法规、经济手段以及建成环境的改造，这类措施甚至比医学类措施更经济有效，从而实现更根本的预防。

一、慢性病社区综合防治的概念

慢性病社区综合防治是指充分利用本社区的资源，由卫生部门协调有关部门，在社区范围内开展慢性病的预防、治疗、康复、健康指导等防治活动和健康促进活动，以降低人群中慢性病危险因素水平，控制慢性病发病率和死亡率的上升趋势。

二、慢性病社区综合防治的发展

20世纪70年代初，欧美的发达国家先后开展了以减少慢性病危险因素和改善生活行为、生活方式为导向的社区干预，并取得了显著效果。1972年芬兰开展"北卡研究方案"，通过影响人群的生活习惯、发挥社区卫生服务中心的预防效果，从源头上减少慢性病危险因素，成为成功干预心血管类疾病的典范。1979年美国实行高血压控制计划，针对病人所具有的危险因素进行相应的健康教育和随访管理，成功降低了心血管疾病发生风险，经过5年的干预使冠心病和脑血管病病人的死亡率降低了近40%和50%。20世纪90年代美国开始进行斯坦福慢性病自我管理项目（CDSMP），以病人的自我管理教程为主要内容，针对心脏病、肺病、关节炎等慢性病，对居民的健康行为、健康情况和社区卫生服务利用等情况，通过信件方式进行调查，并让居民自己填写评价调查表，对治疗对象与对照对象进行比较。此外，影响较大、效果较好的还有美国波它基特心脏健康项目、瑞典慢性病控制国家研究项目和德国心脏病预防项目。

我国以社区为基础的慢性病防治工作起步较晚，在吸取国际经验的基础上，经历了以项目促进为主的单病种控制向社区综合防治转变的两个发展阶段。1996年以前主要以项目促进的形式探索行为干预对慢性病的影响；1996年以后则在项目促进的同时，开展了多病种、多危险因素干预的社区综合防治体系建设。

第一阶段影响较大的包括如下几个项目：首钢于20世纪70年代起面向社区人群开展高血压防治；1989—1994年北京东城区进行慢性病的社区干预；天津自1984年起开展4大主要慢性病的社区防治，并在1990年以后在国内率先启动以社区为基础的主要慢性病预防与控制项目。这一时期开展的各项防治工作都以单病种的干预为主，忽视了危险因素的重要性，重预防而未进行防治结合，忽略了联动作用。

1996年，我国启动了世界银行的疾病预防健康促进卫生第七项目（简称"卫Ⅶ项目"），以危险因素和环境因素为主要干预内容，慢性病方面则以控烟、控制高血压、合理膳食、增加体力活动为主。世界银行在资金上支持我国在经济相对发达的城市开展示范性的健康促进项目，探索适合的慢性病防治工作模式、干预措施，以便在全国推广。同年，卫生部出台了《中国非传染性疾病控制规划》，指出建立以社区为基础、多重因素干预、防治结合的慢性病综合防治体系。慢性病社区综合防治示范点的建立是我国慢性病防治的一个重要开端。1997 年国务院发布《关于卫生改革与发展的决定》，提出改革城市社区卫生服务体系，积极发展社区卫生服务，逐步形成功能合理、方便群众的卫生服务网络。同期还开展了社区慢性病综合防治示范点项目。2011 年，卫生部推出国家慢性病综合防控示范区创建活动，进一步推动社区综合防治工作。

随着我国医药体制改革的进一步深化、卫生网络覆盖面不断加大以及社会保障能力不断加强，目前我国基本形成了政府主导、部门协作、社会动员、全民参与的慢性病综合防治工作机制，建立了疾病预防控制机构、医院和基层医疗卫生机构在慢性病防控中的分工协作和分级管理的防控体系，将有力推进我国社区慢性病综合防治工作的整体发展。

三、慢性病社区综合防治的内容

（一）社区诊断

1. 定义 社区诊断又称需求评估，指通过一定的方式、方法和手段，收集必要的资料，通过科学、客观的分析，确定并得到社区人群认可的该社区主要的公共卫生问题及其影响因素的一种调查、诊断的手段和方法。

慢性病的社区诊断是指采用定性与定量的调查研究方法，摸清本社区的慢性病的分布情况，找出影响本社区人群的主要健康问题。同时，了解社区环境支持、卫生资源和服务的提供与利用情况，为社区综合防治方案的制订提供科学依据。

2. 工作步骤

（1）确定社区诊断所需要的信息：所收集的资料必须既能用于社区诊断又能解释与慢性病状况相关的问题，并能为制订慢性病防控计划提供参考依据。具体信息如下：①社区健康状态资料：如慢性病病人患病、死亡等信息。②卫生机构资料：包括卫生服务利用资料（医院就诊人数、住院人数等），卫生服务设备和管理情况，医院成本等。③个人信息：包括生活方式资料（寻求卫生服务的理由，获得卫生服务的障碍，生活空间的限制，行为生活方式，婚姻状况等）和生物学资料（年龄、性别等人口特征，慢性病遗传因素，生物学状态等），通常通过调查获得。④环境条件资料：包括空气、水、土壤情况和居住情况等。⑤社会与经济资料：包括收入水平、文化程度等。

（2）收集社区资料：资料来自三种途径。①收集现有资料：包括统计报表、经常性工作记录和既往做过的调查。②收集定量资料：通过抽样调查或普查的方法进行问卷调查，调查方式可以是一对一调查、邮件调查、电话调查或自填问卷。③收集定性资料：包括观察法、访谈法、小组讨论等。

（3）资料的整理与分析：首先对收集的资料进行整理、评价，剔除不合格的数据。对整理合格的定量数据，采用统计软件包进行卫生统计分析；对定性数据，采用描述法、排序法、积分法等进行分析。

（4）做出社区诊断，完成工作报告。工作内容包括如下几点：①确定社区的慢性病防治重点和优先问题；②对已确定的重点问题及其影响因素做补充调查分析；③为解决这些重点问题分析可利用的社区资源，提出相应的解决对策；④将获得的有关信息、分析结果和发现的问题写成社区诊断报告，反馈给有关部门，为今后的工作奠定基础。

（二）社区综合干预

慢性病社区综合干预是在社区内针对不同目标人群，有组织、有计划地开展一系列活动，以创造有利于健康的环境,改变人们的行为和生活方式,降低危险因素流行水平,预防疾病,促进健康,提高生活质量。

1. 政策环境建设　制定有利于干预的政策、规定,如公共场所禁止吸烟的法规、限制向青少年售烟的规定、增加烟草税的规定、35 岁以上首诊测血压制度、社区建设健身器材的规定等,营造健康的支持性环境。

2. 健康教育　通过公共信息、传媒、人际交流等进行健康知识传播,提高居民健康素养,促进人们健康态度、行为的改变。

3. 人群分类管理

(1)建立健康档案:记录居民健康信息的系统化问卷或资料库,涵盖生物、心理、社会及医疗、预防、保健、康复等多个方面,是开展人群分类管理最重要的基础资料。

(2)健康风险评估:健康风险评估用于分析测算某一个体或群体未来发生某种疾病或损伤以及因此造成的不良后果的可能性大小,是一种对个体未来健康趋势及疾病/伤残甚至死亡危险性的预测。健康风险评估是开展健康管理的基本工具和核心技术,以调查、检测风险因子所获取的相关信息分析为基础,以循证医学为主要依据,结合评估者的直接观察和经验,对个体当前和未来疾病发生风险做出客观量化的评估与分层。通过开展疾病风险评估,可有效识别慢性病高风险人群,明确预防重点,制订个性化健康干预措施,从而有效预防和控制慢性病的发生。

(3)分类管理:根据风险评估结果,将人群分为一般人群、高危人群和患病人群,针对不同人群采取针对性的干预措施。①健康人群:通过公众健康教育和健康促进,帮助人们进行健康生活方式的选择,提供改变行为的必要技能,如戒烟技巧、平衡膳食的知识和技能、科学运动的技能等,促进不良行为的改变和保持良好的生活方式。②危险人群:针对低危人群,采用公众健康教育方式,促进其持续关注自身健康,对不良生活方式进行自我管理;针对高危人群,采用个体和群体随访管理形式,促进危险因素的管理。③慢性病病人:对慢性病病人进行规范化管理,包括定期检查、连续监测、执行标准化疾病控制流程、教育病人自我管理、评估疾病管理效果以及保证多方动态信息沟通。

4. 多方位服务　为做好干预活动必须有相应的服务,如提供健康信息、戒烟指导、营养咨询、保健服务、行为指导等。

(三) 社区干预评价

评价是管理和改进干预的重要内容,是根据一定原则或标准检查确定项目干预计划、策略、活动的过程,贯穿于整个慢性病社区综合防治工作的设计、实施和评价的全过程。评价的目的是从所采取的行动中吸取知识和经验,以便改进今后或正在实施的活动。

可以采用形成评价、过程评价、影响评价、结局评价等方法,最后形成总结评价报告。评价的主要指标可以包括登记率(发现率)、覆盖率、知晓率、治疗率、控制率、管理率、规范管理率等,以及发病率、死亡率、成本效益等远期效应指标。

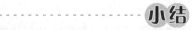

小结

本章讲述慢性病的概念、病因、常见危险因素,国内外慢性病及其危险因素的流行状况,慢性病国内外预防控制策略与措施,社区综合防治慢性病的概念及其主要内容等。通过本章学习,掌握慢性病特点及其流行特征、预防控制措施和手段、社区开展慢性病综合防治的内容和方法。

NOTE

能力检测

一、单项选择题

1. 关于慢性病定义错误的是(　　　　)。

A. 不是一组疾病的概括性总称，而是指特定的疾病

B. 缺乏明确的传染性生物病因证据

C. 病程长且病情迁延不愈

D. 其病因常复杂且不明

E. 起病隐匿

2. WHO 指出的慢性非传染性疾病最常见的 3 种共同危险因素之一是(　　　　)。

A. 遗传　　　　　　　　　　B. 消瘦　　　　　　　　　　C. 低脂饮食

D. 静坐生活方式　　　　　　E. 先天子宫内营养环境不良

3. 对慢性病危险因素的干预比治疗的成本效益好的是(　　　　)。

A. 戒烟　　　　B. 减重　　　　C. 运动　　　　D. 限酒　　　　E. 合理膳食

二、简答题

1. 什么是慢性病？

2. 慢性病的危险因素有哪些？

3. WHO 制定的慢性病优先干预行动是什么？

4. 我国慢性病干预策略和措施有哪些？

5. 慢性病社区综合防治的定义是什么？

6. 什么是社区诊断？社区诊断的步骤有哪些？

7. 社区综合干预的内容有哪些？

(李剑虹)

能力检测答案

第十二章 医 院 感 染

案例导入

　　某医院产婴室发生葡萄球菌感染暴发流行,流行持续时间17天。期间共发病51例,罹患率29.1%,患儿临床主要表现为皮肤脓包疮,脓包液细菌培养葡萄球菌阳性。进一步检测发现产婴室工作人员手有4例检出金黄色葡萄球菌阳性,床垫、布衣、冰箱、电话机、沐浴架等物体表面金黄色葡萄球菌培养亦显阳性,且有69.7%物体表面细菌数超标,产婴室工作人员的双手和环境污染较为严重,故考虑本次暴发流行的传播途径为手接触传播。葡萄球菌在产婴室导致感染罹患率高,且迁延不愈,危害性较大。医院院内感染科医护人员随后对该期新生儿进行家访,发现本期暴发流行的实际罹患率高达41.7%。

　　　　　　　　　　　　　　　　　　(摘自乐菊芳等.《上海预防医学杂志》.1995,有修改)

第一节 概 述

一、医院感染的定义

　　中华人民共和国卫生部2001年颁布的《医院感染诊断标准(试行)》对医院感染的定义如下:医院感染(nosocomial infection,hospital infection 或 hospital acquired infection,缩写依次为 NI、HI 和 HAI)是指住院病人在医院内获得的感染,包括在住院期间发生的感染和在医院内获得出院后发生的感染;但不包括入院前已开始或入院时已存在的感染。医院工作人员在医院内获得的感染也属医院感染。

　　医院感染定义包含了以下几个层面的意思。

　　(一) 研究对象

　　研究对象广义上应包括在医院特定时间内的所有人员,涵盖门诊病人、住院病人、探视者、陪护者、病人家属、医院工作人员等,但是门诊病人、探视者、陪护者、病人家属流动性大,发生医院感染不易发现和判断,所以除明显者外,一般不是医院感染研究的重点,主要的研究对象为住院病人和医院工作人员。

　　(二) 发生地点

　　定义中明确规定了感染发生的地点,即必须发生在医院内,包括在医院内受到病原体的感染而在出院后发病的病人,但不包括在医院外受到感染而在住院期间发病的病人。

　　(三) 受感染时间的判断

　　如何判断病人受感染的时间是在入院前还是入院后。不同的疾病判断方法有所不同,一般来说,对于无明确潜伏期的疾病,规定入院48 h后发生的感染为医院感染;对于有明确潜伏期的疾病,自入院时起超过平均潜伏期后发生的感染为医院感染,但由于潜伏期变动幅度较大,还应参照病原学及流行病学资料来确定。

二、在确定医院感染时要注意区别的几种情形

(一) 应视为医院感染的情形

本次感染直接与上次住院有关;在原有感染基础上出现其他部位新的感染(除外脓毒血症迁徙灶),或在原感染已知病原体基础上又分离出新的病原体(排除污染和原来的混合感染)的感染;新生儿在分娩过程中和产后获得的感染;由于诊疗措施激活的潜在性感染,如疱疹病毒、结核杆菌等的感染;医务人员在医院工作期间获得的感染。

(二) 不应视为医院感染的情形

皮肤黏膜开放性伤口只有细菌定植而无炎症表现;由于创伤或非生物性因子刺激而产生的炎症表现;新生儿经胎盘获得(出生后 48 h 内发病)的感染,如单纯疱疹、弓形体病、水痘等;病人原有的慢性感染在医院内急性发作。

三、医院感染的分类

医院感染按病原体来源,可分为内源性感染和外源性感染两大类。

(一) 内源性感染(endogenous infection)

内源性感染又称自身感染(autogenous infection),病原体来自病人自身的储菌库(皮肤、口咽、泌尿生殖道、肠道)的正常菌群或外来的已定植菌。一般情况下这些菌群对人体无感染力且不致病,但在一定条件下,如病人自身免疫力下降、体内生态环境失衡或发生细菌易位时,原来不致病或在特定条件下才致病的机会感染病原体占优势,从而造成各种内源性感染。例如,做支气管纤维镜检查可将上呼吸道细菌带至下呼吸道引起感染,或长期使用广谱抗菌药物后导致菌群失调,病人出现二重感染等。目前而言,内源性感染是难以预防的。

(二) 外源性感染(exogenous infection)

外源性感染又称交叉感染(cross infection),病原体来自病人体外,如其他病人、医务人员、陪护家属及未彻底灭菌或污染的医疗器械、血液、血制品、生物制品、医院环境等。病人通过直接或间接接触带菌或污染的人(其他病人、医务人员和陪护家属)、物(医疗器械、医院环境)、空气或者飞沫而发生的感染,外源性感染可以通过加强消毒、灭菌、隔离措施和健康教育工作得到有效预防和控制。

四、医院感染的病原学

掌握医院感染病原学特征、明确医院感染的病原体是及时有效地控制和治疗医院感染的关键。医院感染病原体种类繁多,细菌、真菌、病毒、衣原体、支原体、螺旋体、立克次体、寄生虫等都能引起医院感染,医院感染的病原体随着治疗方法、药物种类和诊断技术的发展而不断变化。引发医院感染的微生物有如下特点。

(一) 多数为条件致病菌

传染病的病原体不是医院感染病原体的主流,目前,医院感染的病原体 90% 为条件致病菌(如铜绿假单胞菌、不动杆菌、大肠埃希菌、表皮葡萄球菌、金黄色葡萄球菌等),其中,革兰阴性杆菌感染发生率超过 50%。

(二) 多数病原体对抗菌药物呈高耐药性或多重耐药

由于抗菌药物的不合理使用,一些耐药菌株及多重耐药菌株的出现给临床感染性疾病的治疗带来很大困难。如耐甲氧西林金黄色葡萄球菌感染已占医院金黄色葡萄球菌感染的

40%~60%，还有耐青霉素肺炎链球菌、耐万古霉素肠球菌、耐氨苄西林流感嗜血杆菌感染等；多重耐药菌如克雷伯菌和铜绿假单胞菌在许多医院流行。

（三）真菌感染的比例在不断上升

近年来，随着各种介入性诊疗措施的增加，免疫抑制药，放、化疗的应用及病人自身免疫力的下降，真菌引起的医院感染发病率不断上升，居各种病原体感染率上升的首位。

（四）医院感染病原体的可变性

医院感染的病原体可发生变化，如乙菌取代甲菌或甲菌、乙菌同时存在的混合感染现象十分常见。我国部分医院感染常见的病原体见表 12-1。

表 12-1　1999—2007 年全国医院感染监控网 110 所医院 59985 株病原体的分布

菌种	株数	构成比/(%)
革兰阳性菌	**15723**	**26.21**
金黄色葡萄球菌	5394	8.99
表皮葡萄球菌	2673	4.46
溶血葡萄球菌	867	1.45
其他葡萄球菌	1271	2.12
肺炎链球菌	422	0.70
酿脓链球菌	348	0.58
其他链球菌	767	1.28
粪肠球菌	1602	2.67
屎肠球菌	924	1.54
其他肠球菌	635	1.06
其他革兰阳性菌	820	1.37
革兰阴性菌	**29308**	**48.86**
大肠埃希菌	6018	10.03
肺炎克雷伯菌	4012	6.69
其他克雷伯菌	674	1.12
阴沟肠杆菌	1999	3.33
产气肠杆菌	480	0.80
其他肠杆菌	474	0.79
褪色沙雷菌	429	0.72
其他沙雷菌	242	0.40
变形菌属	468	0.78
产碱杆菌属	199	0.33
铜绿假单胞菌	5673	9.46
洋葱伯克霍尔德菌	361	0.60
其他假单胞菌	777	1.30
鲍氏不动杆菌	3160	5.27
乙酸钙不动杆菌	493	0.82
其他不动杆菌	802	1.34

续表

菌种	株数	构成比/（%）
嗜麦芽寡养单胞菌	1058	1.76
嗜血菌属	343	0.57
柠檬酸杆菌属	483	0.81
其他革兰阴性菌	1163	1.94
真菌	**14524**	**24.21**
白色假丝酵母菌	6292	10.49
热带假丝酵母菌	1202	2.00
其他真菌	7030	11.72
厌氧菌	**252**	**0.42**
病毒	**135**	**0.23**
其他病原菌	**43**	**0.07**
合计	59985	100.00

（摘自《全国医院感染监控网医院感染病原菌分布及变化趋势》）

第二节 医院感染流行病学

一、医院感染的传播过程

不同的医院感染类别、传播过程也有所不同。对于外源性感染而言，医院感染的传播过程包括了感染源、传播途径和易感人群三个环节，三个环节缺一不可。而对于内源性感染而言，其传播过程则和上述不同，需从微生态学角度进行描述，它包括感染源（病人自身）、病原体易位途径和易感微生态环境。

（一）感染源

感染源是指病原微生物自然生存、繁殖并排出的宿主（人或动物）或场所，大致可分为以下几类。

1. 病人 医院为病人集中地，各种病人是医院感染最重要的感染来源。病人体内有病原体生长繁殖，有有利于病原体不断排出的症状或体征，且病人排出的脓液、分泌物中的病原体，致病力较强，常具有耐药性，容易在另一易感者体内存留。

2. 病原携带者或自身感染者 一些人群感染病原体后虽然没有任何临床症状，但能排出病原体，这类人群称为病原携带者，按其携带状态和临床分期可分为 3 类，即潜伏期病原携带者、恢复期病原携带者和健康病原携带者。其临床意义较显性感染者更大，因此，病原携带者是医院感染的重要感染源。自身感染，又称内源性感染，其感染源就是病人自身；而引起感染的微生物，有的是病人自身的正常菌群，有的是身体其他部位感染的微生物，还有一部分是在病人入院后从其他病人或环境中获得后定植的微生物。

3. 环境储源 有些病原体具有腐生菌的性质，能在外环境中生长繁殖，可通过一定的方式感染易感人群。某些革兰阴性杆菌（如铜绿假单胞菌、克雷伯菌、肠杆菌、沙雷菌、不动杆菌等），在医院的"湿环境"或某些液体中可存活很长时间（数月以上），在很少的营养物质存在的情况下也能进行繁殖，这种被污染的环境称为环境储源。

4. 动物　在动物感染源中,以鼠类的意义最大,由其粪便污染器械导致医院感染已有很多报道,如鼠伤寒、鼠疫、流行性出血热等的暴发。

(二)传播途径

医院感染传播途径呈多种形式,且同一种疾病也可通过不同的途径传播,以下介绍在这一特定场所中几种主要的传播途径。

1. 空气传播　以空气为媒介,传播微生物气溶胶。一般通过飞沫、飞沫核和尘埃3种方式进行。国内外调查表明,病原体经空气传播是医院感染的主要途径之一。医院的空气中含有各种病原体,这些病原体可通过呼吸活动被吸入而导致呼吸道感染,同时空气中的颗粒病原体也可落至手术伤口、皮肤和黏膜的创面上而引起感染。

2. 接触传播　这是医院感染常见的传播方式之一。根据病原体从感染源排出到侵入易感者之前是否在外界停留,分为直接接触传播和间接接触传播两种方式。

(1)直接接触传播:指病原体从感染源直接传播给易感者,不需外界环境中的传播因素(如医疗器械、病人的日常用品等)的参与。病人的自身感染也可以认为是自身直接接触传播,如病原体从已感染的伤口传递至身体其他部位伤口。母婴之间也可通过直接接触而传播疱疹病毒、沙眼衣原体、淋球菌及链球菌等病原体。

(2)间接接触传播:指通过接触被病原体污染的医疗用品、日常生活用品等而造成的传播。在这种传播中,医护人员的手起着重要的媒介作用。手由于工作关系可能经常接触病人的传染性物质及其污染的物品,很容易再将病原体传给其他病人或医护人员。

3. 医源性传播　在医疗、预防实践中,由于未能严格执行规章制度和操作规程,而人为地造成某些传染疾病的传播。医源性传播可分为如下两种类型。

(1)医疗器械和设备:指易感者在接受治疗、预防或检验(检查)措施时,由于所用器械、针筒、针头、穿刺针、采血器、导尿管受医护人员或其他工作人员的手污染或消毒不严而引起的传播。

(2)生物制品:药厂或生物制品生产单位所生产的药品或生物制品(包括血液及血液制品、输液制品、静脉高能营养液、药品及药液)受污染而引起的传播,如输入第Ⅷ因子引起艾滋病。

4. 生物媒介传播　在医院感染中虽非主要,但在一些虫媒传染病流行区内,医院若无灭虫、灭鼠等措施时,一些疾病也可在病房中传播,如流行性乙型脑炎、疟疾、流行性出血热、流行性斑疹伤寒等。蝇及蟑螂在病房中可传播肠道传染病。

(三)易感人群

不同病人,其易感性也不同,受年龄、性别、免疫力、是否妊娠、健康状况等多种因素的影响。医院感染常见的易感者如下:①机体免疫功能严重受损者:如尿毒症、造血系统疾病、恶性肿瘤、糖尿病等病人。②婴幼儿及老年人:婴幼儿免疫功能尚未成熟,老年人生理防御功能减退,均可导致医院感染的危险性增加。③营养不良者:病人营养失调,会影响机体防御功能、抗体生成能力以及免疫细胞的吞噬能力。④接受各种免疫抑制剂治疗者:如抗癌药物、皮质激素、放射治疗等均可损伤易感者的免疫功能。⑤长期使用广谱抗菌药者:可使机体菌群失调和细菌耐药性产生,从而对病原微生物易感。⑥接受各种侵入性操作的病人:侵入性操作可损伤皮肤与黏膜屏障,给病原微生物的入侵提供了有利的途径。⑦住院时间长者:住院时间越长,病原微生物在病人体内定植的机会越大,病人发生医院感染的危险性就越大。⑧手术时间长者:手术时间越长,手术切口部位被感染的危险性越高。

二、医院感染的流行特征

(一)人群分布

大量研究表明,医院感染的发生与病人年龄有关,婴幼儿和老年人感染发病率较高,可能与其抵抗力低有关。据报道,老年病人医院感染发生率达 9.0%～19.5%,明显高于同期住院病人。多数调查认为性别与医院感染发病率无关,但某些部位的感染存在性别差异,如泌尿道感染病例中女性多于男性。

(二)时间分布

1. 季节性 总体而言,医院感染发病率的季节性变化不是很明显,但某些类型的感染可能存在季节性差异,如某些革兰阴性菌,特别是肺炎克雷伯菌、沙雷菌属、铜绿假单胞菌感染,在夏季和早秋较多见;而葡萄球菌属和链球菌属感染在医院中没有显著的季节性变化。

2. 长期趋势 近年来,根据全国医院感染监控网数据显示,我国医院感染现患率呈下降趋势,由 2001 年的 5.36% 下降至 2014 年的 2.67%(表 12-2)。

表 12-2 全国医院感染横断面调查现患率

年度	医院数	调查人数	感染人数	感染率/(%)
2001	193	101991	5466	5.36
2003	159	94770	4518	4.77
2005	163	124122	5880	4.74
2008	269	167740	6779	4.04
2010	740	407208	14674	3.60
2012	1313	789028	25273	3.20
2014	1766	1008584	26972	2.67

(摘自医院感染监控网)

(三)地区分布

各地报告的医院感染发病率有一定的差异,这与许多因素有关,但在一定程度上与医院感染登记报告制度重视与健全与否有一定的关系。2002 年 WHO 对 14 个国家的 55 所医院开展的医院感染现患率调查表明,美国医院感染现患率约为 5.0%,英国 7.5%,日本 5.8%,比利时 10.3%,瑞典 17.0%。2001 年我国全国医院感染监控网对 193 所医院的现患率调查显示,我国医院感染现患率为 5.36%。

(四)感染部位分布

各国发生医院感染的主要部位不同,在美国感染部位主要为泌尿道(42%)、外科切口(24%)和下呼吸道(11%)。国内调查资料显示,我国医院感染部位依次为下呼吸道、泌尿道、手术部位、上呼吸道、消化系统、皮肤软组织和血液。医院感染感染部位分布情况见表 12-3。

表 12-3 医院感染感染部位分布情况

感染部位	感染例次数	构成比/(%)
下呼吸道	13591	47.53
泌尿道	3304	11.56
手术部位	2976	10.41

续表

感染部位	感染例次数	构成比/(%)
上呼吸道	2787	9.75
消化系统	1848	6.46
皮肤软组织	1628	5.69
血液	946	3.31
其他	1512	5.29
合计	28592	100.00

（摘自《2014 年全国医院感染横断面调查报告》）

（五）科室分布

医院内各临床科室均可发生医院感染，但各科室的感染率不同。据 WHO 和一些研究机构调查发现，医院感染发病率较高的科室为重症监护室、急诊外科和整形外科。据全国医院感染监控网数据显示，2012 年内科系统中血液科（10.13%）和神经内科（4.00%）的现患感染率较高，外科系统中烧伤科（9.64%）和神经外科（9.00%）的现患感染率较高，见表 12-4。

表 12-4 全国医院感染监控网医院感染率（2012 年）

专业组	内科系统		专业组	外科系统	
	监测人数	现患感染率/(%)		监测人数	现患感染率/(%)
血液科	12575	10.13	烧伤科	4045	9.64
神经内科	57974	4.00	神经外科	28732	9.00
肾病科	19096	3.93	胸外科	17146	4.61
呼吸科	43264	2.52	肿瘤科	16936	3.83
心血管科	54162	2.35	普通外科	64982	3.44
内分泌科	22050	2.09	泌尿外科	22452	3.21
消化科	30658	2.04	骨科	73912	2.78
中医科	13350	1.96	整形科	1312	1.68
感染病科	24988	1.35	其他外科	17153	2.66
其他内科	57947	3.69			

（摘自《2012 年全国医院感染现患率与横断面抗菌药物使用率调查报告》）

第三节 医院感染的预防与控制

虽然医院感染不能够被消灭，但是通过控制感染源、切断传播途径、保护易感人群等措施，可以大大降低医院感染的发生率。美国医院感染控制效果研究（SENIC）结果表明，通过预防与控制措施的实施，1/3 的医院感染是可以预防的。所以通过加强医院感染管理，能够有效预防和控制医院感染，在医疗实践中，要严格遵守《传染病防治法》《医疗机构管理条例》《医院感染管理办法》和《突发公共卫生事件应急条例》等法律、行政法规的规定，提高医疗质量，保证医疗安全。

一、加强医院感染管理

(一)医疗机构要加强本单位的医院感染管理

医院感染的预防与控制是医疗机构及其所有工作人员共同的责任,医疗机构的各个部门和全体工作人员都必须为降低病人以及自身发生感染的危险性而通力合作。各级各类医疗机构应当建立医院感染管理责任制,制订并落实医院感染管理的规章制度和工作规范,严格执行有关技术操作规范和工作标准,有效预防和控制医院感染。住院床位总数在100张以上的医院应当设立医院感染管理委员会和独立的医院感染管理部门。住院床位总数在100张以下的医院应当指定分管医院感染管理工作的部门。其他医疗机构应当有医院感染管理专(兼)职人员。

1. 医院感染管理委员会 由医院感染管理部门、医务部门、护理部门、临床科室、消毒供应室、手术室、临床检验部门、药事管理部门、设备管理部门、后勤管理部门及其他有关部门的主要负责人组成,主任委员由医院院长或者主管医疗工作的副院长担任。医院感染管理委员会的职责是:①认真贯彻医院感染管理方面的法律法规及技术规范、标准,制订本医院预防和控制医院感染的规章制度、医院感染诊断标准并监督实施;②根据预防医院感染和卫生学要求,对本医院的建筑设计、重点科室建设的基本标准、基本设施和工作流程进行审查并提出意见;③研究并确定本医院的医院感染管理工作计划,并对计划的实施进行考核和评价;④研究并确定本医院的医院感染重点部门、重点环节、重点流程、危险因素以及采取的干预措施,明确各有关部门、人员在预防和控制医院感染工作中的责任;⑤研究并制订本医院暴发医院感染及出现不明原因传染性疾病或者特殊病原体感染病例等事件时的控制预案;⑥建立会议制度,定期研究、协调和解决有关医院感染管理方面的问题;⑦根据本医院病原体特点和耐药现状,配合药事管理委员会,提出合理使用抗菌药物的指导意见;⑧其他有关医院感染管理的重要事宜。

2. 医院感染管理部门、分管部门及医院感染管理专(兼)职人员 具体负责医院感染预防与控制方面的管理和业务工作。主要职责是:①对有关预防和控制医院感染管理规章制度的落实情况进行检查和指导;②对医院感染及其相关危险因素进行监测、分析和反馈,针对问题提出控制措施并指导实施;③对医院感染发生状况进行调查、统计分析,并向医院感染管理委员会或者医疗机构负责人报告;④对医院的清洁、消毒灭菌与隔离、无菌操作技术和医疗废物管理等工作提供指导;⑤对传染病的医院感染控制工作提供指导;⑥对医务人员有关预防医院感染的职业卫生安全防护工作提供指导;⑦对医院感染暴发事件进行报告和调查分析,提出控制措施并协调、组织有关部门进行处理;⑧对医务人员进行预防和控制医院感染的培训工作;⑨参与抗菌药物临床应用的管理工作;⑩对消毒药械和一次性使用医疗器械、器具的相关证明进行审核;⑪组织开展医院感染预防与控制方面的科研工作;⑫完成医院感染管理委员会或者医疗机构负责人交办的其他工作。

(二)卫生行政部门要加强辖区内医疗机构的医院感染管理工作

卫生行政部门应当根据相关的法律法规、部门规章和规范性文件的要求,加强对医疗机构的监督管理,不断规范医疗机构的执业行为。

1. 卫生部 成立医院感染预防与控制专家组,成员由医院感染管理、疾病控制、传染病学、临床检验、流行病学、消毒学、临床药学、护理学等专业的专家组成。主要职责是:①研究起草有关医院感染预防与控制、医院感染诊断的技术性标准和规范;②对全国医院感染预防与控制工作进行业务指导;③对全国医院感染发生状况及危险因素进行调查、分析;④对全国重大医院感染事件进行调查和业务指导;⑤完成卫生部交办的其他工作。

2. 省级人民政府卫生行政部门　成立医院感染预防与控制专家组,负责指导本地区医院感染预防与控制的技术性工作。

二、预防与控制措施

（一）消毒和灭菌

医院消毒、灭菌的作用是清除或杀灭外环境中的病原微生物,切断医院感染传播途径,是预防和控制医院感染的重要措施之一。医疗机构应根据所涉及的具体物品性质和国家法律法规、医院规章制度,合理选择和应用消毒、灭菌方法。

1. 进入人体组织、无菌器官的医疗器械、器具和物品必须达到灭菌水平　进入人体组织、无菌器官的医疗器械、器具和物品为高度危险性物品,如手术器械、穿刺针、植入物等。高度危险性物品必须用灭菌方法处理,首选高压蒸汽灭菌,不耐湿热的器械可用环氧乙烷灭菌、低温甲醛蒸汽灭菌。必须注意的是,用甲醛灭菌禁止用自然挥发或熏蒸的方法。

2. 接触皮肤、黏膜的医疗器械、器具和物品必须达到消毒水平　消毒水平可分为高水平、中水平和低水平。高水平消毒可以杀灭各种微生物包括大量细菌芽孢。低水平消毒只能杀灭细菌繁殖体(分枝杆菌除外)和亲脂病毒。对中度危险性物品如胃镜、肠镜、呼吸机管道、吸氧管等物品等应当采用高水平或中水平消毒法。对低度危险性物品如听诊器、病床围栏、被褥等由于其只直接或间接与病人健康无损的皮肤接触,一般只需清洁处理或采用低水平消毒方法如常用消毒剂喷雾、浸泡或擦拭消毒。

3. 各种用于注射、穿刺、采血等有创操作的医疗器具必须一人一用一灭菌　医疗机构使用的消毒药械、一次性医疗器械和器具应当符合国家有关规定。一次性使用的医疗器械、器具不得重复使用,使用过的一次性医疗器械应按照《医疗废物管理条例》及时进行无害化处理。

（二）隔离

医疗机构应当严格执行隔离技术规范,根据病原体传播途径,采取相应的隔离措施。

1. 隔离技术

（1）建筑布局的隔离与功能:在建筑分区方面,医疗机构应进行区域性划分,分为低危险区(清洁区)、中等危险区(半污染区)、高危险区(污染区)和极高危险区(重点保护区);隔离病区应分为“三区”“两通道”和“两缓冲”并有实际屏障和设有隔离标志;病室隔离用于保护性隔离以及感染的防扩散隔离,应设在普通病房的尽端。

（2）防护隔离:医务人员应熟练掌握和正确使用防护用品如口罩、护目镜、手套、隔离衣等,并了解使用中注意的问题。

（3）隔离技术:①标准预防:针对医院所有病人采用的一种预防,不论病人是否确诊或可疑感染传染病,都要采取标准预防,这是控制医院感染的基本隔离措施。②基于传播方式的隔离:对于确诊或可疑的传染病人在标准预防的基础上,采取基于传播方式的隔离预防。根据病原体传播途径不同采取相应的隔离措施。

2. 针对感染性疾病传播的“三个环节”

（1）隔离感染源的方法:传染病人与普通病人严格分开安置;感染病人与非感染病人分区/室安置;感染病人与高度易感病人分别安置;同种病原体感染病人可同住一室;可疑特殊感染病人(包括可疑传染病人)应单间隔离;根据疾病种类、病人病情、传染病病期分别安置病人;成人与婴幼儿感染病人分别安置。

（2）阻断传播途径的方法:不同传播方式需采取不同的隔离措施。以空气传播为例,长期停留在空气中的含有病原微生物的飞沫颗粒(直径≤5 μm)或含有传染因子的尘埃在空气当中播散可以被同病房的宿主吸入或播散到更远的距离。如果病人确诊或可疑感染了经空气传播的疾病，如结核病、水痘、麻疹等，应在标准预防的基础上采用针对空气传播的隔离预防措施：确诊或可疑感染病人应安置在单间或负压病房；无条件时，相同病原微生物感染病人可同住一室；尽可能限制病人活动范围或避免转移病人，必须运送时需注意医务人员的防护，当病人病情允许时应佩戴医用防护口罩，尽可能减少病原微生物的传播；注意通风和做好空气消毒。

（3）保护易感宿主的方法：对易感宿主实施特殊保护性隔离措施，必要时对易感宿主实施预防性免疫注射；免疫功能低下病人和危重病人与感染病人分开安置；必要时对不同的感染病人进行分组护理。

（三）合理使用抗菌药物

抗菌药物的不合理应用是导致当今耐药菌产生过快、抗菌药物使用寿命缩短的重要原因。因此，医疗机构应当严格按照《抗菌药物临床应用指导原则》，加强抗菌药物临床使用管理。抗菌药物临床应用是否正确、合理主要基于两个方面：一是有无指征应用抗菌药物，二是选用的品种及给药方案是否正确、合理。抗菌药物治疗性应用的基本原则：①抗菌药物应用必须具有明确的适应证；②根据病原种类及药敏试验结果选用抗菌药物；③根据抗菌药物的药效学（抗菌谱和抗菌活性）和人体药代动力学（吸收、分布、代谢和排出过程）特点不同选择抗菌药物；④根据病人病情、病原菌种类及抗菌药物特点制订抗菌治疗方案，包括品种选择、给药剂量、给药途径、给药次数、疗程和联合用药等。

（四）医院感染监测

医院感染监测既是控制医院感染的"眼睛"，又是控制医院感染的重要手段之一，也是评价控制医院感染效果的重要工具。主要包括以下内容：①医院要建立医院感染报告制度。②医院要制订切实可行的医院感染监测计划并付诸实施。监测计划内容主要包括人员、方法、对象、时间等。③医院开展目标性监测，针对高危人群、高发感染部位等开展的医院感染及其危险因素的监测是目标性监测的主要内容，每年至少进行1次（现患率）周期性监测。新建医院或未开展过医院感染监测的医院，应当首先开展针对所有临床科室的全部住院病人和医务人员进行医院感染及其有关危险因素的全院综合性监测，且监测时间应不少于2年。已经开展2年以上全院综合性监测的医院，应集中力量开展目标性监测。目标性监测持续时间应连续6个月以上。④收集资料方法，应当采用前瞻性调查方法收集医院病例资料，尤其是实验室资料和临床资料。⑤监测资料要及时向有关部门报告与反馈。⑥医院要确保医院感染监测的设施与人员配备，按每200~250张实际使用病床配备1名医院感染专职人员；专职人员应接受监测与感染控制知识、技能的培训并熟练掌握。医院应在医院信息系统中，建立完善的医院感染监测系统，并完成相应基础设施建设；感染监测设施正常运转。⑦要建立医院感染监测质量评价制度，并将医院感染监测质量纳入医疗质量监测范围中。

（五）医院感染上报

（1）医疗机构经调查证实发生以下情形时：①5例以上医院感染暴发；②由于医院感染暴发直接导致病人死亡；③由于医院感染暴发导致3人以上人身损害。应当于12 h内向所在地的县/区级地方人民政府卫生行政部门报告，并同时向所在地疾病预防控制机构报告。所在地的县/区级地方人民政府卫生行政部门确认后，应当于24 h内逐级上报至省级人民政府卫生行政部门。省级人民政府卫生行政部门审核后，应当在24 h内上报至卫生部。

（2）医疗机构发生以下情形时：①10例以上的医院感染暴发事件；②发生特殊病原体或者新发病原体的医院感染；③可能造成重大公共影响或者严重后果的医院感染。应当按照《国家突发公共卫生事件相关信息报告管理工作规范（试行）》的要求进行报告。

（3）医疗机构发生的医院感染属于法定传染病的，应当按照《中华人民共和国传染病防治法》和《国家突发公共卫生事件应急预案》的规定进行报告和处理。

（六）医院内感染暴发的处理

医院感染暴发（outbreaks of infection in hospital）是指在医疗机构或其科室的病人中，短时间内发生3例以上同种同源感染病例的现象。疾病预防控制机构接到当地医疗机构发生符合医院感染暴发特征的事件后，应当及时进行流行病学调查，查找感染源、感染途径、感染因素，采取控制措施，防止感染源的传播和感染范围的扩大，并向当地卫生行政部门和上级疾病预防控制机构通报情况。具体的步骤如下。

1. 医院感染暴发的证实　对怀疑患有同类感染的病例进行确诊，建立可行的诊断标准。注意避免因诊断标准失误而夸大疫情或遗漏病例。病例可分为"确诊""假定""可疑"等不同等级，"原发"和"二代"等不同水平。计算其罹患率，若罹患率显著高于该科室或病房历年医院感染一般发病率水平，则证实有暴发。

2. 分析调查资料，计算各种罹患率　对病例的科室分布、人群分布和时间分布进行描述；通过实验室资料分析，初步确定病原类型，计算人群感染率、隐性感染和显性感染所占的比重，评价危险人群的免疫水平。

3. 查找感染源　对病人、接触者、可疑传染源、环境、物品、医务人员及陪护人员等进行病原学检查。根据医院感染疾病的特点，可选择病人、接触者、医务人员和陪护人员的各种分泌物、血液、体液、排泄物和组织为标本，同时还应对有关环境和物品等采样。有时病原体的分离有很大的困难，可以通过 PCR、生物芯片技术和血清学检查方法查找感染源。病原体的分离、鉴定对于确定暴发原因具有重要意义，有助于找到针对性的防治和控制措施。通过各种病原学、血清学检查仍然不能确定感染源时，可以采用通过综合性分析初步确定几个可能的感染源。

4. 分析引起感染的因素　对感染病人及相关人群进行详细的流行病学调查。调查感染病人及周围人群发病情况、分布特点并进行分析，根据疾病的特点分析可能的感染途径，对感染病人、疑似病人、病原携带者及其密切接触者进行追踪调查，确定感染途径。

5. 采取控制措施　控制措施包括：①对病人和疑似病人应积极进行治疗，必要时进行隔离。②控制感染途径。在确定感染暴发的途径如空气传播、水或食物传播、接触传播、生物媒介传播、血液及血制品传播、输液制品传播、诊疗器械传播和一次性使用无菌医疗用品传播后采取相应的控制措施。对感染源污染的环境必须采取有效的措施，进行正确的消毒处理，去除和杀灭病原体。肠道感染病通过粪便等污染环境，因此应加强被污染物品和周围环境的消毒；呼吸道感染病通过痰和呼出的空气污染环境，通风和空气消毒至关重要；而杀虫是防止虫媒传染病传播的有效途径。③必要时对易感病人隔离治疗，甚至暂停接收新病人。有条件时可以考虑对易感病人采取必要的个人防护措施。

6. 总结　在调查处理结束后，应及时总结经验教训，制订该医院今后的防范措施，必要时疾病控制机构要考虑其他医院有无类似情况，全面采取控制措施。调查结束后应尽快将调查处理过程整理成书面材料，记录暴发经过、调查步骤和所采取的控制措施及其效果，并分析此次调查的得失。

我们应当注意，流行病学调查和医院感染暴发的控制自始至终是同步进行的。随着调查不断获得新的发现，及时调整控制措施。最终通过管理感染源、切断感染途径、保护易感人群达到控制医院感染暴发的目的。对于一些无法及时明确感染源、感染途径和感染因素的医院感染，也应根据暴发的特征当机立断采取可靠的控制措施。

小结

1. **医院感染的定义** 医院感染指住院病人在医院内获得的感染,包括在住院期间发生的感染和在医院内获得出院后发生的感染;但不包括入院前已开始或入院时已存在的感染。医院工作人员在医院内获得的感染也属医院感染。

2. **医院感染的分类** 医院感染按病原体来源分类,可分为内源性感染和外源性感染两大类。内源性感染又称自身感染,指病原体来自病人自身的储菌库(皮肤、口咽、泌尿生殖道、肠道)的正常菌群或外来的已定植菌引起的医院感染。一般情况下这些菌群对人体无感染力且不致病,但在一定条件下,如病人自身免疫力下降、体内生态环境失衡或发生细菌易位时,原来不致病或在特定条件下才致病的机会感染病原体占优势,从而造成各种内源性感染。外源性感染又称交叉感染,病原体来自病人体外,病人通过直接或间接接触带菌或污染的人(其他病人、医务人员和陪护家属)、物(医疗器械、医院环境)、空气或者飞沫而发生的感染。

3. **医院感染的传播过程** ①感染源或病原微生物储源:主要为病人、病原携带者或自身感染者、环境储源、动物。②传播途径:主要为空气传播、接触传播、医源性传播、生物媒介传播。③易感人群:常见的为机体免疫功能严重受损者、婴幼儿及老年人、营养不良者、接受各种免疫抑制剂治疗者、长期使用广谱抗菌药物者、接受各种侵入性操作的病人、住院时间长者、手术时间长者。

4. **医院感染的预防与控制** (1)加强医院感染管理,分两个层次:①医疗机构要加强本单位的医院感染管理;②卫生行政部门要加强辖区内医疗机构的医院感染管理工作。(2)预防与控制措施:①消毒和灭菌;②隔离;③合理使用抗菌药物;④医院感染监测;⑤医院感染上报;⑥医院内感染暴发的处理。

能力检测

一、单项选择题

1. 医院感染的易感人群有( )。
   A.长期使用广谱抗菌药物者　　　B.婴幼儿及老年人　　　C.营养不良者
   D.接受各种免疫抑制剂治疗者　　E.以上都是

能力检测答案

2. 调查证实出现由于医院感染暴发直接导致病人死亡时,医院应在多少时间内报告当地县级地方卫生行政部门?( )
   A.6 h　　　　　B.12 h　　　　　C.24 h　　　　　D.36 h　　　　　E.48 h

3. 以下哪个不是医院感染暴发的可能途径?( )
   A.医务人员携带特殊的耐药菌　　B.共用呼吸机治疗　　　C.使用激素
   D.一次性无菌医疗用品污染　　　E.供水系统被污染

4. 输血相关感染有( )。
   A.艾滋病　　　B.梅毒　　　C.疟疾　　　D.乙肝　　　E.以上都是

二、简答题

1. 何为医院感染暴发,应如何处理?
2. 医院感染的种类与传播过程的基本环节是什么?

(刘　娅)

第十三章 疾病的预防控制策略和公共卫生监测

教学 PPT

案例导入

从 1958 年开始,我国进行了四次大规模高血压患病率调查。第一次调查在 1958—1959 年进行,在 13 个省调查≥15 岁人群 739204 人,高血压患病率 5.11%。第二次调查在 1979—1980 年开展,全国 30 个省调查≥15 岁人群 4012128 人,按≥160/95 mmHg 为确诊高血压,检出高血压 310202 人,患病率 7.73%。第三次调查在 1991 年进行,全国 30 个省同时开展,调查≥15 岁人群 950356 人,采用国际统一标准,按≥140/90 mmHg 及两周内服用降压药为标准确诊高血压,高血压患病率 13.58%;取得了较为准确的高血压发病率、治疗率和控制率以及人群对高血压病认知认识的全面材料。第四次调查于 2002 年开展,30 个省在统一时间进行,调查≥18 岁人群 272023 人,采用国际统一标准(≥140/90 mmHg 及两周内服用降压药)以确诊高血压,检出高血压 51140 人,高血压患病率 18.8%;高血压知晓率 30.2%、治疗率 24.7%、控制率 6.1%。虽然各次调查的规模、年龄和诊断标准不尽一致,但基本上较客观地反映了我国人群 50 年来高血压患病率的明显上升趋势。

(摘自白尧勇等.疾病监测与控制杂志.2016)

健康是促进人的全面发展的必然要求,是经济社会发展的基础条件。确保全民健康覆盖、避免因病致贫是实现联合国可持续发展目标之卫生目标的基石。2015 年 9 月举行的联合国可持续发展首脑会议上,193 个会员国正式通过力争到 2030 年实现包括 17 项目标和 169 项具体目标的可持续发展目标。可持续发展目标 3 确定为"让不同年龄段的所有的人过上健康的生活,促进他们的安康",其他 16 个目标几乎全部直接或间接与卫生相关。世界卫生组织总干事谭德塞博士发表评论:全民健康覆盖最终是一项政治选择。每个国家和国家政府都有责任努力实现这一目标。因此,加强疾病预防控制,是确保全民健康的首要措施。疾病预防控制不仅要研究在疾病未发生前有效控制危险因素,而且要研究疾病发生后,如何阻止疾病进一步发展和疾病带来的严重后果所采取的一系列策略和措施,疾病预防控制的效果可以通过公共卫生监测进行评估。

第一节 疾病的预防控制策略和措施

策略是指根据形势发展而制定的行动方针和方法。措施是指实施具体目标采取的办法、步骤和计划。在疾病预防控制中,只有在正确的策略指导下,采取合理措施,才能达到预防疾病、促进健康的目的。

疾病预防控制策略要随着医学模式的转变而变化。在生物-心理-社会医学模式指导下,疾病预防控制不仅要考虑生物因素的影响,更要考虑社会、经济、文化和心理等因素的影响。疾病的预防控制策略也要随着科技的发展、疾病流行特征、卫生资源和卫生服务需求等的特性的变化,不断调整工作重点、改进疾病防治的策略,使之适应新的形势需要。建立公共卫生监测系统,连续、系统分析社会经济和文化、环境状况、行为特点(如吸烟、饮酒、膳食、身体活动、性行为、吸毒等)、心理因素、居民健康状况(发病、患病和死亡)、卫生保健和服务能力等,确定一个国家或地区主要的健康问题及影响因素,提出可行且符合经济效益的优先干预领域,以及具体干预手段和评价指标。

一、新时期我国的卫生与健康工作方针

卫生工作的总方针是指导一个国家和地区开展健康促进工作的指导性文件,不同时期会有不同调整。在 2016 年全国卫生与健康大会上,习近平总书记提出新时期卫生与健康工作方针:以基层为重点,以改革创新为动力,预防为主,中西医并重,将健康融入所有政策,人民共建共享。目前,基层卫生工作仍然有许多薄弱环节,因病致贫、因病返贫等问题仍然存在。因此,卫生和健康工作必须坚持以基层为重点,不断提升基层卫生与健康工作质量。基层卫生工作是深化医改和卫生工作的重点,"以基层为重点"比原来卫生工作方针中的"以农村为重点"更加全面,既涵盖农村又包含城镇基层社区,其目的是进一步健全基层医疗卫生服务体系和运行机制,提升能力,提高基本公共卫生服务项目水平。"以改革创新为动力",是进一步深化医药卫生体制改革,探索医改这一世界性难题的中国式解决办法,着力解决人民群众看病难、看病贵,基本医疗卫生资源均衡配置等问题,致力于实现到 2020 年人人享有基本医疗卫生服务的目标,不断推进全面建设小康社会进程。"预防为主"仍然继承了原来的内容,主要是防制严重危害人民生命健康的传染病、地方病和慢性非传染性疾病。"中西医并重"是原有内容,也是我国卫生健康工作的独特之处,保证了中华瑰宝中医药的健康发展,促进了中西医优势互补、协调发展。"将健康融入所有政策"是新增内容,是推进健康中国建设的新举措。一个国家国民的总体健康水平与其医疗、药品管理、社会保障、就业、财政、教育、科技、环境保护和民政等多个部门的努力密不可分,只有"将健康融入所有政策"之中,进行综合管理,树立维护健康是政府各部门共同责任的观念,才能确保健康成果的可持续性。"人民共建共享"也是新增内容,这比原来"依靠科技与教育,动员全社会参与"的提法增加了"共享"理念,更加全面、科学,也是卫生工作与群众运动相结合方针的发展和完善。

推进健康中国建设,是全面建成小康社会、基本实现社会主义现代化的重要基础,是全面提升中华民族健康素质、实现人民健康与经济社会协调发展的国家战略,是积极参与全球健康治理、履行 2030 年可持续发展议程国际承诺的重大举措。

二、全球卫生策略和初级卫生保健

(一)全球卫生策略

1977 年,世界卫生大会通过的全球卫生策略"2000 年人人享有卫生保健"(health for all by the year 2000,HFA/2000)已成为世界卫生组织(WHO)和各国政府的主要卫生目标。1978 年,WHO 和联合国儿童基金会(UNICEF)联合召开会议明确提出:"初级卫生保健"(primary health care,PHC)是实现上述目标的基本策略和途径。1988 年第四十一届世界卫生大会再次声明,人人享有卫生保健将作为 2000 年以前及以后的一项永久性目标。人人享有卫生保健并不意味着医护人员能治愈所有疾病,或不再有人患病或成残疾。它是指:①人们在工作和生活场所都能保持健康;②人们将运用更有效的办法去预防疾病,减轻不可避免疾病或伤残带来的痛苦,并且通过更好的途径进入成年、老年,健康地度过一生;③在全体社会成员中均匀地分配一切卫生资源;④所有个人和家庭,通过自身充分地参与,将享受到初级卫生保健;⑤人们将懂得疾病不是不可避免的,自己有力量摆脱可以避免的疾病。

2000 年 9 月联合国千年首脑会议提出了《联合国千年宣言》,所有 8 项千年发展目标均会对健康产生影响,其中有 3 项将健康置于首位和中心——他们关注儿童健康(目标 4)、孕产妇健康(目标 5)和控制艾滋病毒/艾滋病、疟疾、结核病及其他主要传染性疾病(目标 6)。虽然 21 世纪以来,我们取得了巨大的进步,尤其是在降低新生儿死亡率和孕产妇死亡率方面,但从高收入国家的经验来看,我们知道新生儿死亡和孕产妇死亡都是可以预防的。

2001 年 6 月 25—27 日联合国就全球艾滋病问题在纽约召开最高级别会议,讨论艾滋病全球预防策略和措施。会议还根据 2000 年 9 月联合国千年首脑会议上通过的协议,为防治艾滋病的国际合作行动确定若干具体行动指标,以达到在 2015 年底以前制止并开始扭转艾滋病蔓延趋势的目标。2011 年 9 月 19—20 日,联合国以非传染性疾病为议题,在纽约召开了高级别会议。此次会议是在全球与非传染性疾病做斗争中的一个里程碑,通过了《预防和控制非传染性疾病问题联合国大会高级别会议的政治宣言》。2013 年第六十六届世界卫生大会通过了《2013—2020 年预防控制非传染性疾病全球行动计划》和《全球非传染性疾病预防控制综合监测框架(含指标)和一套自愿性全球目标》,通过在国家、区域和全球层面开展多部门协作与合作,减少非传染性疾病导致的可预防和可避免的发病、死亡和残疾负担,从而使所有人群在各个年龄段都能达到最高能获得的健康状况和生产力标准,使非传染性疾病不再是人类福祉和社会经济发展的障碍。2013 年 6 月世界卫生组织第八届国际健康促进大会发表《赫尔辛基宣言》,正式定义了"将健康纳入所有政策",并且认为"将健康纳入所有政策"是实现联合国千年发展目标的组成部分,各个国家在起草 2015 年之后发展计划时应该重点考虑该政策。

(二)初级卫生保健

初级卫生保健是指最基本的,人人都能得到的,体现社会平等权利的,人民群众和政府都能负担得起的卫生保健服务。我国初级卫生保健工作的主体单位是基层卫生服务机构,包括社区卫生服务中心(站)、乡镇卫生院和村卫生室,初级卫生保健的任务包括以下 4 大内容。

1. 健康教育和健康促进 通过健康教育促使人们自觉地采纳有益于健康的行为和生活方式,消除或减轻影响健康的危险因素,促进健康和提高生活质量。

2. 疾病预防和保健服务 采取积极有效的措施,预防各种疾病的发生、发展和流行。

3. 基本治疗 以基层卫生服务机构为中心,面向社会,通过设点、开设家庭病床、巡诊、转诊相结合,为社区提供及早有效的医疗服务。

4. 社区康复 通过设立家庭病床或社区康复点,对丧失正常功能者或残疾者,采取医学和社会综合措施,促进康复。

三、疾病的三级预防

20 世纪 60 年代,美国哈佛大学(卡普兰(kaplan))提出了三级预防的理论。三级预防是以全人群为对象,以健康为目标,以预防疾病为中心的预防保健原则,是预防医学工作的基本内容和核心策略。随着现代医学的发展,预防医学和临床医学互相渗透、共同协调作用,促进人群健康。根据疾病的发展规律、针对疾病发展的不同阶段,在目标人群中按照 3 个等级采取相应公共卫生等级的分级预防控制措施,包括通过控制病因或危险因素防止疾病发生,阻止或延缓疾病发展,最大限度减少疾病造成的危害和痛苦,称为三级预防。三级预防理论认为,健康状况受众多因素影响,包括社会因素、环境因素、生物因素、生活行为方式、卫生服务等,可通过各阶段全方位干预这些因素维护健康。随着社会经济的发展、城镇化和人口老龄化,人们的行为方式发生了较大变化,疾病谱发生了较大变化,心血管疾病、肿瘤、糖尿病和慢性阻塞性肺疾病等慢性病已成为威胁我国居民健康的重要公共卫生问题。同时,全球化趋势、自然生态系统的破坏、滥用抗生素和新型病原体(如 SARS、H7N9 病毒等)的感染等又使传染病预防和控制面临着严峻挑战。探讨以人为本的新型预防医学的综合预防模式,以增强自我保健意识,有效预防、控制疾病的发生、发展,增进健康水平,提高生命质量,延长健康寿命,有效降低医疗费用。

(一)一级预防

一级预防(primary prevention)又称病因预防,是在疾病尚未发生时针对致病因素(或危险因素)采取措施,也是预防疾病和消灭疾病的根本措施。WHO提出的人类健康4大基石(合理膳食、适量运动、戒烟限酒、心理平衡)是一级预防的基本原则,它包括健康促进和健康保护两方面内容。

1. 健康促进 健康促进是通过创造促进健康的环境使人们避免或减少对致病因子的暴露,改变机体的易感性,保护健康,免于发病。可采取以下方式达到健康促进的目的。

(1)健康教育:健康教育是一项通过传播媒介和行为干预,促使人们自愿采取有益于健康的行为和生活方式,避免危险因素,达到促进健康的目的。研究证明,心脑血管疾病、恶性肿瘤、糖尿病和慢性呼吸系统疾病等慢性病,都与行为和生活方式密切相关,可以通过改变行为和生活方式达到预防慢性病的目的。

(2)自我保健:自我保健是指个人在发病前就进行干预以促进健康,增强机体的生理、心理素质和社会适应能力。一般来说,自我保健是个人所采取的大量有利于健康的行为。如戒烟、限酒、低盐饮食、增加体育锻炼、不性乱、远离毒品等。

(3)环境保护和监测:环境保护是健康促进的重要措施,旨在保证人们生活和生产环境的空气、水、土壤不受"工业三废"(即废气、废水、废渣)和"生活三废"(即粪便、污水、垃圾),以及农药、化肥等的污染。为了避免环境污染造成的危害,可通过合理发展工农业生产、改造现有工矿企业,以减少和消除生产和生活过程中的各种有害物质对环境的污染,并做好环境监测和监督执法,以保护人民不受致病因子危害。

2. 健康保护 健康保护是对有明确病因(危险因素)或具备特异预防手段的疾病所采取的措施,在预防和消除病因上起主要作用。如预防接种控制特定传染病发病,儿童窝沟封闭预防龋齿发生;改进工艺流程,保护环境不受有害粉尘的侵袭;穿防护服、佩戴防尘口罩等以减少传染病或职业危害等。

开展一级预防常采用双向策略(two pronged strategy),即把对整个人群的普遍预防和对高危人群的重点预防相结合,覆盖全人群和全生命周期。二者相互补充,可以提高效率。前者称为全人群策略(population strategy),后者称为高危人群策略(high risk population strategy)。

(二)二级预防

二级预防(secondary prevention)又称"三早"预防,即早发现、早诊断、早治疗,是防止或减缓疾病发展而采取的措施。大多数慢性病病因复杂且不完全清楚,要完全做到一级预防较困难。但由于慢性病的发生大多是致病因素长期作用的结果,往往会有一些早期表现,如血糖升高呈糖尿病前期状态,血压升高呈正常高值状态,如果早筛查、早诊断、早干预,可以降低发病率,降低成本。筛检和健康体检是早期发现疾病的主要方法。但决定是否对某疾病进行筛检时,要考虑疾病筛检的原则。常见的癌前病变有宫颈糜烂、萎缩性胃炎、肠管、食管及胃息肉等,若早发现、早治疗,能够减少这些部位的癌症。血清学检查可以发现病原携带者,及早治疗,降低发病风险。要达到"三早",做好二级预防,就要向群众宣传防病知识和有病早治的好处,提高自检率和筛查率,提高医疗机构的诊断水平,开发适宜的筛检方法及检测技术等。

(三)三级预防

三级预防(tertiary prevention)又称临床预防。三级预防针对已经发生疾病的人群,采取

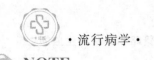
有效措施进行治疗,主要是对症治疗和康复治疗措施,防止伤残和促进功能恢复,提高生存质量,延长寿命,降低病死率。对症治疗可以改善症状、减少疾病的不良反应,防止复发转移,预防并发症和伤残等。对已丧失劳动力或伤残者通过康复治疗,促进其身心方面早日康复,使其恢复劳动力,争取病而不残或残而不废,保存其创造经济价值和社会价值的能力。康复治疗的措施包括功能康复、心理康复、社会康复和职业康复等。

第二节　公共卫生监测

公共卫生监测(public health surveillance)是重要的流行病学方法,也是公共卫生活动的基本手段和管理工具,是疾病预防和控制工作的重要组成部分。公共卫生监测又称流行病学监测。通过公共卫生监测,可以长期连续地观察健康相关事件的发展趋势,并可对预防策略和措施、卫生资源的分配进行评价,从而不断地加以修改,使疾病的防治措施更加完善,提高疾病防治水平。

最早的监测活动主要是针对传染病发生和死亡而进行的,因此称为疾病监测。到17世纪,欧洲学者Von Leibnitz提出利用死亡报告来分析居民的健康状况,英国统计学家Graunt(1620—1674)定义了疾病的死亡专率和死亡数。18世纪,欧洲开始用生命统计描述居民健康水平。19世纪末和20世纪初,美国和许多欧洲国家逐渐要求执业医生向当地卫生局报告指定的传染性疾病,如天花、结核病、霍乱、鼠疫、黄热病等。随着科学的进步、人们对健康需求的不断增加和公共卫生事业的不断发展,疾病监测的内容从传染病扩展到慢性非传染性疾病、行为危险因素、伤害、食品安全、职业危害因素等公共卫生领域;从单纯的生物医学角度发展到生物-心理-社会行为的广泛视野,其内涵更丰富;监测的方法和技术不断改善,疾病监测资料不仅为制定适宜的公共卫生政策和疾病控制决策提供科学依据,而且为公共卫生行动和资源分配的评估提供资料。

20世纪70年代后期,疾病监测的概念传入中国,何观清(1911—1995)教授于1979年提出建立综合疾病监测点,收集人口、出生、死亡(包括死因)、传染病和计划免疫等资料,试图用监测点的资料来确定疾病模式和主要卫生问题。1980年,中国预防医学科学院建立了全国疾病监测点系统(disease surveillance points system,DSPs),开展了以传染病、死亡为主并逐渐增加非传染性疾病内容的监测工作。

一、公共卫生监测的概念

(一)公共卫生监测的定义

公共卫生监测是指有计划、长期、连续、系统地收集疾病或有关健康事件及卫生问题的资料,经过科学分析和解释后获得重要的公共卫生信息,并及时传达给有关的机构和人员,用于指导制定、完善疾病预防控制策略和措施及评估疾病防控效果。公共卫生监测的定义包含了以下几个方面的内容和任务。

(1)强调有计划地、连续地、系统地收集健康相关的动态资料,以便及时发现健康相关事件的分布、健康影响因素的变化。要做到这一点,要掌握疾病变化的规律,建立健全公共卫生监测体系,制订并严格执行监测计划。

(2)健康相关事件的动态分布,包括人群、时间和地域的动态分布,也包括从健康到发病到死亡全生命周期的动态分布及健康影响因素的动态分布。

(3)对所收集的原始资料要做认真核对、整理和分析,经过去粗取精归纳出有价值的公共卫生信息。

（4）要及时上报和反馈信息，使一切应该了解信息的人都能迅速地知道，才能使公共卫生监测的资料高效利用，以便及时完善预防控制策略和措施。

（5）公共卫生监测是手段而不是最终目的，其最终目的是为疾病预防控制、促进健康服务。

（二）监测的几个基本概念

1. 被动监测与主动监测

（1）被动监测（passive surveillance）是依据一系列法律法规要求，由责任报告单位和责任疫情报告人按照报告规范和程序向上级机构常规地报告监测资料，而上级机构被动接受报告。我国的法定传染病监测系统、突发公共卫生事件报告系统、以医院为基础的药物不良反应报告系统、伤害监测系统等属于被动监测范畴，其他国家的多数疾病监测系统都是被动监测。被动监测系统具有花费少、容易实施、监测报告内容和形式相对稳定的优点，但是同时也存在一定的漏报，可能会低估发病水平。

（2）主动监测（active surveillance）是指根据公共卫生和疾病预防控制工作的特殊需要，由上级单位定期专门组织收集调查资料。美国的行为危险因素监测，我国的慢性病及其危险因素监测、慢性病与营养监测等则属于主动监测。其优点是弥补被动监测的漏报问题，并满足一些特殊需要，可以随时增加监测内容，较灵活。其缺点是花费多，实施难度大。

有时也可以利用已有的被动监测系统所报告的病例或事件主动地、有明确目的地收集相关信息，便于对每个病例和事件采取公共卫生措施。这样的监测活动又称为强化被动监测（enhanced passive surveillance）。例如，我国肿瘤登记系统的肿瘤随访信息收集就属于强化被动监测。

主动监测与被动监测的主要区别在于监测数据使用者是否有意、主动、有明确目的地采取措施去收集特定信息，但事实上，在实际工作中主动监测和被动监测难以区分。目前，我国现有死因登记系统既有被动地接受医疗机构的报告，又有基层疾控系统利用基层卫生服务机构、公安户籍管理系统和民政殡葬管理系统等来源的死亡信息补充医疗机构对死亡漏报的信息。因此，我国死因登记系统很难界定是被动监测还是主动监测。

2. 常规报告与哨点监测

（1）常规报告（routine report）：又称常规监测，是指针对各国或地区的卫生行政部门所规定的各种健康相关问题进行常规监测报告。如我国的法定传染病报告系统属于常规监测。

（2）哨点监测（sentinel surveillance）：为了更清楚地掌握某些疾病的时间变化趋势以及影响因素，选择若干地区、若干机构或人群，在特定时段内按照统一的监测方案连续地开展监测。典型哨点监测如我国的艾滋病哨点监测，即选择有代表性的地区和艾滋病高危人群设立监测哨点，按照统一的监测方案，使用统一的检测试剂，全国统一在4—6月每一哨点调查青年学生800人，其他各类监测人群（包括暗娼、吸毒者、男性性行为者、嫖客、男性性病门诊就诊者等）400人左右，检测HIV抗体。同时收集艾滋病传播相关高危行为信息，从而获得不同地区、不同人群HIV感染状况和行为危险因素及其变化的资料。此外，中国慢性病及其危险因素监测也可以看成哨点监测，在有全国代表性的302个疾病监测点（县/区）每3年开展一次现场调查，每次调查按照统一的监测方案、每个监测点随机抽取600人左右，8—11月开展现场调查信息收集，统一监测工具、统一检测方法、统一质控措施，获得我国居民主要慢性病及其危险因素的流行状况及变化趋势信息。哨点监测的优点是成本较低，效率较高；其局限性是资料的代表性取决于哨点的选择和设立，若采用随机抽样方法确定监测哨点，监测点数量多，覆盖面广，其代表性较好。

3. 监测病例　在大规模的监测工作中,确定一个统一的、快速的、经济的、可操作的监测病例筛查标准极为重要,用这个监测标准定义的病例称为监测病例。随着疫情调查的深入,有更为详细的实验室检测和临床资料支持,病例可以得到确认。因此,按照监测筛查标准定义的病例会发生一定的漏诊和误诊。例如,在慢性病监测的现场调查中,对于高血压的筛查标准是被医疗机构确诊且两周服药的高血压病人和(或)未被确诊的调查对象现场测量血压 3 次,后两次平均值收缩压≥140 mmHg 和(或)舒张压≥90 mmHg 即判断为高血压监测病例。根据 1999 年 WHO 规定,高血压的诊断标准:成年人血压持续或非同日 3 次收缩压≥140 mmHg 和(或)舒张压≥90 mmHg 则为高血压。理论上说,监测病例应代表实际病例。在疾病监测中应尽可能提高实际病例在监测病例中的比例,并在一定程度上能估计这个比例。

二、公共卫生监测的目的和意义

公共卫生监测的目的是掌握主要疾病或健康相关事件的发生、发展规律及其影响因素的流行状况和变化趋势,为确定疾病预防控制优先领域、制订疾病预防控制策略和措施、评价相关政策和措施的效果提供科学依据。

(一)描述健康相关事件的分布特征和变化趋势

通过连续、系统的监测工作,可以全面了解一定区域或人群中主要疾病发病、患病、死亡、健康相关事件及影响因素的分布特征及其变化趋势,从而有助于解决以下问题。

(1)定量评估公共卫生问题的严重性,确定公共卫生优先干预的领域,为决策者制定正确的、有针对性的公共卫生政策和规划及措施提供科学依据。

(2)发现健康影响因素的分布状况及变化趋势,可迅速向卫生机构和相关单位发出预警,及时调查原因,确定高危人群,并及早采取干预措施,遏制不良健康事件的发展和蔓延。并据此预测未来一段时间疾病发生情况及对卫生服务的需求,从而为制订公共卫生政策和干预措施提供科学依据。

(3)预测居民健康状况的变化趋势,估计疾病负担和卫生服务需求,据此合理分配卫生资源。

(二)评估公共卫生干预策略和措施的效果

由于监测是连续、系统地进行信息收集、整理和分析,因此,提供观察疾病或健康相关事件及其影响因素的变化趋势,可以评估特定时期内疾病干预策略和措施的效果,找出今后的发展方向。

三、公共卫生监测的种类和内容

随着公共卫生的发展,公共卫生监测逐渐覆盖全人群和全生命周期,监测种类、内容和技术不断发展和完善。目前我国开展的公共卫生监测包括死因登记、传染病监测、慢性病与营养监测、慢性阻塞性肺疾病监测、肿瘤登记、心脑血管事件报告、妇幼健康监测、食品安全事件监测、环境监测、药物不良反应监测等。下面重点介绍死因登记、慢性病与营养监测和传染病监测。

(一)死因登记

全人群死因登记是生命统计工作的一项重要内容,准确、可靠的全人群死亡信息对制定各国的人口和卫生政策,确定资源配置和干预重点具有非常重要的意义。死因登记工作是通过定期、系统地收集人群死亡资料,并进行综合分析,研究人群死亡水平、死亡原因及变化趋势的一项基础性工作。通过死因统计分析的指标可反映当地社会经济水平和文化发展状况,为制定社会经济发展政策、卫生事业发展规划和卫生政策,评价当地居民健康水平,确定不同时期疾病防治的重点及效果评价提供科学依据。

20 世纪 80 年代,由中国预防医学科学院牵头建立的全国疾病监测点系统(disease surveillance points system,DSPs),通过试点逐渐扩大到 71 个疾病监测点,开展了以传染病和死亡为主并逐渐增加慢性病内容的监测工作。1990 年初,按分层整群随机抽样的方法,在全国不同类别的地区,确定了有代表性的 145 个疾病监测点,对监测人群的出生、死亡、甲乙丙三类法定传染病的发病、儿童计划免疫的接种情况进行监测。2003 年,传染性非典型肺炎(SARS)疫情暴发流行后,中国疾病预防控制中心建立了覆盖全国的传染病与突发公共卫生事件网络直报系统。2004 年开始对全国疾病监测系统进行调整,在全国 31 个省(自治区、直辖市)确定了 161 个监测点(县/区),覆盖 7600 万人口,该系统具有全国、城乡、东中西部代表性,开展了居民死因监测、慢性病及其危险因素监测、伤害监测等工作;2013 年,全国疾病监测系统再次进行调整,扩大到 605 个监测点(县/区),覆盖 3.23 亿人口,占全国人口的 24.3%,不仅具有全国、城乡、东中西部代表性,还具有省级代表性。监测内容以卫计委规定的《居民死亡医学证明(推断)书》(2014 年开始使用)作为统计凭证,按照《居民死亡医学证明(推断)书》(此下简称《死亡证》)的格式和死因推断的有关规范,进行登记报告,包括个人基本信息、生前主要疾病诊断单位、死亡地点、死亡日期、死亡原因(直接死因、根本死因、促进死亡但与导致死亡无关的重要情况及不明死因)、诊断级别、诊断医院等信息。同时,随机抽取 302 个监测点开展中国慢性病及其危险因素监测,该监测系统不仅具有国家代表性,而且兼具省级代表性。目前中国疾病预防控制中心慢性非传染性疾病预防控制中心负责全国死因登记和中国慢性病及其危险因素监测工作,并且定期组织死因回顾调查,以补充死亡漏报信息。

(二)慢性病与营养监测

随着经济发展、生活方式转变和人口老龄化,疾病模式发生了较大的变化,心脑血管疾病、癌症、糖尿病和慢性阻塞性肺疾病等慢性病成为影响人类健康的主要公共卫生问题,这些疾病的发生与个人行为和生活方式(如吸烟、过量饮酒、不合理膳食、身体活动不足、睡眠时间不足等)和营养状况密切相关,导致血压升高、血糖升高、血脂异常、超重和肥胖等慢性病中间危险因素的变化,最终导致慢性病发生和死亡。因此,慢性病监测应把危险因素和营养监测作为重点内容。

2004 年,中国疾病预防控制中心慢性非传染性疾病预防控制中心建立了中国慢性病及其危险因素监测系统,参照美国行为危险因素监测(behavioral risk factor surveillance system,BRFSS)和 WHO 的阶梯式监测(STEPs)的监测内容,2004 年、2007 年、2010 年和 2013 年在全国疾病监测系统每 3 年开展一次现场调查,2013 年覆盖全国 31 个省(自治区、直辖市)302 个监测点(县/区),不仅具备国家级代表性而且具备省级代表性,调查人数达 18 万。询问调查内容包括吸烟、饮酒、膳食、身体活动情况,糖尿病、高血压、血脂异常等慢性病患病及其控制情况;身体测量内容包括身高、体重、腰围和血压;生物样本的检测内容包括空腹血糖和服糖后 2 小时血糖、血脂、糖化血红蛋白等。已经出版了《中国慢性病及其危险因素监测报告》四部,监测数据为国家制定相关策略、规划和措施提供了科学依据,为慢性病科学研究奠定了基础。

2014 年,在国家卫生计生委疾控局的领导下,中国疾病预防控制中心将中国慢性病及其危险因素监测和中国居民营养与健康监测整合成"中国成人居民慢性病与营养监测"和"中国儿童与乳母营养健康监测",分别每 3 年至 5 年开展一次现场调查,监测人群覆盖了从孕妇、儿童青少年、成人至老年人的全人群和全生命周期。2015 年在 302 个监测点(县/区)开展了中国成人居民慢性病与营养监测,调查人数达 20 余万人;2016—2017 年在全国 275 个监测点(县/区)开展中国儿童与乳母营养健康监测,调查超过 17 万儿童青少年。监测内容包括慢性病、营养及相关因素的信息,采用询问调查、身体测量和实验室检测等形式收集信息,监测结果将为我国制定慢性病防控和营养改善计划、策略和措施提供翔实科学的信息,为相关科学研究奠定基础。

(三)传染病监测

传染病监测是长期不断、有计划和系统地收集、整理、核查、分析和解释传染病在人群中的发生、发展、动态分布及其影响因素的数据资料,并将监测所获得的有关信息及时发送、报告和反馈给相关的行政部门、业务机构和人员,以用于制定、调整、评价和采取适宜的传染病预防控制策略和措施。传染病监测是预防和控制传染病的有效措施之一,也是传染病防控工作中一项不可或缺的基础性工作。1949年以来,我国各个阶段的传染病防治法规都明确规定了监测报告的传染病病种和内容、报告的程序和时限、报告方式、报告的责任单位和责任人;其中,各级卫生行政部门是传染病监测的管理机构,各级医疗卫生技术机构是传染病监测报告的责任单位,其执行职务的人员和乡村医生、个体开业医生均为责任疫情报告人,并对其各自的职责做出了明晰的规定。这些举措,确保我国的传染病监测事业得到了长足发展,在传染病防控中起到举足轻重作用。

我国从20世纪50年代初期开始建立全国传染病报告系统,最初要求报告的病种为15种,由各级各类医疗机构向基层卫生防疫机构报告,基层卫生机构汇总后逐级上报至卫生部。1978年,国务院批准卫生部发布《中华人民共和国急性传染病管理条例》,首次立法规定了两类25种在全国范围内进行报告的法定传染病报告病种。此后,法定传染病报告病种逐步增加,截至目前,需要报告的法定传染病病种达到了三类39种。同时,我国在完善法定传染病报告系统的同时,还不断加强专病监测系统、实验室监测网络和新监测技术等多种监测系统的建设,基本形成了较为科学、完备的传染病监测报告系统。同时,我国还不断完善传染病监测报告技术手段。2003年SARS危机后,为弥补当时我国传染病报告及时性差、报告层级多且易受行政干预、地市级以上疾病预防控制机构无法获取个案数据的问题,由中央财政投入资金,建立了一套近乎实时的、全球最大的传染病网络直报信息平台,即中国疾病预防控制信息系统。截至目前,我国几乎所有乡镇卫生院、县级及以上医院,都基本实现了传染病网络直报,极大克服了此前传染病监测报告的缺陷,也极大地提高了传染病监测报告的及时性和完整性。随着我国传染病监测能力和水平的不断提高,传染病监测工作在传染病防控工作中的地位也不断提升。在近年历次重大突发传染病疫情防控中,我国传染病监测系统都发挥了不可替代的作用。

1. 传染病疫情监测 传染病疫情管理制度是依据传染病防治法,严格按要求进行疫情报告管理,确保传染病疫情报告的及时性、准确性、完整性,是传染病防控最为关键的措施。

(1)报告病种:《中华人民共和国传染病防治法》规定的传染病分为甲、乙、丙三类,共39种。2008年卫生部公布增加手足口病为丙类传染病。2009年卫生部公布增加甲型H_1N_1流感为乙类传染病,但采取甲类传染病的预防、控制措施。具体如下。

甲类传染病:鼠疫、霍乱,共2种。

乙类传染病:传染性非典型肺炎、艾滋病、病毒性肝炎、脊髓灰质炎、人感染高致病性禽流感、人感染H_7N_9禽流感、麻疹、流行性出血热、狂犬病、流行性乙型脑炎、登革热、炭疽、细菌性和阿米巴性痢疾、肺结核、伤寒和副伤寒、流行性脑脊髓膜炎、百日咳、白喉、新生儿破伤风、猩红热、布鲁氏菌病、淋病、梅毒、钩端螺旋体病、血吸虫病、疟疾,共26种。

丙类传染病:流行性感冒(甲型H_1N_1流感)、流行性腮腺炎、风疹、急性出血性结膜炎、麻风病、流行性和地方性斑疹伤寒、黑热病、包虫病、丝虫病,除霍乱、细菌性和阿米巴性痢疾、伤寒和副伤寒以外的感染性腹泻病、手足口病,共11种。

上述规定以外的其他传染病,根据其暴发、流行情况和危害程度,需要列入乙类、丙类传染病的,由国务院卫生行政部门决定并予以公布。对乙类传染病中传染性非典型肺炎、炭疽中的肺炭疽和人感染高致病性禽流感,采取该法所称甲类传染病的预防、控制措施。其他乙类传染病和突发原因不明的传染病需要采取该法所称甲类传染病的预防、控制措施的,由国务院卫生行政部门及时报经国务院批准后予以公布、实施。

(2) 责任报告单位及责任疫情报告人:各级各类医疗机构、疾病预防控制机构、采供血机构均为责任报告单位;执行职务的人员和乡村医生、个体开业医生均为责任疫情报告人。责任疫情报告人依法报告上述规定的传染病疫情,采用实时网络直报,没有条件实行网络直报的医疗机构,在规定时限内将传染病报告卡报告给属地县级疾病预防控制机构。

(3) 报告时限:①责任报告单位和责任疫情报告人发现甲类传染病和乙类传染病中的肺炭疽、传染性非典型肺炎、脊髓灰质炎、人感染高致病性禽流感的病人或疑似病人时,或发现其他传染病和不明原因疾病暴发时,应于 2 小时内将传染病报告卡通过网络报告;未实行网络直报的责任报告单位应于 2 小时内以最快的通信方式(电话、传真)向当地县级疾病预防控制机构报告,并于 2 小时内寄送出传染病报告卡。②对于乙类、丙类传染病则要求责任报告单位在 24 小时内进行网络报告,无网络直报条件的责任单位应于 24 小时内寄送出传染病报告卡;县级疾病预防控制机构收到无网络直报条件责任报告单位报送的传染病报告卡后,应于 2 小时内通过网络直报。

2. 免疫规划 20 世纪 70 年代以来,WHO 根据消灭天花和控制麻疹、脊髓灰质炎的经验,在全球开展扩大免疫接种规划(expanded program on immunization,EPI),要求坚持免疫方法与流行病学监测相结合,防治白喉、百日咳、破伤风、麻疹、脊髓灰质炎、结核病等传染病,重点提高免疫接种覆盖率,使每个儿童在出生后都能按计划获得免疫接种。

EPI 是一项重要的全球公共卫生行动,我国于 1980 年正式加入,并引入"免疫规划"的概念,逐渐取代沿用多年的"计划免疫"一词。免疫规划是指根据国家传染病防治规划,使用有效疫苗对易感人群进行预防接种所制订的规划、计划和策略,按照国家或者省、自治区、直辖市确定的疫苗品种、免疫程序或者接种方案,在人群中有计划地进行预防接种,提高人群的免疫水平,达到预防、控制和消灭相应传染病的目的。

(1) 预防接种:利用人工制备的抗原或抗体,通过适宜的途径对机体进行接种,使机体获得对某种传染病的特异性免疫力,以提高个体或群体的免疫水平,预防和控制相关传染病的发生和流行。用于预防接种的生物制品通称为免疫制剂。预防接种是政府提供的一项重要基本公共卫生服务,也是社会性非常强的公共卫生工作,包括人工主动免疫、人工被动免疫和人工被动自动免疫。

人工主动免疫(artificial active immunization),又称人工自动免疫,指采用人工免疫的方法将疫(菌)苗或类毒素等抗原接种到人体,使机体自身的免疫系统产生对相关传染病的特异性免疫力。影响宿主免疫反应的因素包括:免疫制剂因素,如抗原成分、抗原量等;宿主因素,如年龄、免疫抑制、遗传易感性等;免疫途径,如口服、肌内注射等;接种时间也是一个重要因素,一般要求在自然感染发生前接种,并保证机体有足够的时间产生免疫反应。人工主动免疫制剂主要如下。

全病原体疫苗:①减毒活疫苗(live-attenuated vaccine):由无毒或减毒的活病原微生物制成,如卡介苗、脊髓灰质炎疫苗、麻疹疫苗等。减毒活疫苗接种到机体后,可引起机体产生特异性免疫反应,因免疫记忆而获得长期或终生的保护作用。与灭活疫苗相比,减毒活疫苗免疫力强,作用时间长,但要注意其在易感者之间水平传播时,可能存在减毒株恢复毒力的潜在致病危险。②灭活疫苗(inactivated vaccine):用理化方法将细菌灭活,但仍保留抗原性。如霍乱菌苗、百日咳菌苗、流脑菌苗、伤寒菌苗等。灭活疫苗主要诱导机体产生特异性抗体,不能诱导细胞免疫,因此免疫效果有一定的局限性。灭活疫苗组分复杂,副作用较大,但具有稳定、易保存、有效期长等优点。

成分疫苗：①类毒素(toxoid)：用甲醛处理脱去细菌外毒素毒性，保存其抗原性制成的疫苗。如白喉类毒素、破伤风类毒素等。类毒素在体内吸收较慢，能较长时间刺激机体产生高滴度抗体，增强免疫效果。②亚单位疫苗(subunit vaccine)：去除病原体中与激发保护性免疫无关甚至有害的成分，提取病原体中具有免疫原性的成分制成的疫苗。如无细胞百日咳亚单位疫苗。此类疫苗免疫效果好，不良反应发生率低。

基因工程疫苗(genetic engineering vaccine)：利用 DNA 重组技术，把天然或人工合成的遗传物质定向插入细菌、酵母菌或哺乳动物细胞中，纯化后制得的疫苗。包括重组抗原疫苗、重组载体疫苗和 DNA 疫苗等。

此外，还有合成肽疫苗、结合疫苗(如 b 型流感嗜血杆菌、脑膜炎奈瑟菌、肺炎链球菌结合疫苗)等。

人工被动免疫(artificial passive immunization)是直接给机体注入免疫应答产物，如含有特异性抗体的免疫血清或制剂，使机体立即被动地获得特异性免疫力，但维持时间较短，主要用于紧急预防和免疫治疗。常用的人工免疫制剂有：①免疫血清：是抗毒素、抗菌血清和抗病毒血清的总称。免疫血清含大量抗体，进入机体后可迅速产生保护作用，但作用时间短。由于免疫血清为动物血清，含有大量异体蛋白，可致过敏反应，接种前应做过敏试验。②免疫球蛋白：又称丙种球蛋白，提取健康人血浆或健康产妇胎盘与脐带血制备而成。可用于预防甲型肝炎、乙型肝炎、麻疹等传染病。

人工被动自动免疫是指同时给机体接种抗原物质和抗体，使机体迅速获得特异性抗体，并产生持久的免疫力。例如，乙型肝炎表面抗原(HBsAg)阳性母亲所生婴儿在出生时同时接种乙型肝炎免疫球蛋白和乙型肝炎疫苗，以阻断乙型肝炎病毒的母婴传播。

(2) 免疫规划内容及其效果评价。

①免疫规划内容：我国从 1978 年开始实行儿童计划免疫，即"四苗防六病"，对 7 岁及以下儿童接种卡介苗、脊髓灰质炎疫苗、百白破疫苗和麻疹疫苗。进入 21 世纪后，《中国儿童发展纲要(2001—2010 年)》将乙型肝炎疫苗接种纳入计划免疫。

2008 年卫生部发布《扩大国家免疫规划实施方案》，该方案规定在已使用的乙型肝炎疫苗、卡介苗、脊髓灰质炎疫苗、百白破疫苗、麻疹疫苗、白破疫苗 6 种国家免疫规划疫苗的基础上，以无细胞百白破疫苗替代百白破疫苗，将甲型肝炎减毒活疫苗、流行性脑脊髓膜炎(简称流脑)疫苗、乙型脑炎减毒活疫苗、麻腮风疫苗纳入国家免疫规划，对适龄儿童进行常规接种；通过接种上述疫苗，预防乙型肝炎、结核病、脊髓灰质炎、百日咳、白喉、破伤风、麻疹、甲型肝炎、流行性脑脊髓膜炎、流行性乙型脑炎、风疹、流行性腮腺炎、流行性出血热、炭疽和钩端螺旋体病 15 种传染病。

②免疫程序(immunization schedule)：是指儿童应该接种疫苗的先后次序、起始月(年)龄、剂量、间隔时间和要求，以达到合理使用疫苗的目的。见表 13-1。

表 13-1 我国扩大国家免疫规划疫苗的免疫程序

编号	疫苗种类	接种月(年)龄	预防传染病种类
1	乙型肝炎疫苗	0、1、6 个月	乙型肝炎
2	卡介苗	出生时	结核病
3	脊髓灰质炎疫苗	2、3、4 个月，4 岁	脊髓灰质炎
4	百白破疫苗(基础)	3、4、5 个月，18~24 个月	百日咳

续表

编号	疫苗种类	接种月(年)龄	预防传染病种类
5	白破疫苗(加强)	6 岁	白喉 新生儿破伤风
6	麻疹疫苗	8 个月	麻疹
以上为原国家免疫规划疫苗			
7	麻腮风疫苗	18～24 个月	风疹 流行性腮腺炎
8	乙型脑炎减毒活疫苗	8 个月,2 岁	流行性乙型脑炎
9	A 群流脑疫苗	6～18 个月	流行性脑脊髓膜炎
10	A＋C 群流脑疫苗	3、6 岁	
11	甲型肝炎减毒活疫苗	18 个月	甲型肝炎
以上为儿童免疫规划疫苗,以下为重点人群接种的疫苗			
12	出血热疫苗(双价)	16～60 岁	出血热
13	炭疽疫苗	炭疽疫情发生时,病例或病畜间接接触者及疫点周围高危人群	炭疽
14	钩端螺旋体疫苗	流动地区可能接触疫水的 7～60 岁高危人群	钩体病

(引自《扩大国家免疫规划实施方案》,2008 年)

③免疫规划效果评价:包括免疫效果、流行病学效果和免疫规划管理 3 个方面。免疫学效果评价,即通过测定接种后人群抗体阳转率、抗体平均滴度和抗体持续时间来评价。

$$抗体阳转率 = \frac{抗体阳转人数}{疫苗接种人数} \times 100\%$$

流行病学效果评价:可用随机对照双盲的现场试验结果来计算疫苗保护率和疫苗效果指数。

$$疫苗保护率 = \frac{对照组发病率 - 接种组发病率}{对照组发病率} \times 100\%$$

$$疫苗效果指数 = \frac{对照组发病率}{接种组发病率}$$

免疫规划管理评价:免疫规划工作质量的考核内容包括组织领导、保障措施及社会动员、机构建设及专业人员培训、国家免疫规划工作的实施与管理、冷链管理及运转、疫苗的使用管理、国家免疫规划疫苗的接种率评价、国家免疫规划疫苗针对传染病的疫情监测及其控制、免疫监测完成情况、疑似预防接种异常反应报告和处理、安全注射管理等。主要考核评价指标:建卡率、疫苗合格接种率、国家免疫规划疫苗覆盖(全程接种)率等。

四、公共卫生监测的方式

(一)基本的监测方式

开展监测工作组首先要建立监测系统,搭建监测体系,由专门的监测机构负责,需要行政部门的支持,技术部门的共同参与。监测系统就是为了达到特定目标针对某种或某类或某个公共卫生问题开展有组织、有计划的监测工作所形成的体系。这些监测体系的建设往往针对不同的监测方式来进行不同构建,分为以人群为基础的监测、以医院为基础的监测、以实验室为基础的监测、以案例为基础的监测等。

1. 以人群为基础的监测　以特定人群为对象监测某种或某类疾病的动态变化情况。这类监测不仅要覆盖整个目标人群,而且要具有良好的代表性,能够获得比较准确、可靠、及时的资料,其费用和效率相对较高。因此,这类监测通常是通过随机抽样确定的具有代表性的监测点,在人群选择方面也要遵循随机抽样的原则开展监测工作。目前开展的死因登记、中国成人居民慢性病与营养监测和中国儿童与乳母营养健康监测和中国居民慢性阻塞性肺疾病监测,均属于这类监测。

2. 以医院为基础的监测　以医院病人为对象开展监测工作,主要是对医院内感染、病原体耐药、出生缺陷和伤害等开展的监测。如我国伤害监测系统就是以医院为基础的监测系统。

3. 以实验室为基础的监测　主要是利用实验室方法对病原体或致病因素等开展监测。如 WHO 及我国流感实验室监测系统所开展的常规流感病毒分离与分型鉴定工作即为以实验室为基础的监测;另外,我国的食物污染物监测系统也是以实验室为基础的监测系统。

4. 以案例为基础的监测　以疾病预防控制系统为主、联合临床医疗机构和其他健康保健单位对个案病例和聚集性病例的监测。如突发公共卫生事件监测、食品安全事件监测就属于该类监测。

5. 基于事件的监测　收集来自媒体及网络检索、新闻分析、国内外通报、公众投诉与举报、健康咨询等方面所报道的事件信息,可以为疾病暴发/流行预警机制提供线索和依据。突发公共卫生事件报告系统就是一种基于事件的监测系统。但目前,对于报告事件的调查核实方法和程序缺乏统一标准。因此,在大多数国家基于事件的监测系统尚未建立。

6. 以医院、基层卫生服务机构及相关部门等多来源信息为基础的监测　以医院信息为主体,以基层卫生服务机构和其他机构相关信息为补充获得健康相关信息的监测。如死因登记、心脑血管事件报告系统就属于该类监测系统。

（二）现代信息技术在监测中的应用

随着信息技术的发展,建立区域卫生信息平台,利用互联网技术开展公共卫生监测已经成为监测信息化不可或缺的手段。

1. 搭建区域卫生信息平台,将多来源信息互联互通　区域人口健康信息平台又称区域卫生信息平台,以服务居民为中心,支持多种业务应用和协同,兼顾人口健康管理和辅助决策的需要。随着信息技术的发展,搭建区域卫生信息管理平台,整合区域内的医疗卫生信息系统,采集各医疗卫生业务部门的业务数据,建立卫生行业战略数据仓库,可为宏观管理和决策支持提供数据资源。同时,实现医疗卫生行业信息化建设"统一标准、统一平台、资源共享、互联互通"的目标,促进管理的科学化、智能化、高端化和低碳化,基本实现各地区医疗卫生信息的数据共享和区域医疗卫生业务的协同整合,不仅可以为政府提供应急指挥的信息支撑系统,提高决策水平和效率,当有突发公共卫生事件发生时,政府还可以按照应急预案及其启动程序要求,应对各种突发公共卫生事件,保证突发公共卫生事件应急处理工作有力、有效、有序地进行,维护正常的社会秩序和生活秩序,为民办实事。而且政府通过网络可以随时查阅区域内医疗卫生行业各种最新的统计数据,加强宏观管理,优化卫生资源的配置,及时发布卫生信息,更好地满足城乡居民基本医疗卫生服务需求。同时,利于各相关部门信息沟通,防止信息孤岛,最大限度提高卫生信息的利用率,为公共卫生监测服务。区域卫生信息平台应该是一个集医疗、公共卫生、医保、环境监测等多个信息互联互通的信息平台,为疾病诊疗、疾病预防、健康风险评估、卫生资源分配等多方面提供大数据支撑,基本构架如图 13-1 所示。

2. 电子化信息收集与管理平台的建设　2003 年 SARS 的暴发,暴露了传染病监测和报告存在的问题。国务院卫生部明确提出建立畅通的疫情信息网络。中国疾病预防控制中心利用现代通信手段,在全国建立统一、高效、快速、准确的对法定传染性疾病的实时网络监测的疫

NOTE

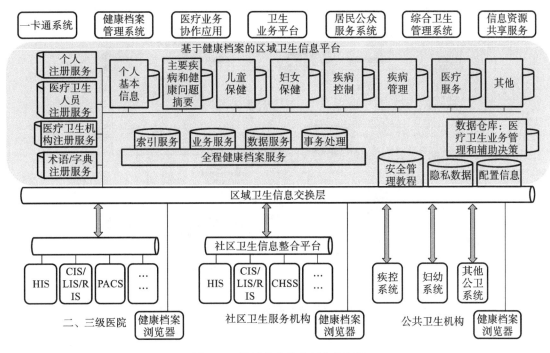

图 13-1 区域卫生信息平台构架图

情报告系统,该系统包含了从乡镇到国家的 5 级网络传染病监测报告体系以及从地市到国家的 3 级网络平台。根据规定,在医院检测到传染病个案要实时通过 Internet/VPN 上报到国家疾病预防控制中心的数据库。全国范围内的所有卫生/医疗机构都可以随时访问中心数据库方便地获得信息。对传染病采取了实时的个案报告以及对危险因素和症状的监测,使得对于可能的疫情暴发的及时预警成为可能。目前,每天有 10000～20000 例法定传染病上报至国家疾病预防控制中心,所产生的日报、周报、月报提交至各级卫生管理部门。目前已经逐步将该系统进一步扩展到对各种专病如结核病、艾滋病等的监测。

在慢性病相关监测中,除了心脑血管事件登记报告和肿瘤登记以实时从多途径收集相关疾病发病信息上报监测信息系统外,其他以人群为基础定期开展的慢性病及危险因素的相关监测,如中国居民慢性病与营养监测、中国居民慢性阻塞性肺疾病监测已经建立了集人群抽样、现场询问调查、身体测量、实验室数据管理、质量控制、图片上传和审阅、信息反馈、简单统计分析与展示等功能于一体的信息收集与管理平台,采用 PAD 和计算机进行数据采集和信息管理,实时上传相关信息,严格控制质量,使调查数据的及时性、可靠性和准确性加强,监测质量不断提高。中国成人慢性病与营养监测信息收集与管理平台的功能如图 13-2 所示。

3. "互联网＋"慢性病管理在监测中的应用 "互联网＋"慢性病管理是指采用互联网、移动通信等技术手段,利用技术优势开展宣传教育、在线答疑、远程会诊、风险评估、病情监测、干预指导、干预效果分析、个性化诊疗与服务、数据分析与利用、健康管理等工作,以服务慢性病病人,辅助慢性病管理人员及科研人员开展慢性病管理工作。"互联网＋"慢性病管理比较理想的状态是在区域卫生信息平台高度整合、互联互通的基础上,并利用可穿戴设备连续多维度收集慢性病病人信息,包括血压、血糖、心率、膳食、身体活动等更多指标,结合医疗机构的就诊等信息,对慢性病病人进行综合评价,指导用药和改善生活方式等。这对于过去慢性病管理工作中病人二级预防数据难收集,依从性、持续性不佳等问题,有了新的解决方案和改善。利用"互联网＋"慢性病管理可以连续、系统地收集特定人群慢性病相关信息,为制订慢性病预防控制措施提供科学依据。"互联网＋"慢性病管理实现慢性病监测业务协同流程见图 13-3所示。

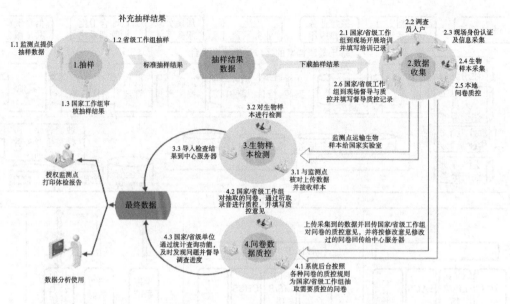

图 13-2　中国成人慢性病与营养监测信息收集与管理平台

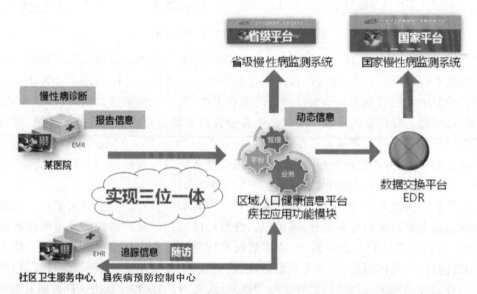

图 13-3　"互联网＋"慢性病管理实现慢性病监测业务协同流程

五、公共卫生监测的步骤

(一)监测体系建设

建立健全监测体系是疾病监测首要解决的问题。目前,我国公共卫生监测依托各级疾病预防控制体系(包括国家、省、市、县/区级疾病预防控制中心和基层卫生服务机构),多部门互相配合和信息互相校对补充来较好地完成监测工作。如我国死因登记系统以各级疾病预防控制中心为主体,医疗机构和基层卫生服务机构密切配合,公安和民政部门大力协助共同完成居民死亡信息的收集、核对、上报和发布。

(二)资料收集

1. 死亡登记资料　包括基本信息、死亡时间、死亡地点、疾病最高诊断单位及诊断依据、导致死亡的顺序(直接死因、间接死因、根本死因)、可以联系的家属的姓名及住址或工作单位

（包括联系电话，要填写详细）。

2. 医院、诊所、实验室的发病报告资料 如恶性肿瘤报告内容包括基本信息（姓名、性别、年龄、出生日期、居住地址）、肿瘤名称、肿瘤具体部位（亚部位）、诊断日期、诊断单位、诊断依据，死亡日期；还要求填报组织（细胞）学类型、诊断时分期等。心脑血管事件报告的内容包括基本信息（门诊号、住院号、身份证号、性别、出生日期、民族、职业、工作单位、联系电话、户籍地址等）、疾病诊断、诊断依据、确诊时间、是否首次发病、确诊单位等。

3. 以人群为基础的监测资料 包括慢性病相关危险因素（吸烟、饮酒、膳食、身体活动等），高血压、糖尿病、慢性阻塞性肺疾病、血脂异常、心肌梗死、脑卒中等慢性病病人发病及其控制情况，身体测量资料（血压、身高、体重、腰围、体脂、肺功能等），实验室资料（血糖、血脂、尿酸、肾功能等）。

4. 环境资料 包括空气、水、土壤、食物污染情况等资料，监测地区的人口、社会、经济等资料。

5. 疾病防制策略和措施 包括疾病防控相关政策、规划和具体措施等。

（三）分析和评价

分析所收集的公共卫生资料，包括重点疾病发病、患病、死亡、相关危险因素、不良健康事件的流行状况及变化趋势，确定薄弱环节和优先干预领域，评估疾病防控效果，提出疾病防控策略和措施等。

（四）印制、分发和反馈资料

将所收集的资料和分析结果及时上报并通知有关单位和个人，以便及时采取相应的防制措施。

（五）监测系统的评价

对监测系统的质量、用途、费用及效益应定期进行评价，以进一步完善监测系统。可从敏感性、特异性、代表性、及时性、简单性、灵活性等几个方面来评价监测系统的质量。

（六）监视信息的流通

WHO定期将各方面资料加以整理、评价、分析、综合，编印成《疫情周报》（Weekly Epidemiological Record）和多种刊物向世界各地发放。我国各监测系统定期出版或发布监测报告，反映全国疾病发生、患病和死亡及其危险因素等资料，部分省份也定期发布本省监测报告或健康白皮书，交流各地疾病监测工作的经验和信息。信息流通使应该了解信息的人能及时了解到，便于及时提出主动监测方案，或对重要疫情做出迅速反应，也有利于科研人员明确工作重点和研究方向；进一步开放利用信息，可使信息产生更大效益。

小结

1. 每个国家政府都有责任努力实现全民健康这一目标。加强疾病预防控制是政府职责，提高领导力，将健康融入所有政策是新时期的必然要求。新时期我国的卫生与健康工作方针——"以基层为重点，以改革创新为动力，预防为主，中西医并重，将健康融入所有政策，人民共建共享"，体现了我国大卫生大健康的概念。

2. 公共卫生监测是重要的流行病学方法，也是公共卫生活动的基本手段和管理工具，是疾病预防控制的工作基础。通过公共卫生监测不仅可以掌握一个国家和地区健康相关事件及影响因素的发展趋势，并可对预防策略和措施、卫生资源分配进行评价，从而不断加以修改，使疾病防制措施更加完善。随着社会的发展和疾病谱的变化，公共卫生监测的内容、方式和工具

NOTE

也在不断发展和完善,从而为政策制定、措施评估服务。

能力检测

一、单项选择题

1.公共卫生监测的目的不包括(　　)。

A.描述疾病分布　　　　B.预测疾病流行　　　　C.验证病因假设

D.制订预防措施　　　　E.评价预防效果

2.对若干有代表性的地区或人群,按照统一的监测方案,定时、定点所开展的连续性监测属于(　　)。

A.常规报告　　B.被动监测　　C.哨点监测　　D.主动监测　　E.症状监测

二、简答题

1.新时期我国卫生与健康总方针是什么?

2.三级预防措施包括哪些内容?

3.全人群策略和高危人群策略的优缺点有哪些?

4.公共卫生监测的目的和意义是什么?

5.公共卫生监测的基本方式有哪些?

6.我国慢性病与营养监测包括哪些内容?

7.疾病监测系统的评价指标包括哪些?

(王丽敏)

第十四章 疾病疗效和预后研究

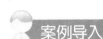

病人，男，45 岁。主诉有乙型肝炎病史 18 年，5 年前诊断为肝硬化。不规则就医，肝功能常规检查示总胆红素、转氨酶均在正常范围内，白蛋白在 37~40 g/L，球蛋白在 32~38 g/L。乙肝病毒抗原抗体为 HBsAg（＋）、HBeAg（＋）、HBcAb（＋）。有肝癌家族史，两个舅舅均死于肝癌。本次因乏力、肝区胀痛、下肢水肿 1 周来院就诊，体检见慢性肝病面容，无蜘蛛痣，有肝掌，腹部平软，肝脏肋下两指，尚平滑，质稍硬，有轻微压痛，脾肋下刚触及，移动性浊音阴性，踝部水肿。血常规：PLT 8.2×10⁹/L，余正常。肝功能：TB 35 mmol/L，CB 14 mmol/L，白蛋白 35 g/L，球蛋白 38 g/L，ALT 52 IU/L，AST 64 IU/L，γ-GT 158 IU/L，凝血酶原时间 15 s（正常 13 s）。甲胎蛋白 3400 μg/L。彩超发现肝右叶占位性病变，伴少量腹腔积液。CT、磁共振检查结果：肝右叶有 8.5 cm×7.6 cm 的占位性病变，动态增强扫描有典型的"快进快出"血供表现，门静脉右支见充盈缺损，诊断为肝癌伴门静脉癌栓、肝硬化。

问题：1. 门静脉有侵犯的肝癌（BCLC C 期）病人是否采用分子靶向治疗？

2. 该措施能否延长病人的生存时间？

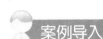

病人，女，83 岁。因反复晕厥 3 个月入院。入院诊断：冠状动脉粥样硬化性心脏病，病态窦房结综合征，心功能 2 级，2 型糖尿病，骨质疏松。入院后等待安置心脏起搏器，住院期间突发心跳停止，经紧急心肺复苏后心跳恢复，立即安置心脏起搏器。

问题：1. 这次心跳停止对病人影响是否较大？

2. 病人出院后是否会再次出现类似情况而致再次入院甚至导致死亡？

在评价和决策药物或措施的临床治疗效果时，必须以经过严谨设计后进行的临床试验所取得的科学证据为基础，而不能凭着证据不足的假设或推断进行决策。此外，动物实验的结果不能完全证实在人体内的效果。因此，药物的治疗效果试验应在人体进行。按照有关涉及人体医学试验的《赫尔辛基宣言》规定，用于人体治疗性试验的任何药物或措施，应有理论依据，而且应有药物化学、药理学、毒理学以及药效学等基础医学研究资料支持在人体进行试验的安全性和潜在疗效后，方可投入临床治疗试验。除了上述的科学依据及安全有效外，应该确定合适的临床试验最佳目标，包括临床治愈或根治（属于可被治愈或根治的疾病），或预防复发及并发症发生，或缓解症状、维持功能及改善生命质量。根据疾病的性质、病损程度、治疗后机体的病理损害和生理功能状况的可复性，确定评价治疗作用的终点指标。

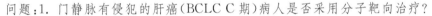

第一节 疾病疗效研究

一、疾病疗效研究的设计与实施

临床试验设计中的 4 个基本原则是对照组的设立、随机化分组、重复和盲法原则，具体参

教学 PPT

见本书内容。

（一）随机对照试验

随机对照试验（randomized controlled trial，RCT）是采用随机分配方法，将合格研究对象分为试验组和对照组，然后接受相应的试验措施，在一致的条件下或环境中，同步进行研究和观察试验效应，并用客观的效应指标对试验结果进行科学的衡量和评价。

1. 设计模式　随机对照试验的设计模式如图 14-1。

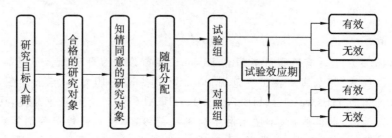

图 14-1　随机对照试验的设计模式

2. 设计要点

（1）根据临床研究的类型、目的、特点和要求，在试验方案设计中规定明确的诊断标准、纳入标准、排除标准与退出标准。

（2）必须设立试验组和对照组，设计随机分组与分组隐藏的方法。

（3）若结合盲法研究，要设计实施盲法的方式方法。

（4）根据试验需要，按统计学要求估算试验例数。

（5）制订干预方案，确定疗程与观察时间，制订疗效与不良反应的观察指标和判定标准。

（6）制订数据处理和统计分析方法，既要符合统计学要求，也要达到专业要求。

3. 应用范围

（1）临床治疗性或预防性研究：RCT 最常用于治疗性或预防性研究，借以探讨某一干预措施（如药物、治疗方案、筛查方法等）的确切疗效，为正确的医疗决策提供科学依据。

（2）开发新药：在新药开发研究中，Ⅱ期、Ⅲ期临床试验必须采用 RCT 研究以评价其有效性、安全性。

（3）在特定的条件下可用于病因学研究：在特定的条件下，RCT 也可以用于病因学因果效应研究。应用的前提是：尚无充分证据证明某种可能致病因素对人体有危害，但又不能排除它与疾病的发生有关。

4. 优缺点

（1）优点：①随机分配受试者，防止选择偏倚，可比性好。②根据诊断标准、纳入标准、排除标准纳入受试者，研究对象明确，内在真实性好。③能用盲法观察和分析结果，可减少研究者和被研究者两方面的偏倚，结果更真实、可靠。④高质量的 RCT 是系统评价的可靠资源，可成为循证实践的高质量证据。

（2）缺点：①与其他临床研究相比所需时间、人力、物力较多。②研究结果均来源于合格的研究对象，外推到一般人群时（外在真实性）受到一定的限制。③受医学伦理、社会、文化等方面的限制多，难度大，要求条件高。如内科治疗与外科手术治疗的比较；病因学研究多数不能开展 RCT（如果已有研究证明某一因素对人体有害，就不允许将该因素用于人体进行RCT）；中医药开展 RCT 也受到一些限制。④对难治性疾病有特效或疗效明显的方法或药物，仅用大样本临床对照试验（controlled clinical trail，CCT，是一种半随机方法）而不一定使用 RCT 就能说明问题（符合"全或无"的要求）。

5．特殊类型的随机对照试验

（1）非等量随机对照试验（unequal randomized controlled trial）：指研究对象按一定比例随机分配入试验组或对照组，通常为 2∶1 或 3∶2，一般不能超过 1∶3，随着试验组比例的增大，检验效能也随之降低。因病人来源或研究经费有限而研究者希望尽快获得结果可采用此方法。

（2）组群随机对照试验（cluster randomized controlled trial）：指在一些随机对照研究中，以多个个体（组群）为分配单位，如以一个家庭、一对夫妇、一个小组甚至一个社区、乡镇等作为随机对照试验的随机分配单位，将其随机地分配在试验组或对照组，分别接受相应的措施，进行研究。

（3）半随机对照试验（quasi-randomized controlled trial）：按半随机方式分组，即按受试者的生日、住院日或住院号等的末尾数字的奇数或偶数，将受试者分配到试验组或对照组，接受各自的试验措施。半随机对照试验虽然避免了主观分配研究对象导致的选择偏倚的影响，但造成基线情况的不平衡，因此，虽然花费的时间、精力、财力并不亚于随机对照试验，但其结果的真实性和可靠性却不及随机对照试验。

（二）交叉对照试验

交叉对照试验（cross-over controlled trial）是对两组受试者使用两种不同的处理措施，然后互相交换处理措施，最后将结果进行对照比较的设计方法。

1．设计模式 交叉对照试验的设计模式如图 14-2 所示。

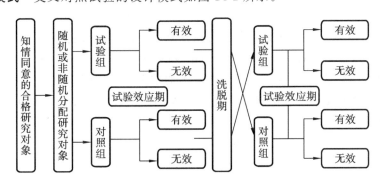

图 14-2 交叉对照试验的设计模式

2．设计要点

（1）合格研究对象的确定同随机对照试验。

（2）整个临床研究过程分为两个阶段，完成第一阶段干预观察后，两组交叉换位进入第二阶段干预观察，每一位受试者分别接受试验措施和对照措施两种处理。

（3）第一阶段、第二阶段之间要设立药物残效洗脱期，以消除前一阶段处理效应产生的影响，洗脱期一般为药物半衰期的 5 倍以上。

（4）经过两个阶段试验效应期的观测，分别记录两组两阶段不同时点各有关指标，进行相应的统计分析。临床研究的药物在短期内只能改善所研究疾病的症状，而不能完全根治该疾病，如果完全根治该疾病，第二阶段的设置就没有意义了。

3．应用范围

（1）适用于治疗性试验。

（2）所研究的疾病应当是慢性病，且病人处在稳定期，如慢性阻塞性肺疾病（COPD）稳定期、类风湿关节炎、轻度高血压、肠易激综合征等。

（3）所研究的药物起效快，药物的疗效需在处理期内完全发挥出来，且治疗结束后病人迅速回到治疗前状态，如果反应是不可逆的（治愈、死亡）则不适用。

NOTE

4. 优缺点

(1) 优点：①每个研究对象都接受了两种方案的治疗，消除了个体间的差异。②病人自身比较，可有效地控制选择偏倚，效果观察较准确。③所需样本含量较少。

(2) 缺点：①对于各种急性病变（如急性感染）、不可能恢复到第一阶段治疗前状态的疾病（如心肌梗死、溃疡病等）以及不允许停止治疗（不允许有洗脱期）的疾病（如心力衰竭、昏迷、休克等）都不能采用交叉对照试验。②两个阶段治疗可能存在残余效应。③若每个阶段用药周期过短，药效可能不易充分发挥；若周期过长，则难以保证良好的依从性。④延长了研究时间，病人发生失访、退出、依从性降低等事件的概率增加。

（三）非随机同期对照试验

非随机同期对照试验（non-randomized concurrent controlled trail，NRCCT）也称为非随机分组的平行对照试验。

1. 设计模式与设计要点 NRCCT 与 RCT 设计方案与设计要点类似，不同之处在于未按随机方法进行分组，而由研究者、被研究者或病人家属的意愿确定分组。各组同时开展研究，随访时间与疗效判定相同。NRCCT 虽不能开展盲法研究，但可采用"第三方"进行疗效判定，在一定程度上减小了测量性偏倚。

2. 应用范围 主要用于各种治疗性和预防性研究，过去 NRCCT 曾被广泛应用。近些年来，随着经验医学向循证医学（evidence based medicine，EBM）转变及人们对 RCT 方案的普遍认可，采用 NRCCT 的临床疗效研究已逐渐减少。

3. 优缺点

(1) 优点：①NRCCT 是人为地将研究对象分成试验组和对照组，临床医生和病人均较易接受，有较好的依从性。②对某些疗法之间的比较（如手术与非手术、中药与西药）、目前伦理学争论较激烈的疾病，在不能贯彻随机分组原则的情况下，NRCCT 还是一种可行的研究方法。③如果满足"全或无"要求，积累的病例量大，其结果也有较高价值。④与 RCT 比较，开展 NRCCT 研究所需成本较低。

(2) 缺点：由于分组未采用随机化方法，也不能与盲法研究结合，受选择偏倚、测量性偏倚等因素的影响较大，组间的可比性难以保证，其论证强度也远低于 RCT。

（四）实用性随机对照试验

实用性随机对照试验（pragmatic randomized controlled trial，PCT），也称实效型或实用型随机对照试验。主要观察两种待比较的临床干预措施或方案之间的总体效应差异（包括特异性的生物学效应和非特异性的安慰剂效应），研究在实际临床实践条件下进行，并尽可能减少对常规治疗的干预，以期最好地反映治疗方法在实际应用中可能出现的临床反应。

1. 设计模式与设计要点

(1) PCT 也必须实施随机分组，规定干预措施和对照措施，设置观察指标和观察时间，因此其设计模式与 RCT 类同。

(2) 保证干预措施和对照措施的关键要素受到最小干扰。由于 PCT 是在常规医疗环境下进行，在试验前必须制订干预措施和对照措施的详细手册，用于限定干预和对照措施必备的特征性要素，保证各位参加试验的临床医生采用同样的干预手段和对照措施对受试者进行治疗。

(3) 保证临床医生的诊疗习惯和特点受到最小限制。在研究过程中可以允许有一定的自由度，临床医生在对受试者进行治疗时可根据自己的经验、风格、医院实际条件、病人个体差异等因素对规定的干预措施和对照措施实施有限范围内的调整，以保证干预措施的可重复性。把握(2)、(3)条的平衡是设计 PCT 的关键因素之一。

（4）以评价总体效果为主（包括中间指标、终点指标、生存质量和医疗服务利用情况等），全面反映受试者的健康情况。

（5）设计较大样本量和较长随访时间，以较大范围的受试者，较全面地观察干预效果。

（6）有必要设置独立结局评价者，并使用盲法评价，以减小测量偏倚。

（7）由于干预标准化程度较低，所以医生个体水平对结果影响较大，因此对参加研究的医生的教育背景、专科经历和临床经验等设置必要的条件。

2. 应用范围 主要用于各种慢性疾病、神经精神类疾病、复杂性干预措施和医疗服务效果的研究。中医药临床疗效研究很适合开展 PCT。

3. 优缺点

（1）优点：①由于 PCT 是常规医疗环境下进行的研究，病人纳入宽泛，实施的措施具有一定的灵活性，因此其结论外部真实性高，与临床实践相关性影响度高。②利于评价总体效果。③不对病人盲施，不使用安慰剂，使医患协同作用最大化，能最大限度提高总体疗效。

（2）缺点：①内部真实性低。②不利于评价特异性疗效。③受医生诊疗方法和水平影响大。

二、常见偏倚及其控制

偏倚（bias），又称系统误差，是指临床研究中受某些因素的影响，使样本人群所测得的某变量值一致向真实值的某一方向偏离的现象。偏倚是影响临床研究质量的主要因素，使研究结果与真实情况之间出现偏差。在试验（治疗）性研究中的常见偏倚如下。

（一）选择偏倚（selection bias）

主要是在选择研究对象和分组时，由于人为的干预而导致的偏倚。选择偏倚在试验性研究和观察性研究中有不同的表现，在治疗性研究中，主要表现在分组方面，如研究者有意将病情轻、病史短、治疗反应好及依从性好的病人分为一组，而将相反情况分为另一组，由于两组病人在观察开始时就存在除干预措施以外的差异，其治疗效果必然会偏离真值，两组比较就失去真实性。用随机抽样或随机分组可防止此类偏倚。

（二）测量性偏倚（measurement bias）

主要是测试观察指标时，受人为倾向的影响而造成的偏倚，由于测量的非规范化操作、测量仪器的差异、测量频度与强度的差异及对影像资料判断或量化的差异，歪曲了真实性，从而产生测量性偏倚。实施盲法和标准化测量可防止此类偏倚。

（三）干扰（co-intervention）

试验组的病人额外地接受了类似试验药物的某种有效制剂，从而人为地造成一种夸大试验组疗效的一种假象。

（四）沾染（contamination）

对照组的病人额外地接受了试验组的药物，从而人为地造成一种夸大对照组疗效的虚假现象。在试验设计时应该加以限制。

（五）霍桑效应（Howthorne effect）

在治疗性研究中，研究者对自己感兴趣的研究对象较对照者往往更为关照和仔细；而被关照的病人对研究人员又极可能报以过分的热情，从而对治疗反应报喜不报忧。这种人为地引起夸大客观效果的现象，称为"霍桑效应"。上述干扰、沾染及霍桑效应的克服办法有赖于双盲或三盲的设计。

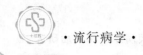

（六）安慰剂效应（placebo effect）

受试对象使用了与有效药物在外形、颜色、味道和气味上难以区别的安慰剂（模拟剂）后，产生一些类似于治疗药物的作用，包括治疗效应或不良反应。

（七）均数回归现象（regression to the mean）

有些测试的指标，如血压或某些生化指标在初试时病人在异常水平，然而，在未干预或无效治疗的条件下复试，可能有些回复到正常水平。它可以造成治疗有效的假象。克服办法为采集同一个体的有关测量指标，进行不同时间的多次测量，取均值以排除干扰。

（八）机遇（chance）

由机遇所致的误差。机遇因素在治疗性研究中不可能消除，只能在研究设计中，通过限制Ⅰ型错误和Ⅱ型错误的允许水平，使机遇因素的影响控制在容许的范围之内。

（九）混乱（disorder）

混乱是指"研究"工作杂乱无章，以致造成研究的结果不科学和不可靠。

（十）依从性（compliance）

依从性是指病人执行医嘱的客观应答反应的程度。全面认真地执行医嘱，按规定方案接受治疗和检查者，称为依从性好，反之，则是不依从（non-compliance）或依从性不好。病人的依从性影响着研究质量，一般不依从率应力争控制在10%范围内。

第二节　疾病预后研究

一、疾病预后研究的概念

（一）疾病预后的概念

1. 疾病预后的概念　疾病预后（prognosis）是指预测某种疾病发生之后可能出现的各种结局及其概率。疾病预后既包括在未经采取任何干预措施的情况下的自然史，也包括疾病发生后采取干预措施后的结局。

疾病预后通常是指预期一种疾病的过程，是对发病后未来过程的一种预先估计。即是指疾病发病后的临床实际进程和转归状况，包括对治愈、缓解、恶化、复发、并发症和死亡等的预测及存活期限和生存质量等疾病结局的概率预测。

疾病预后研究大致分为4个问题：疾病会发生什么样的结果（定性）？发生不良结果的可能性有多大（定量）？不良结果什么时间发生？不良结果等的发生受哪些因素影响？

2. 研究和评价疾病预后的目的

（1）研究疾病对健康的危害性：通过预后研究和评价，了解疾病在不同时期和阶段痊愈、缓解、恶化、复发、并发症和死亡等情况及其可能的发生概率，进而了解其对健康的危害。

（2）探索影响疾病预后的重要因素，如年龄、生活能力、并发症及疾病的自身特点等，以便采取有效措施，减少不良因素，防止其发生，使其向好的方面转化。

（3）探索影响预后的生物标志物：标志物的情况也可以指导治疗，如研究表明雌激素受体和孕激素受体表达的乳腺癌病人预后好，并且这两类受体阳性的病人内分泌治疗有效。

（4）研究改善疾病预后的措施：多数疾病的不良预后因素可以通过研究而发现，并有可能针对其进行干预，从而改善病人预后。

（二）影响疾病预后的因素

预后因素（prognosis factor）是指能预测疾病某些结局发生的时间与概率，或者能改变结局发生进程与概率的因素。研究预后因素将有助于临床医生进行医学干预，以期改善病人疾病预后。概括起来有以下几方面因素。

1. 致病因素的特征 包括致病因素的致病能力与剂量。如致癌物质的致癌性、致病微生物的毒力与繁殖力等。

2. 疾病的特征 包括疾病的类型与严重程度等。

3. 病人的特征 如遗传特征、免疫系统功能、人口学特征、身体素质特征、心理因素等。

4. 早期诊断，及时治疗 如微小胃癌术后 5 年生存率可达 100%，中晚期胃癌术后 5 年生存率仅 16.9%。

5. 疾病标志物 疾病发生到最终结局过程中的某一环节的产物。

6. 社会、家庭因素及其他影响预后的因素 社会因素如经济发展水平，家庭因素如家庭成员之间的关系、家庭支持等，以及其他因素如医疗保健体系等都会影响疾病的预后。

二、疾病预后研究的主要方法和步骤

（一）预后研究的主要方法

预后研究概括起来包括预后的评价和影响预后的研究两个方面。疾病预后的评价，可用疾病的病死率、治愈率、缓解率、致残率、生存率等客观指标描述；其研究方法是纵向研究，通过对研究对象进行长期随访、观察等获得所需数据。

影响预后的研究和病因学研究一样，也是一种因果关系的研究，即研究疾病各种结局的原因。影响预后的研究方法包括描述性研究、病例对照研究、队列研究、随机对照试验等。据研究目的和可行性原则，选用不同的研究设计方案。但最佳设计方案是队列研究，这里只做概括介绍，具体参见本书研究方法的章节。

队列研究是预后研究最常用的设计类型，将符合研究标准的某疾病的研究对象，按是否暴露于可疑的预后因素及不同暴露水平进行分组，随访一段时间后比较这些因素有无或不同暴露水平与各种结局的发生概率、病情变化及生存质量的差异。

病例对照研究是将病人依据全部相关结局事件分为病例组和对照组（如死亡者为病例组，存活者为对照组），进行回顾性分析，追溯产生该结局的有关影响因素。

随机对照试验是将病人随机分为治疗组和对照组，给予治疗组干预措施（预后因素），给予对照组不同的干预措施，随访观察和比较疾病的各种结局，是研究治疗措施疗效的金标准方法。

（二）预后研究的步骤

1. 提出问题 大多数预后研究为前瞻性的研究，较费时费力且花费较高。因此在研究前，必须通过查阅文献等方法提出可以解答的问题，明确研究目的。

2. 确定研究方法 研究方法取决于研究目的，既往研究结果，研究时间及人力、物力等。

3. 确定研究对象 应用病例对照研究方法研究预后，病例组是患某病且已出现目标结局的病人，对照组是一组患某病但没有出现该结局但病程与病例组对象相同的病人。在队列研究或者实验性研究中，选择研究对象重要的一点是病人的病程及观察起点（或称为"零点"）应尽可能一致，研究对象最好是新发生或新检查出的患有某种或某类特定的疾病，并且一定是没有发生预后研究中所确定的目标结局的病人。纳入的研究对象有公认的疾病诊断标准、明确的研究纳入标准和排除标准。研究对象要具有代表性。同时，应根据专业知识，排除一些易混淆的疾病。但如果排除标准过多，将难以保证足够的研究样本，并且推广性亦差，外部真实性

NOTE

将受到影响。

4. 确定研究因素 根据研究问题,明确研究的预后因素及其定义、检测(调查)方法等。

5. 确定研究结局 不论研究采用疾病的何种结局,都要有明确的定义。通常两个极端(痊愈、死亡)的结局相对容易判断。而两者之间的结果(比如心绞痛、心肌梗死、残疾等)的判断容易发生偏倚,需要采用盲法,以避免疑诊偏倚和期望偏倚。

6. 确定样本量 可采用经验法,也可应用公式法计算得出。经验法的原则:确定研究预后的样本量,每个预后因素至少要 10 个样本。假定预后研究有 6 个因素,则要 60 个病人,才能得出比较准确的结论。公式法:有两组生存率和两组均数的比较研究的样本量计算公式。前瞻性研究还需要考虑失访率。

(1) 两组生存率比较研究的样本量估计公式为

$$n = \frac{(Z_\alpha \sqrt{2\,\overline{p}\,\overline{q}} + Z_\beta \sqrt{p_0 q_0 + p_1 q_1})^2}{(p_1 - q_1)^2} \tag{8-1}$$

式中:p_0 和 p_1 分别为暴露组与对照组结局事件的发生率;$\overline{p}$ 为两组率的均值;$q=1-p$;Z_α 和 Z_β 为正态分布时,α 和 β 值所对应的标准正态分布下的面积,即 Z 值,可查 Z 值表获得。

(2) 两组均数的比较研究的样本量估计公式为

$$n = 2 \times \left[\frac{(Z_\alpha + Z_\beta)S}{\delta}\right]^2 \tag{8-2}$$

式中:S 为暴露组与对照组样本量总体标准差的估计值,一般假设其相等;δ 为两均数的预期差值;Z_α 和 Z_β 意义同前。

7. 资料收集和统计分析 预后研究需要收集的资料大致如下。

(1) 病人的一般情况:包括一般人口学资料、临床特征等。这类资料用于判断研究对象的代表性、混杂因素的控制及随访联络等。

(2) 暴露因素:即预后因素或预测标志物。

(3) 结局:各种预后相关的结局。

(4) 潜在的干扰因素:可能影响暴露与结局关联的潜在混合因素。

(三) 预后研究的注意要点

1. 研究对象的来源和分组 研究对象的来源要具有代表性,能代表目标患病人群。采用来自不同地区、各种级别医院、包括了各种型别的病例作为预后研究的对象。研究对象的分组原则也必须遵循非研究因素在两组分不相同、有可比性的原则。

2. 研究的起始点 随访研究应根据研究目的明确研究起点,即在疾病病程中从什么时点开始对疾病进行追踪观察,该时点也称作"零点"(zero-time)。队列中的每个研究对象都要采用同一起始点,进行追踪和观察以及进行预后结局的比较。假如有些病人是按照普查检出日期算起,有的是按治疗开始日期算起,由于普查检出的病人和开始治疗的病人病程不同,其零点时间也不同,这样难以对真正的预后做出评价。对于预后研究,要尽可能选择疾病的早期,收集的队列集合时间接近疾病初发时日,则称为起始队列(inception cohort)。起始队列始点须有明确的标准。

3. 随访与失访 随访工作应组织严密,尽量使所有研究对象都能随访到,失访率越低越好。失访多少会影响研究结果的真实性,没有统一答案。通常认为失访 5% 以下,产生的偏倚较小;大于 20% 则将严重影响结果的真实性。失访病人的疾病预后信息会丢失而影响预后结果的可靠性。防止失访的方法:对病人及其家属加强随访意义的宣传,以提高随访的依从性;有专人负责随访,并对失访者及时采取追踪措施;建立健全随访管理制度,积极回答病人来信中的要求,不失信于病人;改进随访信格式与内容,采用关心、体贴的语言,不使用让病人及家

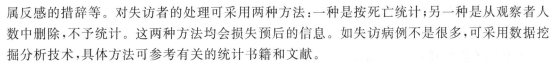

属反感的措辞等。对失访者的处理可采用两种方法:一种是按死亡统计;另一种是从观察者人数中删除,不予统计。这两种方法均会损失预后的信息。如失访病例不是很多,可采用数据挖掘分析技术,具体方法可参考有关的统计书籍和文献。

随访期限视疾病病程而定,原则上要有足够长的随访时间以便能观察到疾病的结局。随访间隔时间的确定要合理,要能观察到各种变化的动态过程。

三、疾病预后研究的分析方法

疾病的预后情况包括从发病到观察结局一系列过程,可用治愈率、缓解率、复发率、病死率、生存率、生存曲线等表示。有关预后因素研究的分析方法包括单因素分析如 log-rank 检验、乘积极限法(Kaplan-Meier)、寿命表法等。为了全面正确地衡量预后因素的作用,随着统计学方法的发展和计算机的应用,多因素分析方法,如多元线性回归、Logistic 回归及 Cox 模型等分析方法得到了广泛的应用。这些方法可以进一步筛选出与疾病结局有关的主要预后因素,建立该疾病预后函数或预后指数,其中尤以 Cox 模型应用最为广泛。具体指标的计算及统计分析方法请参照本书第二章内容及其他卫生统计学相关书籍。

四、预后研究中常见的偏倚及其处理方法

(一)失访偏倚(lost to follow-up bias)

参见本书第六章第三节内容。通常要求失访率不超过 10%。主要控制措施为选择符合条件且依从性好的研究对象;尽可能提高研究对象的依从性。

(二)零时刻不当偏倚

在预后研究中,虽然所有被观察对象不能同时患病,但是对每个对象观察的起始时刻应当是该疾病发展的同一阶段,否则对预后及其影响因素的研究结果就会与真实结果产生差异,即零时刻不当偏倚。控制措施为尽可能使研究对象在所研究疾病的同一阶段。

(三)集合偏倚(assembly bias)

集合偏倚也称为分组偏倚、集中性偏倚、就诊偏倚,是一种选择偏倚。指纳入的研究对象存在一些除研究因素以外的其他因素不一致,而这些因素本身对疾病的结局产生影响。如疾病的严重程度、病程的长短、是否发生合并症及有无治疗或治疗措施不同的影响。控制措施:选择样本时,对研究对象随机抽样,确保研究对象的代表性,如可根据不同医院进行分层随机抽样,综合考虑疾病的轻重程度、病程等其他可能与研究目的有关的因素,尽可能使组间除研究因素外的其他因素分布一致。对于 RCT,确保做到随机分组。

(四)存活队列偏倚(survival cohorts bias)

从医院收集病例组成队列进行预后研究,由于收集的队列不是起始队列,而可供研究的病例都是从该病病程中某一时刻进入队列,且都是存活的病例,导致研究结果与真实情况存在差异,故称存活队列偏倚。该偏倚实际也是集合偏倚的一种特殊类型。那些未到医院而未纳入研究的病例信息的丢失,会造成预后判断的不正确。

(五)迁移偏倚(migration bias)

迁移偏倚也是选择偏倚的一种形式,指一个队列中的病人离开原有队列,移到另一队列或退出试验造成的偏倚。如果发生的例数足够大,将影响预后结果的真实性。

(六)测量偏倚(measurement bias)

测量偏倚也称信息偏倚,是对研究所需数据进行测定或测量时所产生的偏倚。如调查表设计是否具有科学性,记录是否完整,调查人员是否认真,询问方式和态度等均可导致测量偏

NOTE

倚。控制方法主要有：盲法判断结局；结局要有明确的定义；研究的全过程中，对所有两组病人均要用同样的方法去发现或测量结局事件；仪器、试剂统一标准等。

（七）混杂偏倚（confounding bias）

参见本书第四章第三节内容。

小结

疾病疗效研究的方法有随机对照试验、交叉对照试验、非随机同期对照试验、实用性随机对照试验等，常见的偏倚有选择偏倚、测量性偏倚、干扰、沾染、霍桑效应、安慰剂效应、均数回归现象、机遇、混乱、依从性。

疾病预后研究的研究方法包括描述性研究、病例对照研究、队列研究、随机对照试验等。据研究目的和可行性原则，选用不同的研究设计方案。但最佳设计方案是队列研究。在研究时需注意：研究对象的来源和分组、研究的起始点、随访与失访。预后研究中常见的偏倚：失访偏倚、零时刻不当偏倚、集合偏倚、存活队列偏倚、迁移偏倚、测量偏倚、混杂偏倚。

能力检测

能力检测答案

一、单项选择题

1. 以下不属于 RCT 优点的是（   ）。

A. 随机分配受试者 　　　　　　B. 内在真实性好 　　　　　　C. 外在真实性好

D. 如使用盲法，结果更真实可靠 　　E. 有对照组

2. 关于交叉对照试验，以下说法正确的是（   ）。

A. 适用于各种急性病变

B. 所需样本量较多

C. 研究时间较长，病人发生失访、退出、依从性降低等事件的概率增加

D. 适用于研究起效慢的药物

E. 可研究某治疗方法对重度高血压的疗效

3. 预后研究最常用的设计类型是（   ）。

A. 队列研究 　　　　　　B. 病例对照研究 　　　　　　C. RCT

D. 描述性研究 　　　　　　E. 现况调查

4. 应用病例对照研究方法研究预后，下列说法正确的是（   ）。

A. 病例组是患有某病的病人

B. 病例组是患某病且已出现目标结局的病人

C. 对照组是为患目标疾病的人群

D. 对照组是患某病但没有出现目标结局的病人

E. 以上均不正确

二、简答题

1. 什么是干扰和沾染？

2. 预后研究中可发生哪些偏倚？应该如何控制？

（靳利梅）

第十五章　药物不良反应

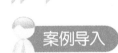

教学 PPT

　　1959 年,德国各地有手脚异常的畸形婴儿出生。截至 1963 年在世界各地,如美国、荷兰和日本等国,诞生了 12000 多名形状如海豹一样的短肢婴儿,这种婴儿手脚比正常人短,甚至根本没有手脚。科学家对这种"怪胎"进行了调查,原因是母亲在怀孕前 2 个月服用了沙利度胺,也称为反应停。反应停是怀孕的母亲为缓解怀孕早期的呕吐反应服用的一种药物,却引起了严重的不良反应。

　　20 世纪以来,国外接连发生的大范围不良反应危害事件,使人们加深了对药物不良反应危害严重性的认识。如:含汞化学药物的危害;非那西丁引起严重的肾脏损伤;氨基比林引起严重的白细胞减少症;二硝基酚、三苯乙醇引起白内障;磺胺酏剂引起严重肾脏损害;二磺二乙基锡引起中毒性脑炎;氯磺羟喹与亚急性脊髓视神经病;孕激素与女婴外生殖器男性化畸形;已烯雌酚与少女阴道癌。因此,保证用药安全,需要研究药物不良反应的流行病学。

第一节　概　　述

一、药物不良反应的定义

　　药物不良反应包括药物的副作用、毒性作用(毒性反应)、后遗反应(后作用)、过敏反应、特异质反应、抗感染药物引起的二重感染、依赖性以及致癌、致畸、致突变作用等。广义的药物不良反应包括由于药物质量问题或用药不当所引起的有害反应。WHO 对药物不良反应的定义为:药品在预防、诊断、治疗疾病或调节生理功能的正常用法用量下,出现的任何有害的和意料之外的反应。

　　我国《药物不良反应报告和监测管理办法》中将药物不良反应定义为:合格药品在正常用法用量下出现的与用药目的无关或意外的有害反应。

二、药物不良反应的分类

药物不良反应按照不同的分类标准,所分类别不同,这里介绍几种常见的分类方法。

(一) WHO 药物不良反应分类

1. A 型不良反应　由药物的药理作用增强或延伸所致的不良反应。特点有易于预测,发生率高,死亡率低,与剂量有关,减量或停药后症状减轻或消失。包括副作用、毒性反应、过度作用、继发反应、首剂效应、后遗效应、停药综合征等。

2. B 型不良反应　与药品的正常药理作用完全无关的一种异常反应。特点是难以预测,用常规毒理学筛选很难发现,发生率低,死亡率高。包括特异体质反应、变态反应。

3. C 型不良反应　那些难以简单地归于 A 型不良反应或 B 型不良反应的即为 C 型不良

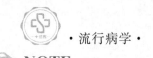
反应。其特点是发生率高,非特异性(指药品),用药史复杂或不全,没有明确的时间关系,潜伏期较长。致癌、致畸以及长期用药后致心血管疾病、纤溶系统变化等属于此型不良反应。

（二）按药物不良反应发生率分类

国际医学科学组织委员会按一定范围内药物不良反应发生的概率将药物不良反应分为5类。

（1）十分常见的药物不良反应:发生概率≥10％的药物不良反应。

（2）常见药物不良反应:发生概率在1％～10％之间的药物不良反应。

（3）偶见药物不良反应:发生概率在0.1％～1％之间的药物不良反应。

（4）罕见药物不良反应:发生概率在0.01％～0.1％之间的药物不良反应。

（5）十分罕见的药物不良反应:发生概率<0.01％的药物不良反应。

（三）按药物不良反应严重程度分类

按药物不良反应严重程度分为3类。

（1）重度药物不良反应:导致死亡,危及生命,致癌、致畸、致出生缺陷,导致显著的或者永久的人体伤残或者器官功能的损伤,导致住院或者住院时间延长,导致其他重要医学事件,如不进行治疗可能出现上述所列情况的不良反应。

（2）中度药物不良反应:不良反应症状明显,对重要器官或系统有一定损害,及时治疗容易恢复。

（3）轻度药物不良反应:不良反应较轻微,症状不发展,不会使原有疾病复杂化,不需要治疗,停用引发不良反应的药物即可。

第二节　影响药物不良反应发生发展的因素

药物不良反应的发生频率和严重程度不仅受药物本身性质的影响,还受人体生理、病理状态以及饮食和环境等诸多因素的影响。

一、药物因素

（一）药物的理化性质和化学结构

口服药物的脂溶性越强,在消化道里越容易吸收,从而越容易出现不良反应。有些化学结构非常类似的药物,如青霉素类药物都能引起过敏反应。但是有些药物在化学结构上非常类似,而不良反应的情况却有很大的不同,例如:酮洛芬和氟化洛芬在化学结构上很类似,前者的不良反应发生率为16.2％,后者为52.5％。

（二）药物的剂量、剂型和给药途径

1. 药物的剂量　药物应用过程中随着给药剂量的增加不良反应发生率也有所增加。有研究表明,阿司匹林临床剂量低于600 mg时,在312人中未发生耳聋;剂量为600～899 mg时,在2273人中有3人耳聋(0.1％);剂量为900～1200 mg时,269人中有12人耳聋(4.5％);当剂量大于1200 mg时,120人中有18人耳聋(15％)。

2. 药物的剂型　同一药物不同剂型,由于制造工艺和用药方法的不同,往往生物利用度有所不同,会影响药物的吸收和利用,引起不良反应。如氨茶碱治疗哮喘病效果很好,但有引起心跳加快的不良反应,若改成栓剂则可消除这种毒副作用;缓释与控释制剂能保持血药浓度平稳,从而在一定程度上可减少药物的不良反应。

3. 药物的给药途径 给药途径不同,关系到药的吸收、分布,也影响药物发挥作用的快慢、强弱及持续时间,如:药物通过静脉直接进入血液循环,立即发生效应,较易发生不良反应;口服刺激性药物可引起恶心、呕吐等。同种药物不同剂型应用时产生不良反应也有所不同,如氯霉素口服时对造血系统损害较大,而肠道外给药对造血系统损害较少。

（三）药物的生产过程

有些药物不良反应的产生除药物有效成分本身引起外还与生产过程差异有关。生产过程的差异造成了药品中杂质含量差异,各种添加剂用量的差异,甚至是生产过程中氧化、分解、降解、聚合产物的微小差异,这些差异都对药物的不良反应影响很大。

（四）连续用药的时间

一般说来,连续用药的时间越长,发生不良反应的可能性越大。

（五）药物的相互作用

临床治疗中几种药物同时或先后应用时,如用药得当,会增进治疗效果,减少不良反应的发生。药物吸收、代谢、排泄过程的相互作用都会影响药物不良反应的发生。

（六）减药或停药

减药或停药也可引起不良反应。例如,治疗严重皮疹,停用糖皮质激素或减药过速时,会产生反跳现象。

二、机体因素

（一）遗传因素

遗传基础不同,药物代谢酶异常,进而引起药物反应异常或影响疗效,出现中毒症状,甚至诱发药源性疾病,或出现异常的耐药性,如葡萄糖-6-磷酸脱氢酶缺乏症者服用磺胺、对氨基水杨酸、大剂量维生素 K 可引起高铁血红蛋白血症,产生急性溶血并形成黄疸。黄种人和白种人的某些药物代谢酶不同,白种人的治疗剂量对于黄种人可能就会引起不良反应。

（二）性别因素

由于男女身体特征和生理机能不同,出现的不良反应也有所不同。女性由于存在月经期、妊娠期、哺乳期、绝经期这些特殊的生理时期,所以女性在药物不良反应方面有些特殊情况需要注意。如女性在月经期、妊娠期对泻药及其他刺激性药物敏感,容易引起月经过多、流产及早产等潜在危害。一般而言,女性对药物不良反应较男性表现得相对敏感。

（三）年龄因素

小儿特别是新生儿和婴幼儿各系统器官发育还不健全,肝脏对药物的解毒功能差,肾脏对药物的代谢能力低下,肝酶系统发育尚未完善,因而对药物敏感性高,不良反应的发生率较高。如新生儿使用氯霉素后易产生灰婴综合征等。老年人由于存在不同程度的脏器功能退化、药物代谢速度慢、血中血浆蛋白含量降低等情况,药物不良反应的发生率一般较高。

（四）病理因素

疾病能改变药物对机体的作用,既能改变药效动力学作用又能改变药代动力学作用,也可使机体生理状态发生一系列的改变,导致药物的吸收、结合、分布、转化、排泄都发生改变,因此用药者的病理状况会影响药物不良反应的发生。便秘的病人会使口服药物在消化道内停留的时间变长,使药物吸收量增加,从而引发不良反应。

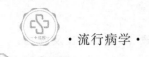
三、其他因素

(一)饮酒和饮食

一方面,乙醇可以加速一些药在人体内的代谢转化,降低疗效;另一方面,少量饮酒可以使消化道血管扩张,增加药物的吸收,从而引起一些不良反应。

富含脂肪的食物能增加机体对脂溶性药物的吸收,在较短时间里达到较高的血药浓度。长时间的低蛋白饮食或营养不良,可使肝细胞微粒体活性下降,药物代谢速度减慢,容易引起不良反应。

(二)个体差异

不同个体间遗传、新陈代谢、酶系统以及生活习惯等方面存在差异,在药物的不良反应方面也存在差异。

(三)环境因素

生活环境中的物理、化学因素不但能直接影响人体生理功能,而且还可以影响药物吸收、代谢和排出,影响药物代谢酶系统,增加或加重药物的不良反应。

第三节 药物不良反应的判断及测量指标

一、药物不良反应因果关系评价准则

(一)时间关系

因必早于果,这是因果推断的必备条件。此外,原因和结果的时间间隔也应符合已知规律。

(二)联系的普遍性与现有资料要有一致性(或生物学合理性)

即从已有的文献资料中的观点看因果联系的合理性,资料包括人体研究的数据,科学的病理生理学理论,动物实验的数据以及其他有关问题研究的数据。

(三)联系的特异性

药物不良反应的发生必然有某类药物的接触。

(四)去激发(撤药)和激发

去激发指可疑药物被鉴别后,应终止药物治疗或减少剂量后评价反映的强度及持续时间。如果停药后反应消失或减轻,则因果关系的可能性大。激发(暴露于药物)指再用药再次出现同样的反应。

(五)其他原因或混杂因素

所怀疑的药物是否可用药物的作用、病人病情进展或其他疗法的影响来解释。

二、因果关系的评价方法

因果关系评价最为常用的是 Karch 和 Lasagna 评定法、Naranjo 评定法、WHO 评定法、我国药物不良反应评定法及贝叶斯鉴别诊断法。

(一)Karch 和 Lasagna 评定法是其他评价方法的基础

该法将因果关系的确定程度分为肯定、很可能、可能、条件、可疑 5 级,见表 15-1。

表 15-1 药物不良反应 5 级判断参考表

标 准	肯定	很可能	可能	条件	可疑
合理的时间顺序	是	是	是	是	否
与已知的 ADR 相符	是	是	是	是	
停药后反应停止	是	是	病人疾病或其他治疗 也可出现相同的结果	无法用病人疾病合 理地解释	
再次给药可重复出现	是	无法用病人疾病合 理地解释			

ADR：adverse drug reaction，药物不良反应。

（二）Naranjo 评定法

本法在病例分析时，对时间顺序、是否已有类似反应的资料等基本问题都予以打分，最后按所计总分评定因果关系等级。评定标准：总分≥9 分为肯定有关；总分 5～8 分为很可能有关；总分 1～4 分为可能有关；总分≤0 分为可疑。见表 15-2。

表 15-2 Naranjo 评定法药物不良反应参考表

项 目	是	否	不知道	计分
1.以前对此种反应发表过结论性报告吗？	+1	0	0	
2.是应用可疑药物之后才出现的不良反应吗？	+2	−1	0	
3.停药后或使用特异性拮抗剂后 ADR 有改善吗？	+1	0	0	
4.再次给药后 ADR 又重现吗？	+2	−1	0	
5.有其他原因曾在同一人身上引起此种反应吗？	−1	+2	0	
6.给安慰剂后，此种反应会重复吗？	−1	+1	0	
7.血液或其他体液中此水平的可疑药物会引起中毒吗？	+1	0	0	
8.增加剂量反应更重，反之较轻吗？	+1	0	0	
9.以往任一次暴露同一或类似药物，病人曾发生类似反应吗？	+1	0	0	
10.通过客观检查予以确认了吗？	+1	0	0	

（三）我国药物不良反应评定法

目前我国使用的是 WHO 国际 ADR 监测合作中心建议使用的方法，该法将不良反应分为肯定、很可能、可能、怀疑、不可能。根据不良反应的报告资料和以下 5 条判断内容的答案进行评价。见表 15-3。

（1）时间有无合理的先后关系。

（2）不良反应是否符合该药品已知不良反应的类型。

（3）不良反应能不能用联合用药、病人的原患疾病及临床状态或其他非药物治疗的影响解释。

（4）停药或减量后，反应是否减轻或消失。

（5）再次接触可疑药物是否再次出现同样的反应。

表 15-3 我国药物不良反应因果关系评价参照表

项目	(1)	(2)	(3)	(4)	(5)
肯定	+	+	−	+	+
很可能	+	+		+	?

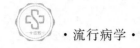

续表

项目	(1)	(2)	(3)	(4)	(5)
可能	＋	＋	±	±	?
怀疑	＋	－	±	±	?
不可能	－	－	＋	－	－

注:＋,是;－,否;±,是或否;?,不明确。

(四) 贝叶斯鉴别诊断法

贝叶斯鉴别诊断法是一种以不确定逻辑的贝叶斯概率理论为基础的 ADR 因果关系评价方法。该法是运用概率论原理,在不良事件的病例资料获得前后,判断药物与不良事件之间因果关系的可能性。该方法评价可能影响药物引发特定不良反应可能性的 5 个要素,包括用药史、发作时间、症状特征、去激发试验结果、再激发试验结果。

第四节　药物不良反应的监测

药物不良反应的监测是控制药物不良反应的有效途径。经过实践探索,药物不良反应的监测已经扩展到药物流行病学、药理学、药剂学和临床医学等学科,通过一些技术对已批准上市的药物进行监测,能够证实或排除各种被疑为药源性疾病的因果关联。药物不良反应的监测虽不能阻止不良反应的发生,但能及早检测出来,可以最大限度地减少其对人类健康的影响。

一、药物不良反应监测的概念和目的

药物不良反应监测是指对药物不良反应的发现、报告、评价和控制的过程。

药物不良反应监测的目的是及时发现药物不良反应的信号;寻找药物不良反应的因果关系和诱发因素;探索药物不良反应的发生机制;使药品监督管理部门及时了解有关不良反应的情况和用药风险,并采取有效的预防和管理措施,从而保障公众用药安全和身体健康。

二、药物不良反应监测的作用

(一) 为再评价提供服务

通过 ADR 监测,可以弥补药物自上市前研究的不足,为上市后再评价提供服务。

(二) 可以促进临床合理用药

ADR 通过如美国的 MedWatch、我国的"药物不良反应信息通报"等形式和媒体向临床医务人员和病人提供更多的药物不良反应信息,从而提高合理有效的用药水平,降低不合理用药的风险。

(三) GMP 管理

开展 ADR 监测工作,可以发现药物生产中质量与管理方面的问题,加强 GMP 管理。

(四) 提供新药改进的思路

通过 ADR 监测,可以筛选出临床应用上更安全、有效的药品,为国家基本目录药品和OTC 药品的遴选提供有力的依据;可以发现药品存在的不足以及由此带来的新药改进的思考和创新。

（五）保障公众健康和社会稳定

开展 ADR 监测工作，能及时发现重大药害事件，防止药害事件的蔓延和扩大，保障公众健康和社会稳定。

三、药物不良反应监测的方法

药物不良反应监测是药物安全性监管的重要组成部分。鉴于 ADR 的危害性，WHO 在 20 世纪 60 年代即制订了国际药物监测合作计划，对 ADR 进行监测。国际上常用的监测方法主要有以下几种。

（一）自发呈报

自发呈报系统是一种自愿而有组织的报告系统，医务人员在医疗实践中发现 ADR 后填表，报告监测机构或通过医药学文献杂志进行报道，监测机构将报表加工整理后反馈，以提高临床安全、合理用药水平。该系统是 WHO 国际药物监测合作计划大多数成员国采用的基本方法。自发呈报系统分为正式自发呈报和非正式自发呈报两种形式。

（1）正式自发呈报监测主要由专门的国家药物监测机构组织法定的 ADR 呈报。

（2）非正式自发呈报监测主要通过医药学杂志、期刊报道。

自发呈报制度收集的数据有如下优点：可以快速进行追踪；费用低；覆盖范围广；时间长；不影响医生的处方习惯或日常临床工作，可以发现潜在的药品不良反应问题信号。但是自发呈报的缺陷是不能证明因果关系；不能对不良反应事件进行完整评价；不能得到药物不良反应发生率；漏报现象严重。

（二）医院集中监测

医院集中监测是指在一定时间（数月或数年）、一定的范围内对某医院所发生的不良反应进行系统监测研究，该监测的优点是针对性强、准确率高。缺点是花费较高；多用于临床常用药物，而对目前关心的一些重点药物，尤其是新药无相关信息。

（三）处方事件监测

选定一个药物，在一定范围内搜集出开过此药的处方，储存处方资料并向开过该药处方的医生发出调查表，征询暴露于该药后的病人的结果，回收调查表，进行资料分析。该监测的优点是对医生处方习惯/处方药物无任何影响，对所发生的药物不良反应敏感性高。缺点是治疗分配未随机，处方事件研究的可信性取决于医生调查表回收率。

（四）重点药物监测及药物流行病学研究

重点药物监测是针对一部分新药进行上市后的监测，以便及时发现一些未知或非预期的不良反应，并作为这类药品的早期预警系统。通过药物流行病学的方法如病例对照研究、队列研究等可以判断出药物和不良反应之间的关联强度，计算出药物不良反应的发生率。缺点是费用高，需要大型的数据库支持。

（五）速报制度

速报制度即要求制药企业对其生产药物的不良反应做出迅速报告。美国、法国、日本均要求上市后的药物发生严重不良反应要在 15 日内向药品安全性监测机构报告，若为临床试验中的药品发生 ADR 要在 7 日内报告。我国规定最迟在 15 日内上报。

四、药物不良反应监测体系运作程序和要求

《中华人民共和国药品管理法》规定实行药品不良反应报告制度。药品生产企业、药品经营企业和医疗机构必须经常考察本单位所生产、经营、使用的药品质量、疗效和反应。发现可

能与用药有关的严重不良反应,必须及时向当地省、自治区、直辖市人民政府药品监督管理部门和卫生行政部门报告。

（一）我国 ADR 的报告范围

（1）对上市 5 年以内的药品和国家重点监测的药品须报告其引起的所有可疑不良反应。

（2）对上市 5 年以上的药品主要报告引起的严重、罕见和新的不良反应。

（二）WHO ADR 分类及报告范围

1. 分类 量变性异常（A 类）；质变性异常（B 类）；药物相互作用引起的不良反应；迟现性不良反应。

2. 报告范围 WHO 监测中心要求医务人员和药品生产与供应人员报告 ADR 时应监测的范围主要为：未知的、严重的、罕见的、异乎寻常的、不可预测的、医生认为值得报告的 ADR；对新药则要求全面报告,不论该反应是否已在说明书中注明。

（三）我国 ADR 报告程序和要求

（1）对 ADR 报告实行逐级、定期报告制度,严重和罕见的 ADR 须随时报告,必要时可越级报告。

（2）药品生产经营企业和医疗保健机构必须严格监测本单位生产、经营、使用的药物的不良反应发生情况。一经发现可疑不良反应,需进行详细记录、调查,按要求填写报表并按规定报告。

（3）防疫药品、普查普治用药品、预防用生物制品出现的不良反应群体或个体病例,须随时向所在地卫生局(厅)、药品监督管理局、药物不良反应监测专业机构报告。

小结

1. 药物不良反应是指药品在预防、诊断、治疗疾病或调节生理功能的正常用法用量下,出现的任何有害的和意料之外的反应。

2. 影响药物不良反应发生发展的因素主要有药物因素、机体因素、其他因素。

3. 因果关系评价最为常用的是 Karch 和 Lasagna 评定法、Naranjo 评定法、WHO 评定法、我国药物不良反应评定法及贝叶斯鉴别诊断法。

4. 国际上常用的不良反应监测方法有自发呈报、医院集中监测、处方事件监测、重点药物监测及药物流行病学研究、速报制度。

能力检测

一、单项选择题

能力检测答案

1. 下面对药品不良反应的描述正确的是（   ）。

A. 用药后出现的任何不适都叫不良反应

B. 药品不良反应是指合格药品在正常用法用量下出现的与用药目的无关的有害反应

C. 过量用药后出现的损害

D. 使用不合格药品出现的损害

2. B 型不良反应的特点不包括（   ）。

A. 难以预测   B. 发生率高

C. 与用药剂量无关   D. 常规毒理学筛选不能发现

3. 国家药品不良反应监测中心所采用的药品不良反应因果关系评定方法分为（   ）。

A.可能、怀疑、不可能三级

B.肯定、可能、怀疑、不可能四级

C.肯定、很可能、怀疑、不可能四级

D.肯定、很可能、可能、怀疑、不可能五级

4．很常见的药品不良反应发生概率是(　　)。

A.＞10％　　　　　　　　　B.＞1％且≤10％

C.＜0.01％　　　　　　　　D.＞0.01％且≤0.1％

5．以下哪种情况属于严重不良反应?(　　)

A.导致死亡;危及生命

B.导致住院或者住院时间延长

C.导致显著的或者永久的人体伤残或者器官功能的损伤

D.以上都是

二、简答题

1. 常用的药物不良反应监测方法有哪些?

2. 简述药物不良反应流行病学因果关系评价准则。

（贾平平　王　娜）

第十六章 循证医学

教学 PPT

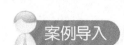

不同研究者进行了用阿司匹林和安慰剂对心肌梗死病人结局为死亡的随机对照试验,结果如下:

研究	阿司匹林		安慰剂		OR	OR 的 95%CI	
	病死数	治疗总数	病死数	治疗总数		上限	下限
Study 1	49	615	67	624	0.720	0.498	1.059
Study 2	44	758	64	771	0.681	0.457	1.013
Study 3	102	832	126	850	0.803	0.606	1.063
Study 4	32	317	38	309	0.801	0.486	1.319
Study 5	85	810	52	406	0.798	0.553	1.153
Study 6	246	2267	219	2257	1.133	0.935	1.373
Study 7	1570	8587	1720	8600	0.895	0.829	0.966

问题:临床医生如何根据上述研究结果选择相应的治疗方案?

循证医学(evidence-based medicine,EBM)是从 20 世纪 90 年代以来在临床医学领域内迅速发展起来的一门新兴学科。1992 年,Gordon Guyatt 等在 JAMA 上发表第一篇循证医学文章,标志着循证医学的正式诞生。短短二十多年,循证医学以其独特的视角,科学的方法和跨学科、跨地域合作的创新模式,迅速传播到 150 多个国家和地区的卫生领域和医学教育各个方面。

循证医学是一门遵循科学证据的医学,其核心思想是"任何医疗卫生方案、决策的确定都应遵循客观的临床科学研究产生的最佳证据",目的在于不断提高医务工作者和医学人才的素质并促进医学的发展,从而更有效地为人民服务并保障人民的健康。循证医学与临床传统医学最重要的区别在于它所应用的临床实践证据,是采用科学的标准,进行了严格的分析与评价,从而被确认是真实的、有临床重要意义的,并适用于临床实践的、当代最佳的科学证据,而且随着科学的进步,证据亦不断地更新,永居前沿。高素质的医务工作者、最佳的研究证据、流行病学的基本方法的知识以及病人的参与是循证医学的基础。循证医学实践包括提出问题、检索证据、评价证据、结合临床经验与最佳证据对病人进行处理和效果评价 5 个步骤。

第一节 概 述

一、循证医学是遵循最佳科学依据的医学实践过程

循证医学的主要创始人、国际著名临床流行病学家 David Sackett 在 1996 年将循证医学

定义为:慎重、准确和明智地应用所能获得的最好研究证据来确定病人的治疗措施。根据这一定义,循证医学要求临床医师认真、明确和合理应用现有最好的证据来决定具体病人的医疗处理,做出准确的诊断,选择最佳的治疗方法,争取最好的效果和预后。2014 年,Gordon Guyatt 在第 22 届 Cochrane 年会上,进一步完善循证医学的定义:临床实践需结合临床医生个人经验、病人意愿和来自系统化评价和合成的研究证据。

显然,现代循证医学要求临床医师既要努力寻找和获取最佳的研究证据,又要结合个人的专业知识包括疾病发生和演变的病理生理学理论以及个人的临床工作经验,结合他人(包括专家)的意见和研究结果;既要遵循医疗实践的规律和需要,又要根据"病人至上"的原则,尊重病人的个人意愿和实际可能性,而后再做出诊断和治疗上的决策。

二、"证据"及其质量是实践循证医学的决策依据

循证医学的核心是高质量的研究证据。高质量的研究证据的共同特征是:科学和真实、系统和量化、动态和更新、共享和实用、分类和分级、肯定/否定和不确定。高质量的研究证据指采用了防止偏倚的措施,确保了试验结果的真实性和科学性的临床研究,包括病因、诊断、预防、治疗、康复和预后各方面的研究。高质量的系统评价结果或高质量的随机临床试验结论,是循证医学最高级别的证据,并作为权威临床指南最重要的证据基础。

三、临床医生的专业技能与经验是实践循证医学的必备条件

高质量的临床证据是实践循证医学的物质基础,而临床医师是实践循证医学的主体。新的医学模式要求临床医师具备:①较高的理论水平及专业知识和技能;②一定的临床流行病学、统计学和卫生经济学基础;③较强的协作和交流能力;④专业技术的继续发展和提高。因为最好的证据在用于每一个具体个体时,必须因人而异,根据其临床、病理特点、人种、人口特点、社会经济特点和试验措施应用的可行性灵活运用,切忌生搬硬套。

四、充分考虑病人的期望或选择是实践循证医学的关键因素

循证医学提倡医生在重视疾病诊断、治疗的同时,力求从病人角度出发去了解病人患病的过程及感受。在卫生决策领域中,也需要充分考虑利益相关者的偏好。

第二节 循证医学的步骤

实践循证医学主要包括以下 5 个步骤。

一、提出明确的临床问题

提出明确的临床问题是实践循证医学的第一步。临床问题包括有关疾病预防、诊断、预后、治疗、病因及康复等方面的问题。当临床医生在医疗实践中提出一个具有意义的问题时,首先要把这个初始的临床问题变成可以回答的临床问题,通常可以分解为 PICO 4 个部分:P 表示 patient(病人)或 population(人群);I 表示 intervention(干预措施或暴露因素);C 表示 comparison(比较);O 表示 outcome(结果)。

如对"老年男性,60 岁,患 2 型糖尿病和高血压多年,用格列齐特后血糖控制理想,无任何并发症。血压控制服用依那普利 10 mg,每天 1 次,3 个月后血压水平在 145/85 mmHg 左右"。病人会问"我的血压最好控制在什么水平?"

根据 PICO 的原则,可初步分解为:P:合并高血压的 2 型糖尿病,无糖尿病并发症。I:任

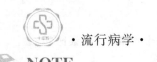
何降压措施致力于目标收缩压 140 mmHg。C:任何降压措施致力于目标收缩压 125 mmHg。O:脑卒中、心肌梗死、因心血管疾病死亡和总死亡率。

二、系统检索相关文献，全面收集证据

系统检索相关文献，全面收集证据是实践循证医学的第二步。寻找可以回答上述问题的最佳研究，首先要有足够的信息资源。

(1) 教科书、专著、专业杂志等。

(2) 电子出版物或数据库。

(3) 检索方法和策略对信息的收集至关重要。

收集证据，特别关注检索正在进行和未发表的研究文献，强调获得当前可得的全部相关文献，无国别和语种限制；以计算机检索为主，辅以手工检索和其他检索；检索策略的制订严谨，检索词根据具体数据库调整，所有检索采用主题词和自由词相结合的方式，检索策略经多次预检索后确定；多途径或方法相结合，提高查全率，对检索结果进行质量评价，重视文献真实性、方法学的评价。

三、严格评价，找出最佳证据

评价收集到的证据，从其真实性、可靠性、临床价值及适用性严格进行评价。指的是对一个研究证据的质量做科学的鉴别，分析它的真实性程度，即看是否真实可靠。如果是真实可靠的话，要进一步评价临床医疗是否有重要价值；如果既真实又有重要的临床价值，则要看这些证据是否能适用于具体的临床实践，即是否能应用于自己的病人的诊治实践以解决病人实际问题。

不同机构对证据质量的分级标准不同，牛津循证医学中心（Oxford Centre for Evidence-based Medicine）提出的一套证据评价体系，可用于预防、诊断、预后、治疗和危害等领域的研究评价。A 级证据:具有一致性的、在不同群体中得到验证的随机对照临床研究、队列研究、全或无结论式研究、临床决策规则。B 级证据:具有一致性的回顾性队列研究、前瞻性队列研究、生态性研究、结果研究、病例对照研究，或是 A 级证据的外推得出的结论。C 级证据:病例序列研究或 B 级证据外推得出的结论。D 级证据:没有关键性评价的专家意见，或是基于基础医学研究得出的证据。

四、应用最佳证据，指导临床实践

将经过严格评价的证据，从中获得的真实、可靠并有临床应用价值的最佳证据用于指导卫生决策，服务于卫生保健。

五、后效评价循证实践和结果

通过上述 4 个步骤，后效评价应用当前最佳证据指导解决问题的效果如何。若成功则可用于指导进一步实践；反之，应具体分析原因，找出问题，再针对问题进行新的循证研究和实践，不断去伪存真，止于至善。

总之，实践循证医学的关键，就是不断基于具体的问题，将医师的临床经验、当前最好的证据和病人需求相结合，寻求最佳解决方案和最佳解决效果的过程，需要研究者不断探索、实践和学习。

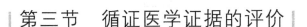
第三节 循证医学证据的评价

随着循证医学知识的普及和循证治病证据的实用化,临床医师需要严格评价所阅读的临床研究证据,因为证据不一定都是真实的,不一定都是重要的,不一定都是适用的,因此对证据的评价不可避免地摆到每一个临床医师面前。

一、评价临床研究证据的重要性

(一)证据来源复杂

随着计算机信息技术和医学信息的迅猛发展,病人越来越容易获得各种医学知识并寻求医务人员的解释。而各种媒体如报纸、收音机、电视、流行的非专业杂志和网络等提供的医学信息和对疾病的建议有时相互矛盾或缺乏严格的科学依据,病人因医学知识的限制缺乏鉴别真伪的能力,使医务人员每天都面临许许多多类似问题。

(二)证据质量良莠不齐

全世界每年有几百万篇有关生物医学的文章发表在 2 万余种生物医学杂志上,一个内科医师需要每天不间断地阅读 19 篇本专业文献才能基本掌握本学科的新进展、新研究结果。然而,针对某一专题的医学文献中真正有用的不足 15%,某些文献未经同行严格评价,或带有商业目的。即使发表在最著名的医学杂志上的文章也不一定完美无缺。分析发表在许多医学杂志上的临床试验发现,这些试验从设计、实施、结果分析和文章撰写等方面均存在较大缺陷。结果是,某些诊断试验和治疗方法未经严格评估就进入临床常规应用,给病人造成严重威胁。临床医务人员面临的挑战是如何应用真实、最新的医学信息为病人治病,尽可能保存功能、减少痛苦和症状以延长病人的寿命,提高病人的满意度。要做到这一点,不仅要求医务人员有高度的热情,还要掌握基本技能,包括掌握严格评价医学文献的技巧,在信息的海洋中系统、全面而又快速、有效地获取所需要的临床医学研究文献,掌握快速阅读和正确评价临床医学文献的基本原则和方法,筛选出真实、有临床意义的研究证据应用于临床实践,为病人做出最佳的医疗决策。

(三)临床研究证据必须结合病人具体情况

医师主管的病人与临床研究证据中的对象存在性别、年龄、并发症、疾病严重程度、病程、依从性、社会因素、文化背景、生物学及临床特征的差别,即使是真实、可靠且具有临床价值的研究证据也不一定能直接应用于医师主管的每一个病人,医务人员必须综合考虑临床专业知识、病人的具体情况和选择,做相应调整。

二、医学文献的主要类型

医学文献报道的临床研究证据主要有两种类型(图 16-1)。

(一)原始研究证据

原始研究证据即原始论著,分为试验性研究(experimental studies)和观察性研究(observational studies)。

(二)二次研究证据

二次研究证据即根据论著进行综合分析、加工提炼而成,包括 Meta 分析、系统评价、综述、评论、述评、临床实践指南、决策分析和经济学分析等。证据的评价既包括对原始研究证据

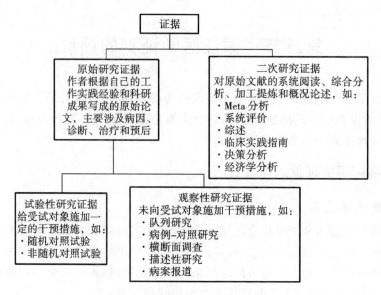

图 16-1   主要医学文献类型图

的评价,也包括对二次研究证据的评价。

三、如何高效率阅读医学文献

为了解决临床医疗实践中有关疾病病因、诊断、治疗和预后的问题,掌握新近的诊断技术和治疗措施;或为了在教学工作中向学生传授新知识;或为了在科研工作中了解某一研究领域的历史、现状、发展趋势和存在问题,提出今后的研究方向;或为了保持知识的不断更新,我们必须不断阅读医学文献资料。要利用有限的时间和精力阅读尽可能多的高质量、有临床价值的文献,必须提高阅读效率,掌握阅读和评价文献的技巧。

(一)明确阅读文献的目的

提高阅读文献的效率,必须首先明确阅读文献的目的,明确希望从文献中获得什么样的信息,以指导选择目标杂志、数据库和文献的类型。例如,要了解β受体阻滞剂在心力衰竭病人中的应用价值,应先查找有无相关的系统评价或高质量文献综述,因为这类文献浓缩了大量原始文献的信息,特别是系统评价严格的方法学使文献的结论具有很高的真实性和可信度,可节省读者逐篇阅读和评价原始文献的时间和精力,使其快速有效地获取有价值的信息资源。如果没有相关的系统评价和综述,再查询和阅读原始文献。

(二)熟悉文献的基本结构

临床实践中,要正确选择和应用某种药物,医师必须熟悉该种药物的成分、药代动力学、禁忌证和有效剂量范围等,否则就可能选药不当,造成病情延误并增加病人的经济负担。快速阅读医学文献正如临床选药一样,必须了解文献的基本结构和组成,以及每一部分重点阐述的问题,否则浪费大量阅读时间却一无所获。例如,大多数原始论著均包括摘要、前言、材料和方法(或对象和方法)、结果、讨论(包括结论)、参考文献 6 个部分,如果想了解某篇文献的结论是否适合于自己的病人,可直接阅读方法学部分了解其设计方案、病例的选择标准等以判断其结论的应用范围,无须从头读到尾。

(三)选择性地阅读文献

繁忙的医务工作者不可能博览每年发表的全部医学文献,掌握选择性阅读目标杂志中的医学文献以获得丰富信息的技巧十分重要。

（1）只阅读感兴趣和有临床应用价值的文献。

（2）快速浏览文献。

（3）集中阅读文献的方法学部分。

通过前面两个步骤后，读者可以决定是否有必要精读这篇文献。如何精读呢？大多数读者喜欢仔细阅读摘要、结果和讨论部分，有的读者甚至只读讨论部分，认为节省时间而不丢失信息。而用小字体印刷的方法学部分常常被忽略。实践证明，上述阅读方法并不正确。阅读文献应首先阅读方法学部分。如果一篇文献的设计、实施和统计分析都是错误或不恰当的，无论其结果多么诱人或作者的讨论多么深刻，其结论均不真实可靠。对方法学有严重缺陷的文献，不值得花时间精读全文。

（四）可保留对文献的最后裁决权

各级临床医师常常结合临床问题阅读文献，但多数临床医师在应用文献结果处理主管病人病情时并未对其研究的真实性、可靠性和临床价值进行严格评价（critical appraisal），有可能被低质量的文献所误导。因此读者阅读医学文献时应该采用临床流行病学/循证医学评价文献的原则和方法对文献进行严格评价，并结合病人的具体情况综合考虑，而不能盲目遵从文献得出的结果和结论。

四、如何评价临床研究证据

评价临床研究证据的步骤可分为 3 步：①初筛临床研究证据的真实性和相关性；②确定临床研究证据的类型；③根据临床研究证据的类型评价临床研究证据。

（一）初筛临床研究证据的真实性和相关性

在阅读和评价证据时，读者仅需依次按以下问题阅读，见表 16-1。

表 16-1　初筛临床研究证据的真实性和相关性

问　　题	选项	
这篇文章是否值得花时间精读？	是	否
这篇文章是否来自经同行评审（peer-reviewed）的杂志？	继续	停
这篇文章的研究场所是否与你的医院相似，以便结果真实时可应用于你的病人？	继续	停
该研究是否由某个组织所倡议，其研究设计或结果是否可能因此受影响？	暂停	继续
阅读这篇文献摘要的结论部分，确定相关性	是	否
如果文章提供信息是真实的，对我的病人健康有无直接影响？是否为病人所关心的问题？	继续	停止
是否为临床实践中常见的问题？文章中涉及的干预措施或试验方法在我的医院是否可行？	继续	停止
如果文章提供的信息是真实的，是否会改变现有的医疗实践？	继续	停止

（二）确定临床研究证据的类型

如果你决定继续阅读某篇文章，下一步就是确定为什么要进行该研究以及该研究要解决的临床问题是什么。这可通过阅读文章的摘要，必要时阅读文章正文的前言以确定研究的目的。一般来说，原始论著回答的主要问题有 4 类：病因、诊断、治疗和与预后（表 16-2）。而二次研究证据尚有 Meta 分析或系统评价、临床指南、决策分析或经济学分析等。

表 16-2　原始研究涉及的主要临床问题及其常用的设计方案

临 床 问 题	常用设计方案
病因:评价某种因素是否与疾病的发生有关	队列研究或病例-对照研究
诊断:评价某一诊断试验的真实性和可靠性,或评价某一试验在应用于人群时检测临床前期病例的准确性	横断面研究(将新的试验和金标准进行比较)
治疗:评价某种治疗方法如药物、外科手术,或其他措施的效果	随机、双盲、安慰剂对照试验
预后:确定疾病的结局	队列研究

（三）根据临床研究证据的类型评价临床研究证据

临床研究证据的评价应采用临床流行病学/循证医学的原则和方法。研究的侧重点如疾病病因、诊断方法、治疗措施、预防、预后、系统评价、卫生经济学和决策分析等不同,具体评价的原则和方法也不相同,具体评价内容见下一节。但是,不论评价哪一种临床研究证据,都应从 3 个方面综合考虑其价值。

1. 研究证据的内在真实性　内在真实性是评价研究证据的核心。研究证据的内在真实性(internal validity)是指就该文章本身而言,其研究方法是否合理,统计分析是否正确,结论是否可靠,研究结果是否支持作者的结论等。例如,评价治疗性研究,应考虑合格病例是否随机分配到不同的治疗组,随机化方法是否完美隐藏,统计分析时是否按随机分配的组别将全部研究对象纳入分析,是否采用盲法等。如果一篇文献内在真实性有缺陷,则无须谈论其他方面的价值。

2. 研究证据的临床重要性　评价研究结果的临床价值主要采用一些客观指标,而不同的研究类型其指标不同。例如,治疗性研究可采用相对危险度降低率(relative risk reduction,RRR)、绝对危险度降低率(absolute risk reduction,ARR)和防止一例某种事件的发生需要治疗的病例数(number needed to treat,NNT)等判断某种治疗措施的净效应及其临床价值;而诊断性试验则采用敏感度、特异度、阳性和阴性预测值、似然比及 ROC 曲线等指标判断某种诊断试验的价值。

3. 研究证据的外在真实性　研究证据的外在真实性(external validity)或适用性是指文章的结果和结论在不同人群、不同地点和针对具体病例的推广应用价值,这是临床医务工作者十分关心的问题。评价研究证据的外在真实性主要考虑主管的病例与文献中研究对象的特点是否类似,以及具体病人对疾病不同结局的价值观。例如,大型临床试验和系统评价均证实使用 β 受体阻滞剂对心力衰竭病人有益,但当主管的心力衰竭病人有糖尿病,目前正在使用胰岛素治疗,有明显血脂增高时,是否立即使用 β 受体阻滞剂就需要仔细权衡其利弊,而不能盲目遵从文章结论。

五、各类研究证据的评价原则

各类研究证据均有不同的评价原则和方法,下面将简要列出常见临床研究证据的评价原则。

（一）原始研究证据

常见的原始研究证据,也是研究临床实践中经常遇到的临床问题,包括病因、诊断、治疗和预后。

1. 病因学/不良反应研究证据　临床医师经常遇到正常人群/病人暴露于某种可能有害的因素,如环境中的各种危险因素(X 射线、物理物质和化学物质等)或者药物等医疗干预措施,因此暴露者常常提出各类问题。如孕妇长期接触计算机是否会增加流产的风险?输精管

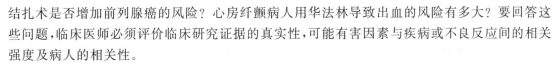

结扎术是否增加前列腺癌的风险？心房纤颤病人用华法林导致出血的风险有多大？要回答这些问题,临床医师必须评价临床研究证据的真实性,可能有害因素与疾病或不良反应间的相关强度及病人的相关性。

评价病因学/不良反应研究证据的基本原则如下。

(1) 研究结果的真实性。

①研究对象是否明确？除暴露的危险因素或干预措施外,其他重要特征在组间是否可比？

②测量各组暴露因素/干预措施和临床结局的方法是否一致(结果测量是否客观或采用盲法)？

③研究对象是否完成了随访期限,随访时间是否足够长？

④研究结果是否符合病因的条件？

a.结果时相关系是否明确？

b.剂量-效应关系是否存在？

c.危险因素的消长与疾病或不良反应的消长是否一致？

d.不同研究的结果是否一致？

e.危险因素与疾病或不良反应的关系是否符合生物学规律？

(2) 研究结果的临床重要性。

①暴露因素与结果之间的联系强度如何？

②危险度的精确度如何？

(3) 研究结果是否能改变你的病人的治疗？

①你的病人与研究中的研究对象是否存在较大的差异,导致研究结果不能应用？

②你的病人发生不良反应的危险性如何？从治疗中获得利益如何？

③你的病人对治疗措施的期望和选择如何？价值观如何？

④是否有备选的治疗措施？

2. 诊断性研究证据 要针对每个病人给予有效的治疗措施,必须诊断正确。因此,临床医师时刻都面临着如何合理、有目的地选择诊断试验和解释其结果,正确判断病人的疾病情况和严重程度,如 CT 扫描诊断阑尾炎的价值,为此,必须明确每种诊断试验方法的准确性,解释试验结果的真实性、诊断价值和应用性。

评价诊断性试验研究证据的基本原则如下。

(1) 研究结果的真实性。

①是否将诊断试验与金标准进行独立、盲法比较？

②研究对象是否包括了各种类型病例？

③诊断试验的结果是否影响金标准的应用？

④诊断试验的真实性是否在另一组独立的研究对象中得到证实？

(2) 研究结果的重要性。

是否计算了似然比或提供了相关数据？

(3) 研究结果的适用性。

①该诊断试验在你的医院是否可用？病人是否能支付？准确度和精确度如何？

②根据个人经验、患病率、临床实践的数据资料或其他临床研究,是否能判断你的病人的验前概率？

a.研究证据中的研究对象是否与你的病人情况类似？

b.此研究证据是否可能改变你的病人某种疾病的可能性？

③根据研究证据提供的试验结果所计算的验后概率是否能够改变你的治疗方案并对病人有益？

a.试验结果是否有助于判断下一步的诊断、治疗决策?

b.你的病人是否愿意进行诊断试验检查?

3. 治疗性研究证据　有效的治疗是病人和医师的共同愿望,病人总希望咨询医师以了解治疗方案的利弊。例如,Ⅰ~Ⅱ级心功能和射血分数降低的病人问医师:服用螺内酯是否能延长寿命? 为了回答他的问题,医师查找资料找到一篇随机对照试验的文章,有研究对象1663例,但该研究的研究对象为Ⅲ~Ⅳ级心功能的病人,每天服用一次螺内酯(25 mg),随访两年;医师意识到他的病人并不符合该研究的纳入标准,但其结果是否能用于判断病人的治疗效果呢? 为此,需要评价这篇治疗性研究证据的真实性、重要性和适用性。

4. 预后研究证据　临床医师可从3个方面为病人提供帮助:确定诊断、提供利大于弊的治疗方案和预测疾病的结局。要估计疾病的结局和各种结局发生的概率,临床医师往往需要阅读有关预后研究的证据,单纯依靠个人经验是不够的。了解疾病预后的知识,可帮助临床医师做出正确的诊断和治疗决策。如果病人的预后较好,临床医师就没有必要推荐病人使用高风险的有创治疗方案或昂贵、有潜在不良反应的干预措施。如果病人发生不良结局的风险很小,推荐有益的治疗方案也要谨慎。例如,一名20多岁的青年,不吸烟、有轻度高胆固醇血症、无高血压或冠心病家族史。他在近10~20年间发生不良心血管事件的危险度非常低,没有必要现在就使用降脂药物。因为降脂药物常需要终生服用、花费很高,且有一定不良反应。因此掌握阅读和评价预后研究证据的基本原则和技巧,尽可能准确判断病人预后,具有十分重要的意义。

预后评价研究证据的基本原则如下。

(1) 研究结果的真实性。

①研究对象的代表性如何? 是否为疾病的早期或同一时期?

②研究对象的随访时间是否足够长? 是否随访了所有纳入的研究对象?

③是否采用客观的标准和盲法判断结果?

④如果发现亚组间的预后不同,是否校正了重要的预后因素?

(2) 研究结果的重要性。

①研究结果是否随时间改变?

②对预后估计的精确性如何?

(3) 研究结果的适用性。

①研究证据中的研究对象是否与你的病人相似?

②研究结果是否能改变病人的治疗决策?

(二) 二次研究证据

二次研究证据主要包括系统评价或 Meta 分析、决策分析、临床实践指南和经济学分析,因其综合总结大量原始研究证据而成,集中了大量的信息,如果方法学严格,提供的综合信息科学、可靠,那么它是临床医师快速、有效获得有用信息的最佳途径。在此,主要介绍系统评价和 Meta 分析的评价原则。

系统评价是根据某一临床问题,采用规范标准的方法,系统全面地收集、选择、严格评价相关原始研究证据,筛选出合格者并从中提取和分析数据,为疾病的诊治提供科学依据。采用统计方法,用多个独立、针对同一临床问题、可以合成的方法对资料进行统计分析时即称为 Meta 分析。因此,系统评价可以采用 Meta 分析(定量系统评价),也可以不采用 Meta 分析(定性系统评价)。

系统评价或 Meta 分析能够通过对多个有争议或相互矛盾的小型临床研究,采用严格、系统的方法进行评价、分析或合成,解决纷争或提出建议,为临床实践、医疗决策和今后的研究起导向作用。但如果进行系统评价或 Meta 分析的方法不恰当,也可能提供不正确的信息,造成误导。因此,系统评价的方法和步骤正确与否,对其结果和结论的真实性、可靠性起着决定性作用。临床医师在应用系统评价或 Meta 分析时,必须进行严格评价,以免被误导。

评估系统评价报告质量的量表或指南较多。其中,由 Moher 领导的专家小组对 Meta 分析报告的质量进行了方法学的评价,并提出了一套评价原则,称为 QUOROM(the quality of reporting of meta analyses),成为目前公认的系统评价报告质量的标准。该报告列举了 18 项治疗评价标准和一个标准的报告流程图。用是与否,或 0～100 分判断系统评价和 Meta 分析的质量。目前,由于治疗性研究证据的系统评价或 Meta 分析的方法学最完善、较统一,且该方面的系统评价或 Meta 分析最多,因此,本章集中介绍治疗性研究证据系统评价或 Meta 分析的基本原则如下。

(1) 研究结果的真实性。

①是否根据随机对照试验进行系统评价?

②在系统评价的"方法学"部分,是否描述以下内容?

a. 检索和纳入所有相关研究的方法。

b. 评价单个研究证据的方法。

③不同研究的结果是否一致?

④统计分析中使用的数据资料是单个病人的资料还是单个研究的综合资料?

(2) 研究结果的重要性。

①治疗效果的强度大小如何?

②治疗效果的精确性如何?

(3) 研究结果的适用性。

①你的病人是否与系统评价中的研究对象差异较大,导致结果不可用?

②系统评价中的干预措施在你的医院是否可行?

③你的病人从治疗中获得的利弊如何?

④对于治疗的疗效和不良反应,你的病人的价值观和选择如何?

第四节 循证医学在临床实践中的应用

循证医学最大的特性就是五级可靠证据的分类,医师在对病人治疗之前,应对治疗资料有较好的了解和评价。在评价过程中,要求医师有较高的医学水平及判断力,现有的循证医学资源一般不可能和病人的资料一模一样,不能把病人的情况硬套在某份文献证据上。在将某一措施用于具体指导病人治疗时,必须有充分的证据,并做综合分析后才能选取最佳方案,同时要考虑治疗方案对病人的适用性和可行性,也要考虑病人的承受能力、疗效和副作用等。在后续的考虑中,有时候会推翻原先确认的治疗措施而选用一个级别较低的治疗办法。但最终的目标都要达到"认真、明确与合理应用现有最佳证据,来决定对具体病人的治疗"。不能总是表现医师的最高水平,而是让病人得到其可以接受的最好的治疗。比如两个病人得了同一种病,有两种药物都可以治疗,一个疗效快一些,快的价格则很贵,一个疗效慢一些,慢的价格就较便宜,当然两种药物都可以治好病。这时候医师必须依照病人的经济承受能力来选取,这样才是病人获得的最佳治疗。有一个循证医学在临床中应用的典型案例,即一位老年女性病人由于突然意识障碍 4 h 入院,经检查诊断为急性脑梗死。根据循证医学的资料,发生在 3～6 h 的脑梗死有溶栓治疗指征,医生除了告诉家属这些治疗方法的好处外,还要解释使用这些方法的风险。目前的系统评价显示,溶栓治疗组致死性颅内出血较未溶栓组增加 4 倍,症状性颅内出

NOTE

血增加 3 倍,近期病死率增高约 1/3。但是 6 h 内使用溶栓治疗病人死亡或残疾的危险性降低 17%,3 h 内溶栓似乎更有效。得出的结论是溶栓组早期死亡和颅内出血的风险增加,但这些风险可被存活者降低的残疾率效果所抵消。由于结果来自系统评价,属于高级别的证据,认为该评论具有最可靠的依据,医生就可以将这些结论告诉病人家属,结合本病例,病人为老年人,而且发病就有意识障碍,溶栓治疗导致早期颅内出血的风险很大,如果家属不愿冒此风险以获得降低远期残疾率的效益,可以考虑不溶栓治疗而是用阿司匹林抗血小板凝集和对症支持、防止并发症等措施,这种处理也可能更有利于病人。

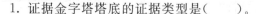

小结

循证医学的方法和原理正在成为发达国家政府卫生部门制定疾病指南的可靠参考依据,一切医疗卫生领域包括临床医疗、护理、预防、卫生经济、卫生决策、医疗质量促进、医疗保险以及医学教育等无不以研究所取得的证据为基础。

但在我国,实践循证医学还存在一定困难,如缺乏高质量的证据,绝大多数证据,尤其是高质量的证据主要涉及英文,医师查阅、理解困难,并且时间有限,难以应用于指导解决每一个不同个体病人的实际问题,缺乏循证治病有效或有参考价值的病例作参考,因此还需要医师不断探索、实践和学习。相信循证医学的理念和证据,终将在不久的将来为中国政府采纳,医师接受,公众喜欢。

能力检测

一、单项选择题

1. 证据金字塔塔底的证据类型是(   )。

A. 证据系统　　B. 原始证据　　C. 综合证据　　D. 证据概要　　E. 系统综述

2. 影响循证决策的 3 个要素中价值取向必须体现(   )。

A. 决策者的价值取向　　　　　　　　　　B. 医务人员的价值取向

C. 政治家的价值取向　　　　　　　　　　D. 出资人的价值取向

E. B 和 C

二、简答题

1. 如何正确理解循证医学?

2. 循证医学的研究步骤是什么?

3. 评价临床研究证据的基本内容是什么?

能力检测答案

(樊景春)

参 考 文 献

[1]　李立明.流行病学[M].6 版.北京:人民卫生出版社,2007.

[2]　陈清.流行病学[M].北京:北京大学医学出版社,2013.

[3]　栾荣生.流行病学研究原理与方法[M].2 版.成都:四川科学技术出版社,2014.

[4]　史周华.预防医学[M].2 版.北京:中国中医药出版社,2016.

[5]　詹思延.流行病学[M].8 版.北京:人民卫生出版社,2017.

[6]　耿贯一.流行病学[M].2 版.北京:人民卫生出版社,1995.

[7]　赵仲堂.流行病学研究方法与应用[M].2 版.北京:科学出版社,2005.

[8]　沈洪兵,齐秀英.流行病学[M].8 版.北京:人民卫生出版社,2013.

[9]　沈洪兵.流行病学(双语)[M].2 版.北京:人民卫生出版社,2016.

[10]　谭红专.现代流行病学[M].2 版.北京:人民卫生出版社,2008.

[11]　刘爱忠,黄民主.临床流行病学[M].2 版.长沙:中南大学出版社,2010.

[12]　黄民主,刘爱忠.临床流行病学[M].2 版.北京:高等教育出版社,2013.

[13]　李幼平.循证医学[M].3 版.北京:高等教育出版社,2013.

[14]　王素萍.流行病学[M].3 版.北京:中国协和医科大学出版社,2017.

[15]　王家良.临床流行病学——临床科研设计、测量与评价[M].3 版.上海:上海科学技术出版社,2009.

[16]　金丕焕,邓伟.临床试验[M].上海:复旦大学出版社,2004.

[17]　姜庆五.流行病学[M].北京:科学出版社,2003.

[18]　罗家洪,郭秀花.卫生统计学[M].2 版.北京:科学出版社,2015.

[19]　傅华,段广才,黄国伟.预防医学[M].6 版.北京:人民卫生出版社,2013.

[20]　徐德忠,李峰.非典非自然起源和人制人新种病毒基因武器[J].北京:军事医学科学出版社,2015.

[21]　中国疾病预防控制中心,中国疾病预防控制中心慢性非传染性疾病预防控制中心.中国慢性病及其危险因素监测报告(2013)[M].北京:军事医学出版社,2016.

[22]　王陇德.中国居民营养与健康状况调查报告之一(2002 综合报告)[M].北京:人民卫生出版社,2005.

[23]　赵刚.大数据技术与应用实践指南[M].北京:电子工业出版社,2013.

[24]　常继乐,王宇.中国居民营养与健康状况监测 2010—2013 年综合报告[M].北京:北京大学医学出版社,2016.

[25]　国家卫生和计划生育委员会.中国卫生和计划生育统计年鉴(2016)[M].北京:中国协和医科大学出版社,2016.

[26]　王力红,朱士俊.医院感染学[M].北京:人民卫生出版社,2014.

[27]　倪语星,张祎博,糜琛蓉.医院感染防控与管理[M].2 版.北京:科学出版社,2016.

[28]　王力红.医院感染典型病例分析与防控要点[M].北京:人民卫生出版社,2010.

[29]　姜庆五.临床流行病学[M].北京:高等教育出版社,2007.

推荐阅读文献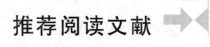

1. 李大林,詹思延,李立明.流行病学方法的历史回顾——爆发调查简史[J].中华流行病学杂志,2004,25(1):79-81.

2. 陈万青,郑荣寿.中国女性乳腺癌发病死亡和生存状况[J].中国肿瘤临床,2015,42(13):668-674.

3. 马超,郝利新,苏琪茹,等.中国2011年麻疹流行病学特征与消除麻疹进展[J].中国疫苗和免疫,2012(3):193-199.

4. 陈万青,郑荣寿,张思维,等.2013年中国恶性肿瘤发病和死亡分析[J].中国肿瘤,2017,26(1):1-7.

5. 刘玉琴,赵凤菊,陈万青,等.中国2009年白血病发病和死亡资料分析[J].中国肿瘤,2013,22(7):528-534.

6. 王宁,孙婷婷,郑荣寿,等.中国2009年结直肠癌发病和死亡资料分析[J].中国肿瘤,2013,22(7):515-520.

7. 丁玎,徐志一.上海市流行性乙型脑炎发病率的回顾性分析[J].中国计划免疫,2001,7(3):146-148.

8. 岳玉娟,任东升,刘起勇.2005—2013年中国大陆登革热疫情时空分布[J].疾病监测,2015,30(7):555-560.

9. 孙丽萍,陈月华,陈凤超,等.呼伦贝尔市1956—2002年肾综合症出血热疫情分析[J].中国地方病防治杂志,2005,20(3):166-168.

10. 胡尚英,郑荣寿,赵方辉,等.1989至2008年中国女性子宫颈癌发病和死亡趋势分析[J].中国医学科学院学报,2014,36(2):119-125.

11. 韦小琼,吕冬艳.1997—2006年百色市麻疹流行病学特征分析[J].应用预防医学,2007,13(4):225-227.

12. 张琢玉,熊辉,张绪梅,等.加拿大亚洲移民健康状况及影响因素研究[J].中华流行病学杂志,2009,30(4):360-364.

13. 辛国志.健康管理和疾病管理技术在防治社区非慢性传染病的效果[J].当代医学,2014,20(4):161-162.

14. 马伟志.社区卫生服务中运用健康管理预防控制慢性非传染疾病的探讨[J].中国药物经济学,2013(8):189-190.

15. 王荣,王宝强.一起细菌性食物中毒事件的调查分析[J].疾病预防控制通报,2017(2):48-50.

16. 董燕敏,陈博文.社区卫生诊断技术手册(试用)[M].北京:北京大学医学出版社,2008.

17. 张洪锡,杨会萍,赖灿,等.超声筛检肥胖儿童脂肪肝的价值评估[J].中国当代儿科杂志,2014,16(9):873-877.

18. 曹亚丽,刘秋明,熊丽,等.南昌市2008—2010年城市人口乳腺癌筛查及筛检技术评价[J].中国地方病防治杂志,2016,31(9):1002-1003.

19. 王利刚,张磊,张婧,等.国标培养法与2种金黄色葡萄球菌快速筛检方法的比较[J].食品安全质量检测学报,2017,8(1):238-242.

20. 胡昌军,张爱华,黄晓欣.BCL-2及P53 mt蛋白筛检砷中毒致皮肤癌的价值[J].中华流行病学杂志,2002,23(3):206-208.

21. 王丽敏,邓茜,王黎君.我国慢性病综合监测回顾与展望[J].中国医学前沿杂志(电子版),2014,6(3):1-4.

22. 文细毛,任南,吴安华,等.全国医院感染监控网医院感染病原菌分布及变化趋势[J].中华医院感染学杂志,2011,21(2):350-355.

23. 吴安华,文细毛,李春辉,等.2012年全国医院感染现患率与横断面抗菌药物使用率调查报告[J].中国感染控制杂志,2014,13(1):8-15.

24. 文细毛,任南,吴安华,等.全国医院感染监测网2012年综合ICU医院感染现患率调查监测报告[J].中国感染控制杂志,2014,13(8):458-462.

25. 任南,文细毛,吴安华.2014年全国医院感染横断面调查报告[J].中国感染控制杂志,2016,15(2):83-87.

26. 李六亿,李洪山,郭燕红,等.加强医院感染防控能力建设,提升医院感染管理水平[J].中国感染控制杂志,2015,14(8):507-512.

27. 艾源,张弢,任晓辉.我国医院感染现状与控制的进展[J].中华医院感染学杂志,2015,25(5):1198-1200.

28. 苏桂红,姜华.影响药物不良反应的因素[J].黑龙江科技信息,2009(7):176.

29. 夏建平.浅谈药物不良反应监测的意义[J].世界最新医学信息文摘(电子版),2015,15(33):110-112.

30. 黄传海.药品不良反应的主要监测方法与评价[J].山东医药工业,2003,22(4):63-64.

31. 陈明亭,杨功焕.我国疾病监测的历史与发展趋势[J].疾病监测,2005,20(3):113-114.

32. 李幼平,李静,孙鑫,等.循证医学在中国的发展:回顾与展望[J].兰州大学学报(医学版),2016,42(1):25-28.

33. 赵坤,郭君钰,杨光,等.Campbell图书馆简介[J].中国循证医学杂志,2015,15(1):120-124.

34. 曾宪涛,冷卫东,李胜,等.如何正确理解及使用GRADE系统[J].中国循证医学杂志,2011,11(9):985-990.

35. 田金徽,李伦.网状Meta分析方法与实践[M].北京:中国医药科技出版社,2017.

中英文对照

英　文	中　文
artificial active immunization	人工主动免疫
air-borne transmission	经空气传播
ambispective cohort study	双向性队列研究
vector-borne arthropod transmission	经媒介节肢动物传播
attributable risk, AR	归因危险度
attack rate	罹患率
attributable risk percent, AR%	归因危险度百分比
birth cohort study	出生队列研究
carrier	病原携带者
communicable diseases	传染病
communicable period	传染期
contact transmission	接触传播
cohort study	队列研究
confounding bias	混杂偏倚
cross-sectional study	横断面研究
cumulative incidence, CI	累积发病率
current disinfection	随时消毒
disability-adjusted life years, DALY	伤残调整寿命年
disinfection	消毒
distribution of disease	疾病分布
dynamic cohort	动态队列
endemicity	疾病的地方性
epidemic	流行
epidemic process	流行过程
expanded programme immunization, EPI	扩大免疫接种规划
fatality rate	病死率
fixed cohort	固定队列
food-borne transmission	经食物传播

英　文	中　文
herd susceptibility	人群易感性
historical cohort study	历史性队列研究
iatrogenic transmission	医源性传播
incidence density, ID	发病密度
incidence rate	发病率
incubation period	潜伏期
infection process	传染过程
infection rate	感染率
infection spectrum	感染谱
lost to follow-up bias	失访偏倚
immigrant epidemiology	移民流行病学
mortality rate/death rate	死亡率
outbreak	暴发
pandemic	大流行
passive active immunity	被动自动免疫
passive immunity	被动免疫
periodicity	周期性
planned immunization	计划免疫
prevalence rate	患病率
prevalence of disability	病残率
population attributable risk, PAR	人群归因危险度
population attributable risk proportion	人群归因危险度百分比
potential years of life lost, PYLL	潜在减寿年数
prophylactic vaccination	预防接种
prospective cohort study	前瞻性队列研究
rapid fluctuation	短期波动
rate	率
relative risk, RR	相对危险度
route of transmission	传播途径
seasonal variation, seasonality	季节性
secondary attack rate	续发率
secular trend	长期趋势
soil-borne transmission	经土壤传播
source of infection	传染源

续表

英　文	中　文
specific incidence rate	发病专率
sporadic	散发
standardized incidence rate	标化发病率
survival rate	生存率
terminal disinfection	终末消毒
vertical transmission	垂直传播
water-borne transmission	经水传播
zoonosis	动物传染病